CB030257

MÉTODO PRÁTICO E OBJETIVO PARA APRENDER ELETROCARDIOGRAMA

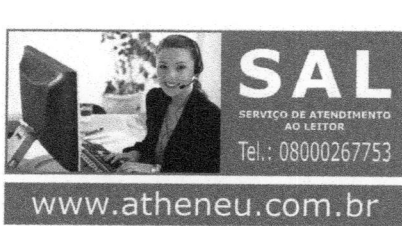

MÉTODO PRÁTICO E OBJETIVO PARA APRENDER ELETROCARDIOGRAMA

Ricardo Casalino Sanches de Moraes

Doutorado em Cardiologia pelo Instituto do Coração do Hospital das Clínicas da Faculdade de Medicina da Universidade de São Paulo – InCor-HCFMUSP.

Especialista pela Sociedade Brasileira de Cardiologia – SBC.

Pós-Graduação em Doenças Valvares e Endocardite pelo InCor-HCFMUSP.

Residência Médica em Cardiologia pelo InCor-FMUSP.

Cardiologista *Prevent Senior* – Hospital Sancta Maggiore – São Paulo.

Coordenador da Pós-Graduação em Cardiologia para Médicos – Hospital Israelita Albert Einstein – HIAE – São Paulo.

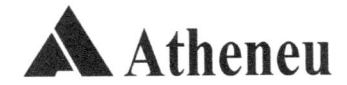

Atheneu

EDITORA ATHENEU

São Paulo —	Rua Jesuíno Pascoal, 30
	Tels.: (11) 2858-8750
	Fax: (11) 2858-8766
	E-mail: atheneu@atheneu.com.br
Rio de Janeiro —	Rua Bambina, 74
	Tel.: (21) 3094-1295
	Fax: (21) 3094-1284
	E-mail: atheneu@atheneu.com.br

CAPA: Equipe Atheneu
PRODUÇÃO EDITORIAL: Adielson Anselme

CIP-BRASIL. CATALOGAÇÃO NA PUBLICAÇÃO
SINDICATO NACIONAL DOS EDITORES DE LIVROS, RJ

M823m

Moraes, Ricardo Casalino Sanches de
Método prático e objetivo para aprender eletrocardiograma / Ricardo Casalino Sanches de Moraes; colaboração Alyne Borba ... [et al.]. - 1. ed. - Rio de Janeiro: Atheneu, 2019.

Inclui bibliografia
ISBN 978-85-388-0994-4

1. Eletrocardiograma. 2. Coração - Doenças - Diagnóstico. I. Borba, Alyne. II. Título.

19-56445

CDD: 616.1207547
CDU: 616.12-073.7

Leandra Felix da Cruz – Bibliotecária – CRB-7/6135

10/04/2019   10/04/2019

MORAES, R.C.S.
Método Prático e Objetivo para Aprender Eletrocardiograma

Colaboradores

Alyne Borba

Especialização em Clínica Médica pela Universidade Federal de São Paulo – Unifesp. Especialização em Cardiologia e Métodos Gráficos pelo Instituto do Coração do Hospital das Clínicas da Faculdade de Medicina da Universidade de São Paulo – InCor-HCFMUSP. Título de Especialista em Cardiologia pela Sociedade Brasileira de Cardiologia – SBC. Médica Assistente em Cardiologia pelo Hospital Sírio-Libanês. Médica Assistente do Serviço de Telemedicina do Hospital do Coração – HCor.

Bruno Pereira Valdigem

Eletrofisiologista do Hospital Israelita Albert Einstein – HIAE – e Hospital Dante Pazzanese – IDPC. Doutor em Ciências. Membro do Conselho Editorial do Medscape em Português. Diretor Científico do Departamento de Estimulação Cardíaca Artificial – Biênio 2018/2019.

Eduardo Martelli Moreira

Graduação em Medicina pela Pontifícia Universidade Católica do Paraná – PUCPR. Residência Médica em Clínica Médica pelo Hospital de Clínicas da Universidade Federal do Paraná – UFPR. Residência Médica em Cardiologia pelo Instituto do Coração do Hospital das Clínicas da Faculdade de Medicina da Universidade de São Paulo – InCor-HCFMUSP.

Gabriel Cesar Romanini

Médico Assistente do Serviço de Telemedicina do Hospital do Coração – HCor – São Paulo. Especialização em Ergometria e Métodos Gráficos pelo Instituto do Coração do Hospital das Clínicas da Faculdade de Medicina da Universidade de São Paulo – InCor-HCFMUSP. Especialização em Cardiologia pelo Hospital Beneficência Portuguesa – São Paulo. Graduação em Medicina pela Universidade do Oeste Paulista – UNOESTE.

Jorge Mangabeira de Souza Junior

Médico pela Universidade do Estado do Pará – UEPA. Residência em Clínica Médica pela Universidade Federal de São Paulo – Unifesp. Pós-Graduação *lato sensu* em Terapia Intensiva para Adultos pelo Instituto Israelita de Ensino e Pesquisa Albert Einstein. Residência em Cardiologia pelo Instituto do Coração do Hospital das Clínicas da Faculdade de Medicina da Universidade de São Paulo – InCor-HCFMUSP.

Marcelo Monteiro Mota

Graduação pela Universidade Federal do Rio de Janeiro – UFRJ. Cirurgião Cardiovascular Titulado pela Sociedade Brasileira de Cirurgia Cardiovascular – SBCCV. Professor no Curso de Medicina na Universidade Cidade de São Paulo – UNICID. Mestrando da Universidade Federal de São Paulo – Unifesp – no Programa de Pós-Graduação em Biologia Estrutural e Funcional.

Natália Quintella Sangiorgi Olivetti

Residência em Clínica Médica pelo Hospital Universitário Pedro Ernesto da Universidade do Estado do Rio de Janeiro – UERJ. Residência em Cardiologia pelo Instituto do Coração do Hospital das Clínicas da Faculdade de Medicina da Universidade de São Paulo – InCor-HCFMUSP. Especialista em Arritmia – InCor-HCFMUSP. Título de Especialista em Cardiologia pela Sociedade Brasileira de Cardiologia – SBC. Título de Especialista pela Sociedade Brasileira de Arritmias Cardíacas – SOBRAC.

Rodrigo Grinberg

Médico Cardiologista pela Sociedade Brasileira de Cardiologia – SBC – e Arritmologista pela Sociedade Brasileira de Arritmias Cardíacas – SOBRAC. Médico Assistente do Serviço de Arritmias Cardíacas do Hospital Israelita Albert Einstein – HIAE.

Rodrigo Melo Kulchetscki

Graduação em Medicina pela Universidade Federal do Paraná – UFPR. Residência em Clínica Médica pelo Hospital das Clínicas da Faculdade de Medicina da Universidade de São Paulo – HCFMUSP. Residência em Cardiologia pelo Instituto do Coração – InCor – FMUSP.

Rogerio Braga Andalaft

Médico Assistente da Seção Médica de Eletrofisiologia Clínica e Arritmias Cardíacas do Instituto Dante Pazzanese de Cardiologia – IDPC. Membro da Pediatric and Congenital Electrophysiology Society. Médico do Hospital Israelita Albert Einstein – HIAE. Membro da Comissão de Tradução da American Heart Association.

Thiago Aragão Leite

Graduação em Medicina pela Faculdade de Medicina da Universidade de São Paulo – FMUSP. Residência em Clínica Médica no Hospital das Clínicas – HC – FMUSP. Residência de Cardiologia no Instituto do Coração – InCor – FMUSP. Médico Preceptor da Cardiologia do InCor-FMUSP. Médico do Departamento de Emergência do Hospital Israelita Albert Einstein – HIAE.

Dedicatória

Dedico esta obra à minha família –
Luli, Bianca e Clara – que são a razão do meu viver,
e aos meus alunos, que me motivam a avançar e
nunca me deixaram na zona de conforto.

Agradecimentos

Aos alunos e pacientes que foram minha fonte de inspiração para a confecção deste livro com o objetivo de que nenhum aluno fique sem fazer o diagnóstico eletrocardiográfico em todo o território nacional e que nenhum paciente fique sem receber o tratamento correto com a ajuda desse diagnóstico.

Introdução

Ao longo dos anos na prática médica e lecionando, constatei que para trabalhar em hospitais é fundamental o conhecimento básico sobre o eletrocardiograma (ECG). Esse exame, de fácil execução e baixo custo, é o divisor de águas no diagnóstico e na conduta de inúmeros enfermos em cenários agudos e crônicos. Entretanto, o modelo convencional de ensino e aprendizagem do eletrocardiograma, ao qual a maioria dos alunos fica exposta, é ineficaz, não cumprindo o objetivo básico e primordial. Assim sendo, é frequente na prática diária encontrar profissionais extremamente capazes, mas com déficit na interpretação e uso do ECG como ferramenta de auxílio no diagnóstico e na conduta de pacientes.

A proposta do livro *Método Prático e Objetivo para Aprender Eletrocardiograma* é simplificar e criar um método, como o próprio nome diz, para ler e interpretar o ECG. A partir desse conceito, o leitor deverá seguir a cartilha para ler o ECG sempre do mesmo modo até o processo se tornar automático. Em meio aos capítulos, estarão descritas todas as doenças que o ECG pode auxiliar e, ao final, apresentamos um caderno de exercícios repleto de exames para consolidar o aprendizado. Decorar exame alterado é método falho e cansativo para que se aprenda como usar o ECG.

Obviamente, a Medicina é a ciência da repetição e quanto mais exames forem vistos, mais fácil ficará para o aluno.

Espero que gostem, e com muito carinho...

São Paulo, junho de 2019.
Ricardo Casalino Sanches de Moraes

Sumário

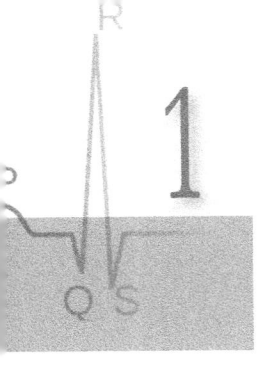

1

Como Aprender o Eletrocardiograma? O que é o Eletrocardiograma?

Ricardo Casalino Sanches de Moraes

Vamos iniciar nossa jornada para o aprendizado do eletrocardiograma (ECG) e você deve estar bastante ansioso para saber se este livro é mais um dos convencionais do tema ou se algo diferente vai acontecer? Pois bem, esse aprendizado envolve duas etapas: a *primeira* é entender o ECG normal; a *segunda* é conhecer quais os parâmetros considerados anormais para identificação das doenças, como sobrecargas, bloqueios, taquiarritmias e bradiarritmias. Após essas duas etapas existe algo fundamental para que todo esse estudo tenha algum sentido prático para o aluno, ou seja, a correlação entre o exame e a clínica do paciente.

Exemplos

1. Paciente com quadro de sobrecarga ventricular esquerda no ECG tem histórico de hipertensão arterial mal controlada.
2. Paciente com quadro de sobrecarga ventricular esquerda no ECG tem histórico de síncope, dor torácica recorrente e apresenta sopro sistólico ejetivo com pulsos *tardus pauvus* (achados compatíveis com estenose aórtica).

Vejam que interessante, pois nesses casos os ECGs apresentavam o mesmo achado (sobrecarga ventricular esquerda), mas as doenças diagnosticadas eram completamente diferentes e exigiam diversas condutas, como:

Caso 1: ajustar o medicamento de pressão do paciente com o objetivo de atingir o alvo e melhorar progressivamente a sobrecarga ventricular.

Caso 2: encaminhar o paciente para o procedimento de substituição da função valvar cirúrgica ou percutânea em caráter de urgência.

O que podemos concluir é que o ECG corroborou para as condutas expostas. Entretanto, percebam que, se a história clínica não fosse tão levada em conta, as condutas poderiam ser completamente equivocadas e até prejudiciais ao paciente.

O plano de ensino da grande maioria dos livros sobre eletrocardiograma envolve um modelo convencional de exposições de imagens, textos e critérios diagnósticos, o que, na teoria, deveria funcionar, mas na prática é péssimo. Os alunos partem na maioria das vezes das doenças, decoram os critérios diagnósticos e tentam fazer esse juízo, porém, quando se deparam com pacientes que têm inúmeras doenças ou achados atípicos no ECG, o aluno se confunde e daí se frustra.

Ao se pensar nesse problema, a solução é simples: como aprender o eletrocardiograma?

1. O aluno precisa entender a fisiopatologia do ECG.
2. Precisa de um método prático para interpretar esse exame.
3. Saber que é importante fazer a correlação entre o exame e a clínica do paciente – lembrar que o ECG nem sempre dá o diagnóstico, mas mostra a alteração compatível com a síndrome clínica.

Com essa introdução e já sabendo o que é necessário (plano de ensino) para aprender o ECG, vamos passar para a segunda pergunta do nosso capítulo: o que é o eletrocardiograma?

O ECG representa o registro das atividades elétricas do coração, mas nesse momento vou simplificar mostrando que esse exame é a fotografia do coração. O aparelho de ECG tira a fotografia de locais já definidos que são as derivações.

Todo ECG representa apenas um coração, que é fotografado de vários ângulos – no caso, derivações (Figuras 1.1 e 1.2).

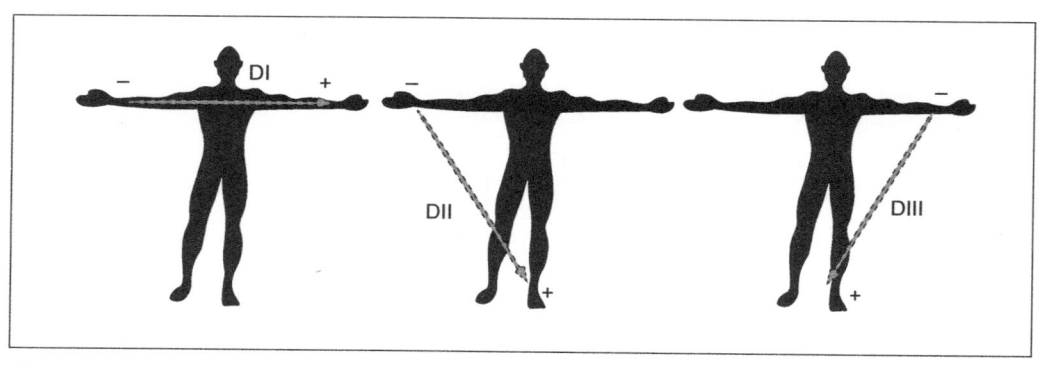

Figura 1.1. Derivações do plano frontal (DI, DII e DIII).

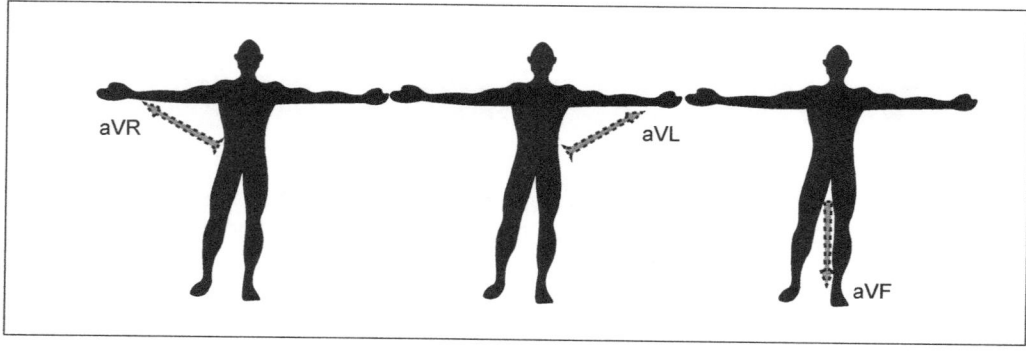

Figura 1.2. Derivações do plano frontal (aVR, aVL e aVF).

Essas derivações são ditas bipolares (têm um polo positivo e um negativo), formando o triângulo de Einthoven (Figura 1.3).

Isso é possível, pois o aparelho vem com os respectivos eletrodos, os quais são adaptados nos pacientes (Figuras 1.4 e 1.5) e conectados nos braços direito e esquerdo e nas pernas direita e esquerda.

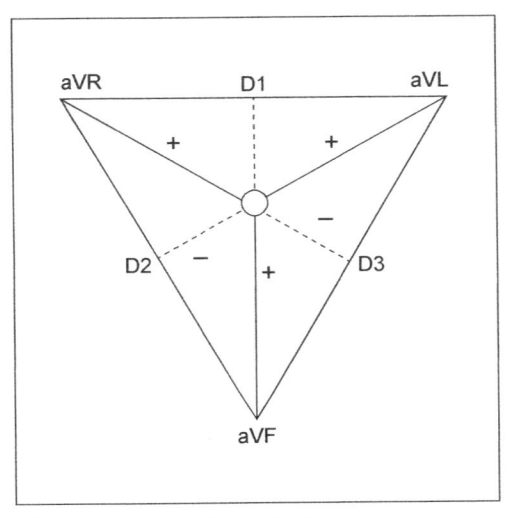

Figura 1.3. Triângulo de Einthoven.

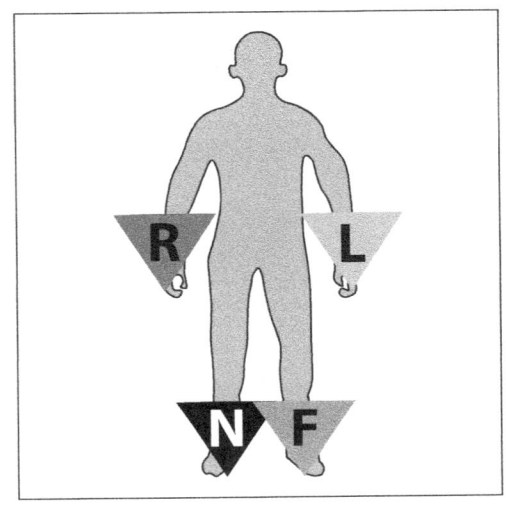

Figura 1.4. Montagem do ECG para formar o triângulo e as derivações bipolares.

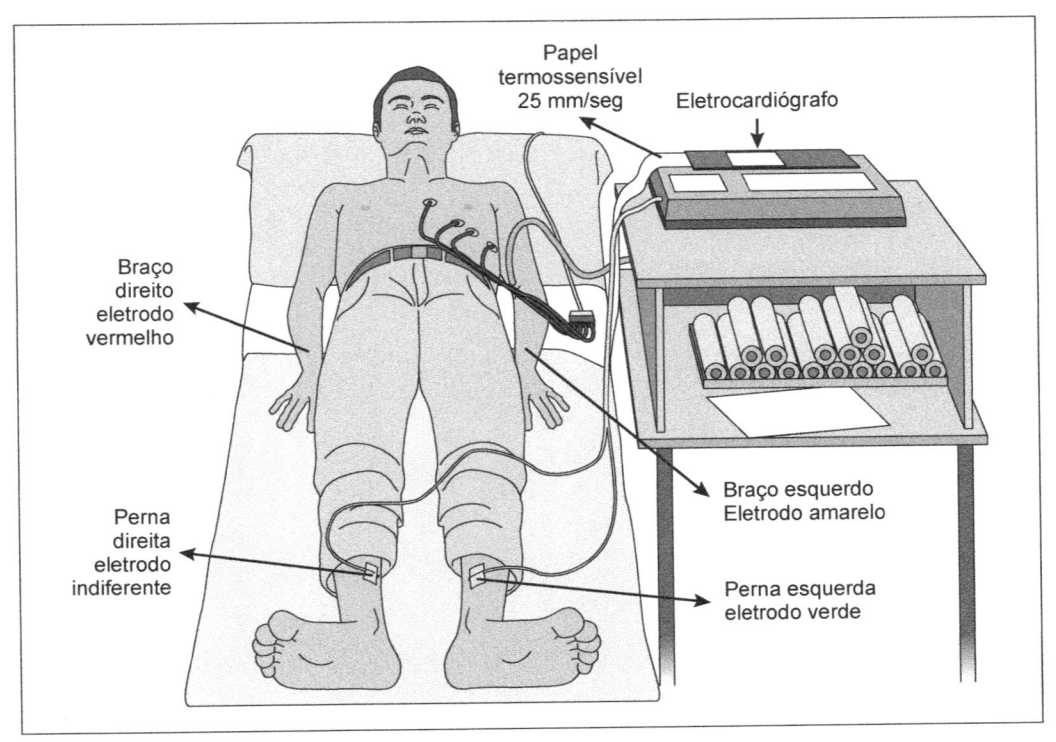

Figura 1.5. Montagem do ECG para formar o triângulo e as derivações bipolares.

Derivações no plano horizontal (V1, V2, V3, V4, V5 e V6) (Figuras 1.6 e 1.7)

Localizam-se respectivamente:

- ✓ V1 – Quarto espaço intercostal na linha paraesternal direita.
- ✓ V2 – Quarto espaço intercostal na linha paraesternal esquerda.
- ✓ V3 – Entre V2 e V4.
- ✓ V4 – Quinto espaço intercostal na linha hemiclavicular.
- ✓ V5 – Quinto espaço intercostal na linha axilar anterior.
- ✓ V6 – Quinto espaço intercostal na linha axilar média.

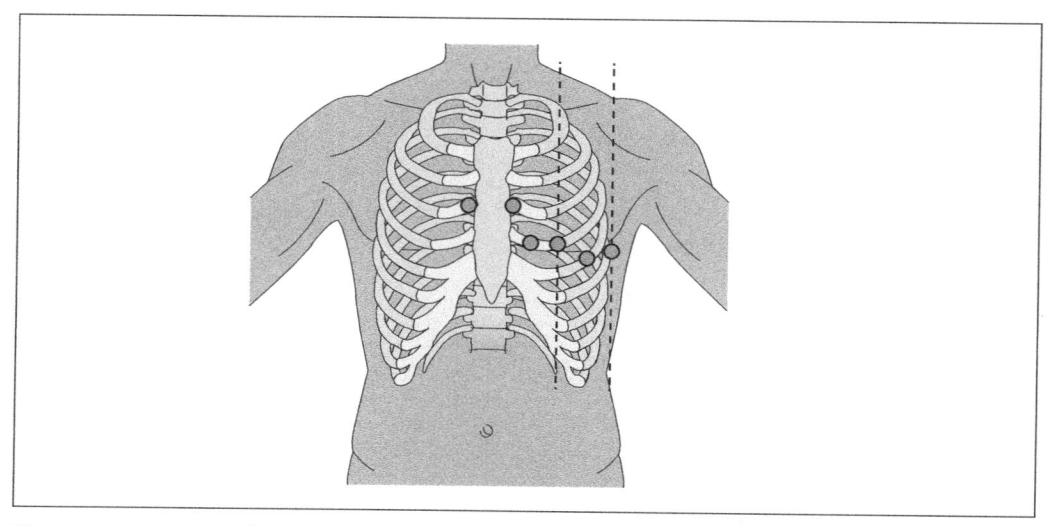

Figura 1.6. Esquema demonstrando onde adaptar eletrodos no tórax do paciente. (Arquivo pessoal do autor.)

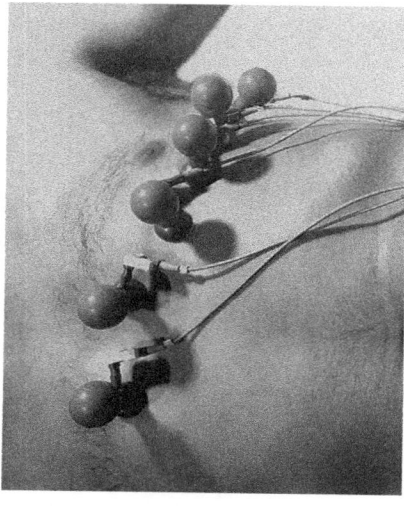

Figura 1.7. Eletrodos V1 até V6 no tórax do paciente. (Arquivo pessoal do autor.)

Existem outras derivações menos utilizadas, mas na prática elas apresentam indicação que discutiremos nos capítulos subsequentes, conforme seguem:

- ✓ V7 – quinto espaço intercostal esquerdo linha axilar posterior.
- ✓ V8 – infraescapular esquerda.
- ✓ V3R – mesma posição de V3 à direita.
- ✓ V4R – mesma posição de V4 à direita.

Concluindo: o ECG habitual é de 12 derivações: DI, DII, DIII, aVR, aVL, aVF, V1, V2, V3, V4, V5 e V6 (Figura 1.8).

Após conhecer as derivações vamos entender como acontece a formação da imagem do eletrocardiograma.

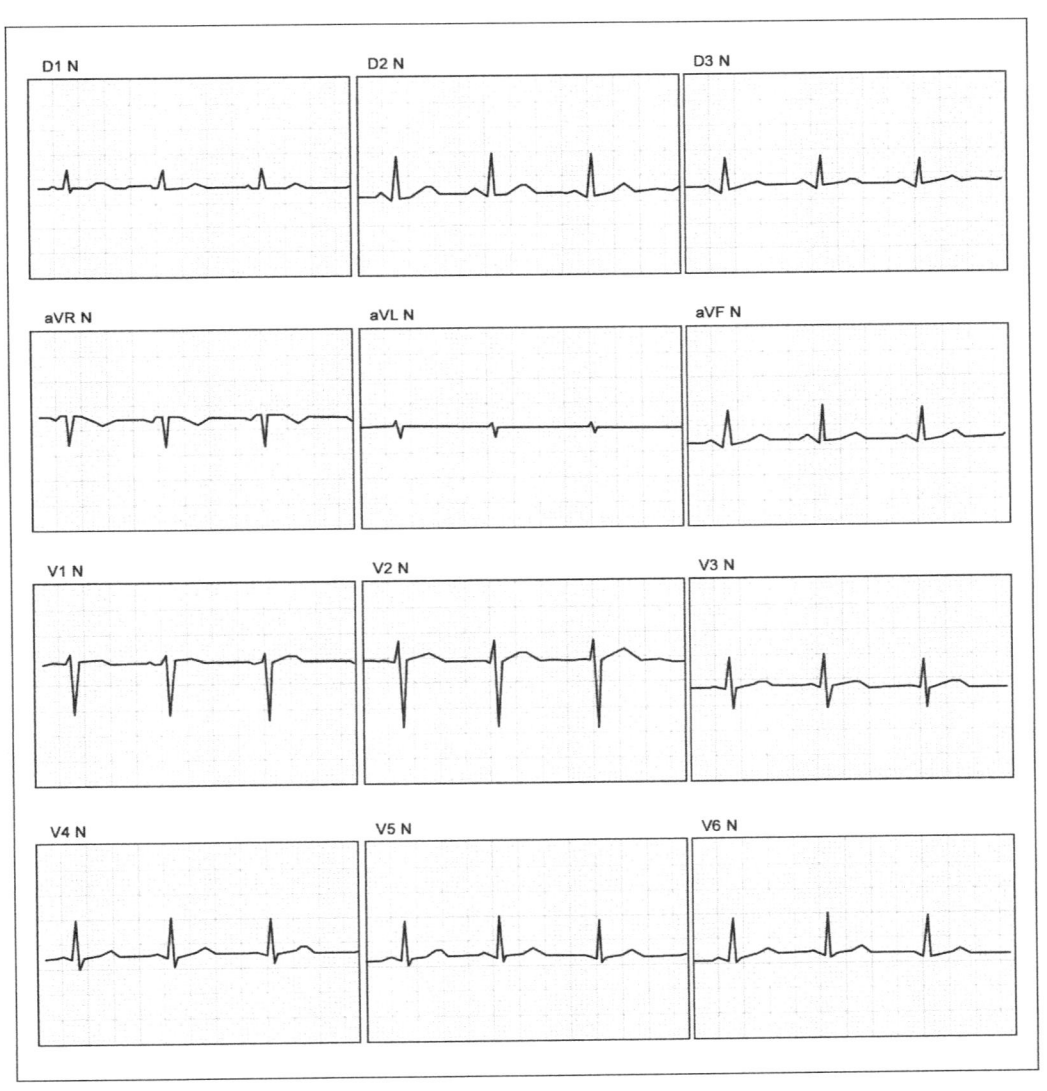

Figura 1.8. ECG com 12 derivações – só para lembrar que, de uma forma geral, nos aparelhos normais existe sempre uma derivação em que o aparelho registra mais tempo e, por definição, chamamos de derivação longa – no caso e mais comumente, DII longo.

Fisiologia cardíaca

No coração existem basicamente dois tipos básicos de células: as responsáveis pela contratilidade e as pelo sistema elétrico de condução. Essas de condução funcionam como um maestro comandando uma orquestra, ou seja, as células desse sistema mandam o estímulo elétrico para que as células da contratilidade funcionem.

Células do sistema elétrico

As células do sistema elétrico, que estão presentes em todo coração, têm função automática e não precisam de nenhum comando propriamente dito (Figura 1.9), se localizam no nó sinusal, nos feixes internodais, no nó atrioventricular e ventrículo. A frequência do disparo automático vai ficando mais baixa conforme o estímulo é gerado mais baixo no sistema.

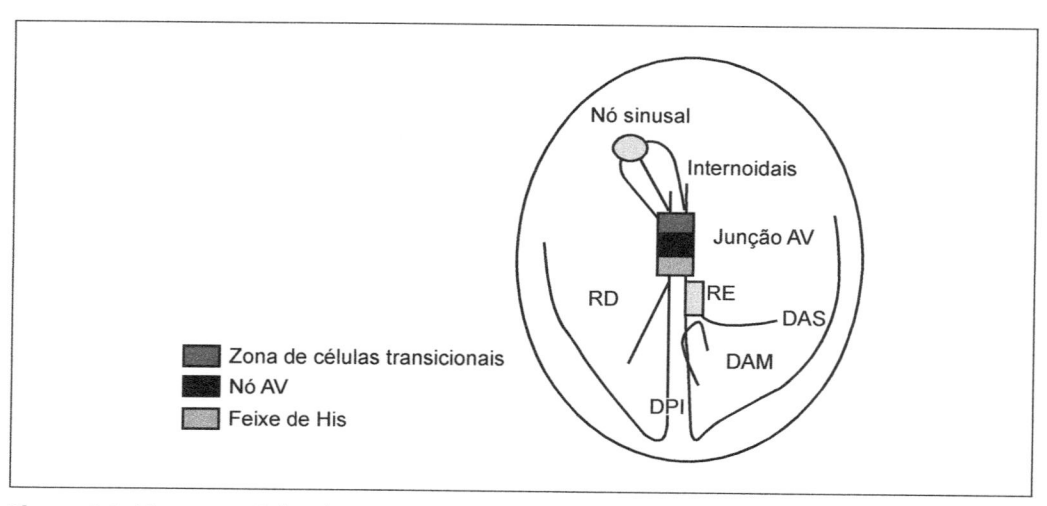

Figura 1.9. Mostra as células do sistema elétrico com função automática. Conforme caminham para ventrículo a frequência de escape é menor.
Exemplo: *nó sinusal:* 60 a 100 bpm, *junção AV:* 50 a 90 bpm e *ramos ventriculares:* 40 a 70 bpm. *Junção AV* – atrioventricular; *RD* – ramo direito; *RE* – ramo esquerdo; *DAS* – divisão anterossuperior; *DAM* – divisão anteromedial; *DPI* – divisão posteroinferior.

Células de contratilidade

As células de contratilidade ao receber o estímulo elétrico ativam seus receptores – canais de sódio – e exercem sua função. Essas células ficam em repouso preparando-se para receber o estímulo elétrico. Em repouso existe uma concentração muito grande de sódio no meio extracelular (Figura 1.10).

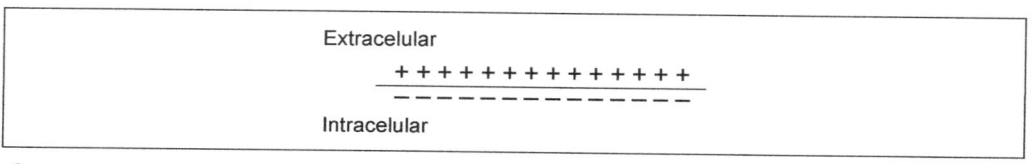

Figura 1.10. Célula de contratilidade em repouso. Está pronta para receber estímulo elétrico. Alta concentração de sódio no meio extracelular.

A célula em repouso está preparada para receber estímulo elétrico e desencadear sua função de contratilidade, o que só é possível pela função dos canais de sódio (Figura 1.11), que só permitem a entrada do sódio após ativados.

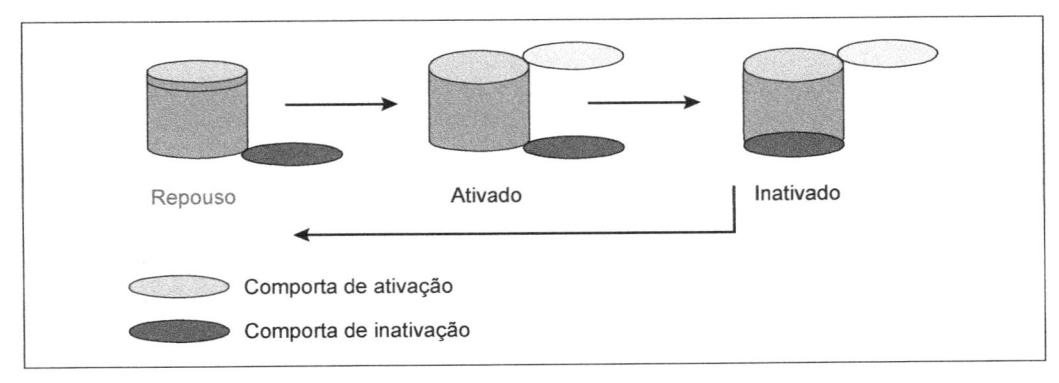

Figura 1.11. Canais de sódio com voltagem dependente. As células em repouso não permitem a entrada de sódio, mas, após receber o estímulo elétrico, o receptor abre sua comporta de ativação e fica em estado ativado. Nesse momento acontece a despolarização ou o equivalente da sístole, na qual o sódio entra na célula até determinado momento. Quando termina a despolarização, o canal de sódio fecha a comporta de inativação (*cinza-escuro*) que impede a entrada do sódio. A partir daí é iniciada a repolarização (*equivalente à diástole*), ou seja, o retorno da célula ao estado de repouso para receber novo estímulo elétrico e dar andamento ao ciclo contínuo e ininterrupto de sístole (*despolarização*) e diástole (*repolarização*).

Como já visto na Figura 1.11, existe um processo contínuo de despolarização e repolarização que representa a sístole e a diástole, respectivamente. Esse processo acontece contínua e automaticamente. Durante a repolarização, todo o sódio que entrou na célula é colocado para fora (meio extracelular). Para tal, precisa de energia, pois está assim, procedendo contra um gradiente de concentração iônica (precisa levar o sódio para um local onde já existe muito). A proteína responsável por esse transporte é a bomba de sódio e potássio ATPase, ou seja, a bomba que gasta energia e é a responsável pela diástole.

Destaques e aprendizados importantes

1. O miocárdio tem dois tipos principais de células: a do sistema elétrico de condução e a de contratilidade.
2. As células do sistema elétrico disparam de forma automática o estímulo elétrico e ativam os canais de sódio nas células de contratilidade, iniciando então a despolarização.
3. A célula de contratilidade em repouso (alta concentração de sódio no meio extracelular) está preparada para ser despolarizada, ou seja, para a sístole.
4. Após a despolarização acontece a repolarização (equivale à diástole) por intermédio da bomba de sódio e potássio. A repolarização é importante para a célula voltar ao estado de repouso e estar também preparada para a nova sístole.
5. Sístole e diástole acontecem o tempo inteiro sem o indivíduo pensar: a máquina cardíaca não fica parada.
6. O ciclo é de repouso: despolarizada e repolarizada; repouso, despolarizada, repolarizada...

Como salientado, é de grande importância que se faça a correlação entre a clínica do paciente e todo esse nosso aprendizado. Então, vamos lá. Olhem de interessante o que acabamos de aprender: a diástole (repolarização) acontece pelo funcionamento da bomba de sódio e potássio. A qual gasta energia, ou seja, em síndromes clínicas em que há falta de energia, como as síndromes coronarianas agudas, o problema está na repolarização – pelo mau funcionamento da bomba de sódio e potássio.

Esse mecanismo descrito de despolarização e repolarização acontece em todas as células do coração, sendo o responsável pela imagem no ECG :

- ✓ Despolarização do átrio: onda P.
- ✓ Despolarização do ventrículo: complexo QRS.
- ✓ Repolarização do átrio: não parece onda no ECG (está atrás do QRS).
- ✓ Repolarização do ventrículo: onda T.

Ativação dos átrios e ventrículos

Os estímulos elétricos para gerarem as ondas no ECG percorrem um caminho fixo no coração. O estímulo nasce no nó sinusal e vai para o átrio direito e em seguida para o átrio esquerdo. Todo esse percurso ocorre em fração de segundo. Assim sendo, a onda P é única e com a duração máxima de < 0,12 s.

Na sequência, o estímulo elétrico passa pelo nó atrioventricular (nó AV). Esse tempo no ECG aparece como segmento PR. Teoricamente nesse momento o estímulo elétrico é retardado pelo nó AV para que o ventrículo tenha tempo de voltar ao estado de repouso e possa executar sua função contrátil. No ECG após a onda P vem o segmento PR.

Na sequência, o estímulo elétrico vai para os ventrículos percorrendo o seguinte trajeto: septo, parede livre dos ventrículos e sobe para a base do coração. Ao percorrer o ventrículo, aparece no ECG o complexo QRS (Figura 1.12).

Após a passagem do estímulo elétrico (despolarização), inicia-se a repolarização com função de trazer as células contráteis ao estado de repouso e, consequentemente, ficarem preparadas para receber novo estímulo elétrico.

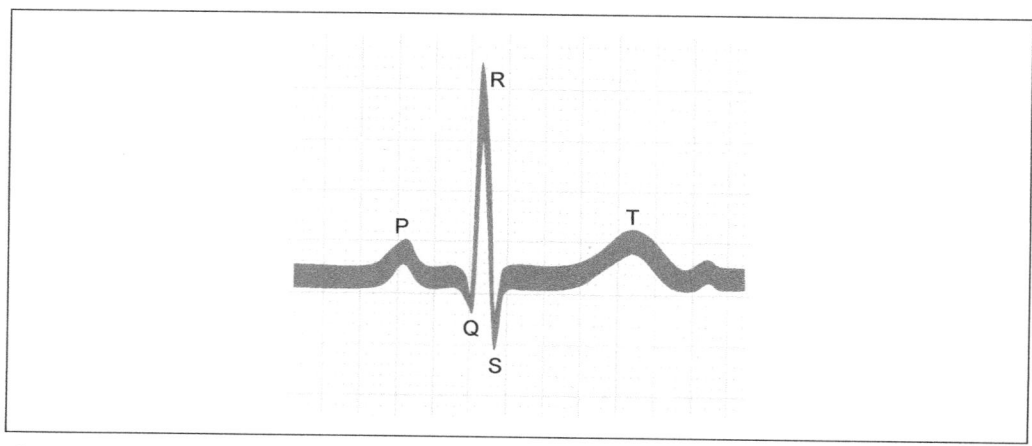

Figura 1.12. Ondas do eletrocardiograma normal – onda P (*despolarização do átrio*), complexo QRS (*despolarização do ventrículo*) e onda T (*repolarização do ventrículo*).

Conceito de dipolo e vetores e como aparece a imagem no ECG

A movimentação de íons nos meios intra e extracelular faz aparecer um vetor na superfície celular. Pelo conceito vetorial, quando existem diferenças de cargas iônicas (polos positivo e negativo), um vetor aponta para lado positivo (Figura 1.13).

Assim sendo, temos vetores de cada célula de despolarização e repolarização dos átrios e ventrículos. O ECG é a fotografia do somatório desses vetores, os quais podem ser somados ou subtraídos de acordo com sua direção. Quando em direções diferentes, temos a resultante desses vetores (Figura 1.14).

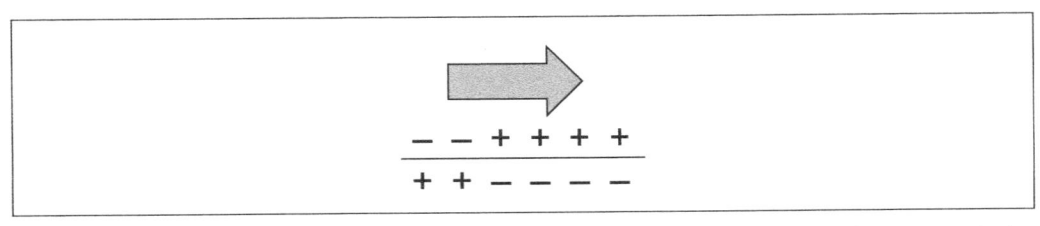

Figura 1.13. Na despolarização ocorre a movimentação de sódio para o meio intracelular por meio dos canais de sódio. Conforme os íons entram na célula, a superfície celular apresenta diferença de cargas. Nesse momento aparece um vetor apontando para o lado positivo. No caso em questão, como a célula está sendo despolarizada, o vetor corresponde à despolarização.

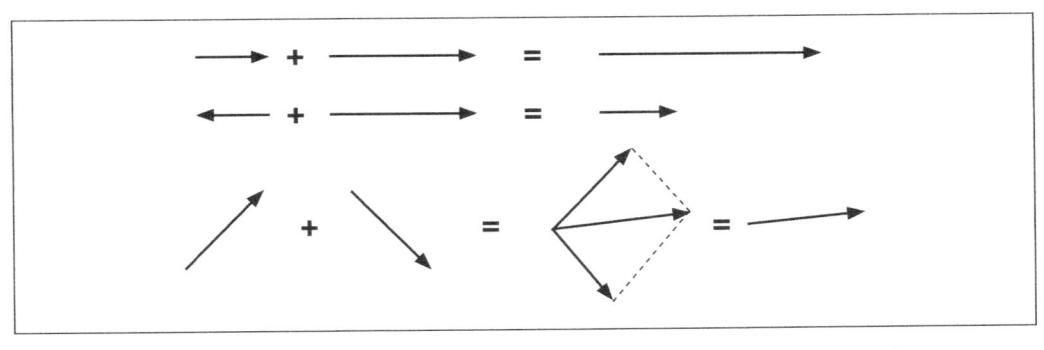

Figura 1.14. Teoria dos vetores – soma ou subtração em caso de mesma direção ou direção oposta. Na última linha, direções diferentes com resultante entre os dois vetores.

Conceito da fotografia

Cada célula do átrio e do ventrículo tem um vetor. Os vetores resultantes dos átrios e ventrículos correspondem às imagens no ECG.

✓ Vetor resultante da despolarização de todo o átrio: onda P.

✓ Vetor resultante da despolarização de todo o ventrículo: complexo QRS.

✓ Vetor resultante da repolarização ventricular: onda T.

A repolarização do átrio acontece, mas não existe onda correspondente no ECG.

A partir desse momento vamos combinar o seguinte: todas as ondas no ECG são na realidade vetores. Conforme mencionamos, só existem três principais vetores resultantes, que são os responsáveis pelas ondas P, QRS e T. Em todas as 16 derivações estaremos vendo sempre os mesmos vetores, mas de ângulos diferentes (Figura 1.15).

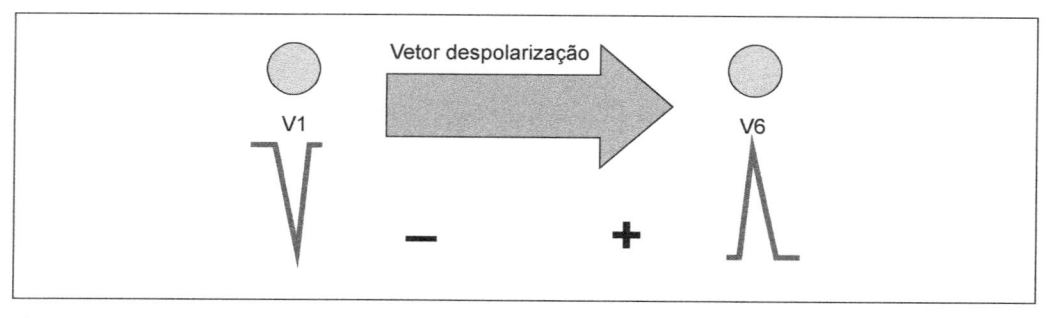

Figura 1.15. Esquema didático demonstrando um vetor aleatório de despolarização visto de frente em V6 (*onda positiva*) e visto de trás em V1 (*onda negativa*). O mesmo vetor gera onda positiva ou negativa a depender da localização que esta sendo fotografado (localização da derivação).

Como observado na imagem, todo vetor será notado de um ângulo de acordo com as derivações. Portanto, em um ECG de 12 derivações, os vetores de átrio e ventrículo serão fotografados por 12 vezes. E de acordo com sua posição serão vistos como ondas positivas ou negativas, mas independentemente disso serão sempre o mesmo vetor.

Ao conhecer esses vetores, o aluno vai reconhecer seu desenho no ECG.

Vetores resultantes de átrio e ventrículo

Após nascer o estímulo elétrico em células desse sistema (mais comum – sinusal), o estímulo percorre o átrio direito e depois o átrio esquerdo, gerando dois vetores atriais (direito e esquerdo) (Figura 1.16).

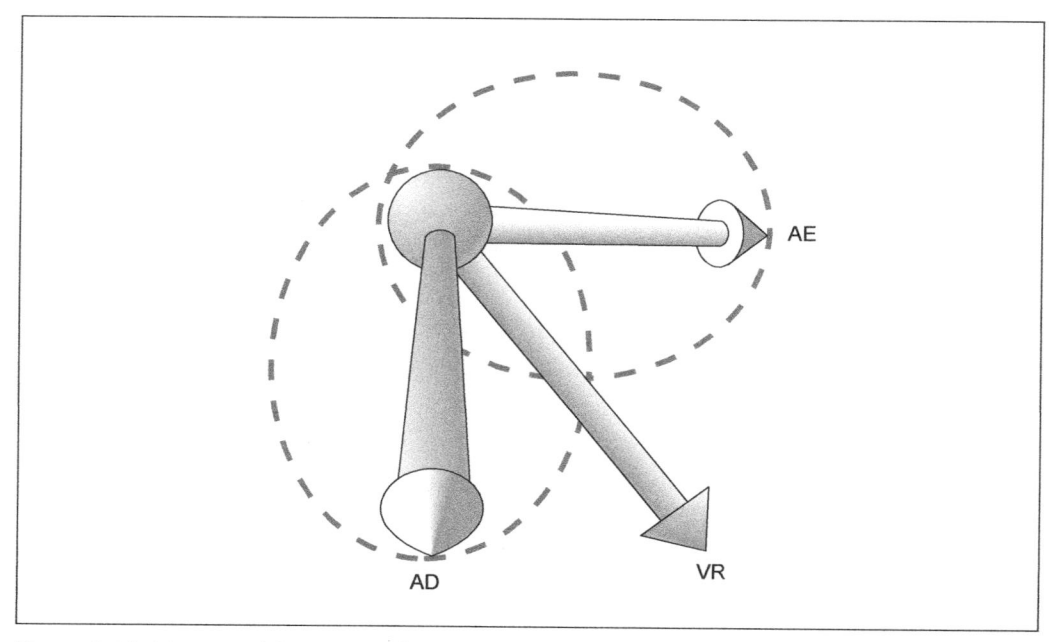

Figura 1.16. Ativação atrial. *AD:* vetor de átrio direito; *AE:* vetor de átrio esquerdo; *VR:* vetor como resultado responsável pela onda P no ECG.

Após o estímulo elétrico passar pelo átrio, ele desce até o ventrículo passando pelo nó atrioventricular, onde acaba sendo retardado a fim de dar tempo de o ventrículo se preparar para receber o estímulo elétrico. Nesse momento, o ECG registra uma linha reta, que é o intervalo PR.

Ao chegar no ventrículo, o estimulo elétrico tem um caminho a percorrer que envolve (Figura 1.17):

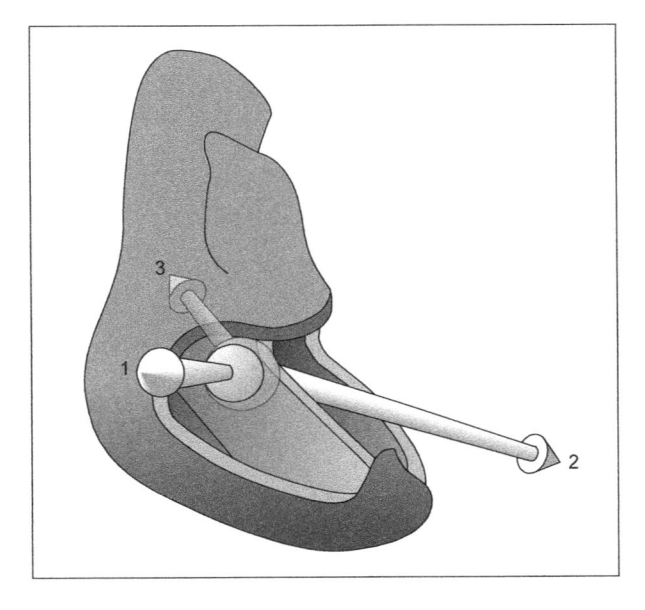

Figura 1.17. Ativação ventricular: vetor 1 (*septal*), vetor 2 (*paredes livres*) e vetor 3 (*porções basais*).

1. *Septo:* gera o primeiro vetor ventricular – septal.
2. *Paredes livres dos ventrículos:* segundo vetor.
3. *Porções basais:* terceiro vetor.

Após a passagem do estímulo elétrico e a formação dos vetores, o ECG registra o complexo QRS, que é a fotografia desses vetores.

Consolidando o aprendizado

Neste capítulo, discutimos e aprendemos:
- ✓ Como montar um ECG nos pacientes.
- ✓ As 16 derivações do ECG.
- ✓ A fisiologia das células cardíacas e suas funções.
- ✓ O conceito da fotografia.
- ✓ O conceito de Dipolo e vetores, assim como também conhecemos os vetores de ativação atrial e ventricular.

Se você não se lembra ou se esqueceu de algum dos temas citados neste capítulo, aproveite para revisá-los e ensiná-los aos amigos, pois o ECG é a ciência da repetição!

Bibliografia

Greenland P, Alpert JS, Beller GA, Benjamin EJ, Budoff MJ, Fayad ZA et al. American College of Cardiology Foundation; American Heart Association. 2010 ACCF/AHA guideline for assessment of cardiovascular risk in asymptomatic adults: a report of the American College of Cardiology Foundation/American Heart Association Task Force on Practice Guidelines. *J Am Coll Cardiol*. 2010; 56(25):e50-103.

Pastore CA, Pinho JA, Pinho C, Samesima N, Pereira-Filho HG, Kruse JCL et al. III Diretrizes da Sociedade Brasileira de Cardiologia sobre Análise e Emissão de Laudos Eletrocardiográficos. *Arq Bras Cardiol*. 2016; 106(4Supl.1):1-23.

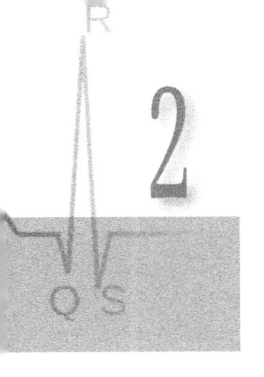

Eletrocardiograma Normal

Ricardo Casalino Sanches de Moraes

Após os conceitos básicos de fisiologia, o vetorial e o de geração de imagem, vamos agora aprender o método do eletrocardiograma normal.

▶ Passo 1: avaliar a onda P – despolarização atrial

Na avaliação da onda P, o que importa é sua polaridade, ou seja, se é positiva ou negativa. Existe um tamanho limite, porém, para definir sobrecargas, ele será discutido no capítulo subsequente. O que determina essa polaridade é como a fotografia desse vetor aparece em cada derivação.

Em todas as derivações ela aparece como a única onda com exceção de V1, que tem uma fase inicial positiva (*correspondente ao vetor de ativação atrial direto*) seguida por uma fase negativa (*vetor do átrio esquerdo*).

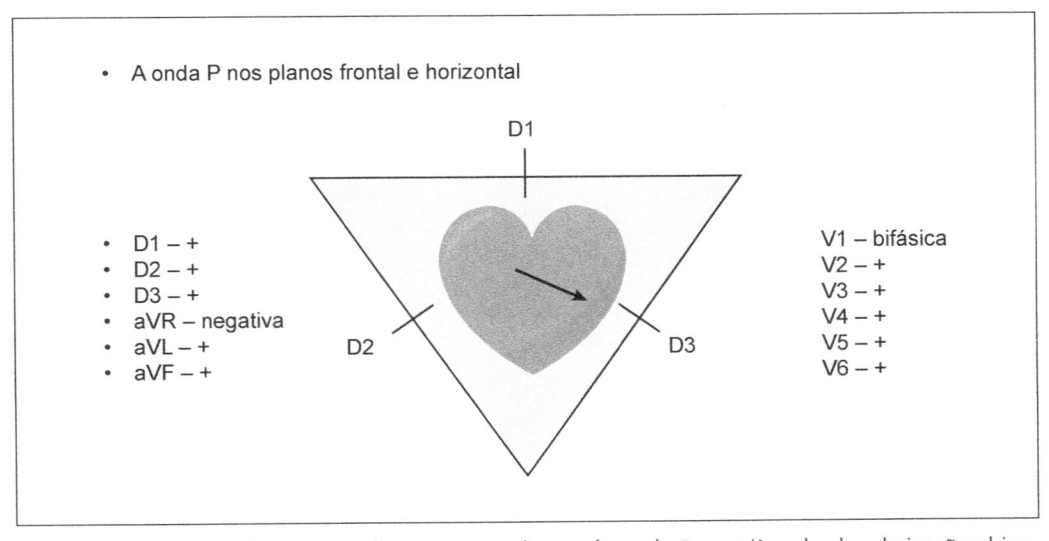

Figura 2.1. Esquema demonstrando o vetor resultante de onda P no triângulo das derivações bipolares. E as derivações demonstrando o sinal **+**, quando a onda é positiva na respectiva derivação, e o sinal **–**, quando a onda é negativa. Na derivação V1, a descrição bifásica tem uma fase inicial positiva (*correspondente ao vetor de ativação atrial direto*) seguido por uma fase negativa (*vetor do átrio esquerdo*). (*Fonte:* arquivo pessoal do autor.)

Após esse esquema didático, veremos um ECG e nos focaremos nas ondas P (Figura 2.2).

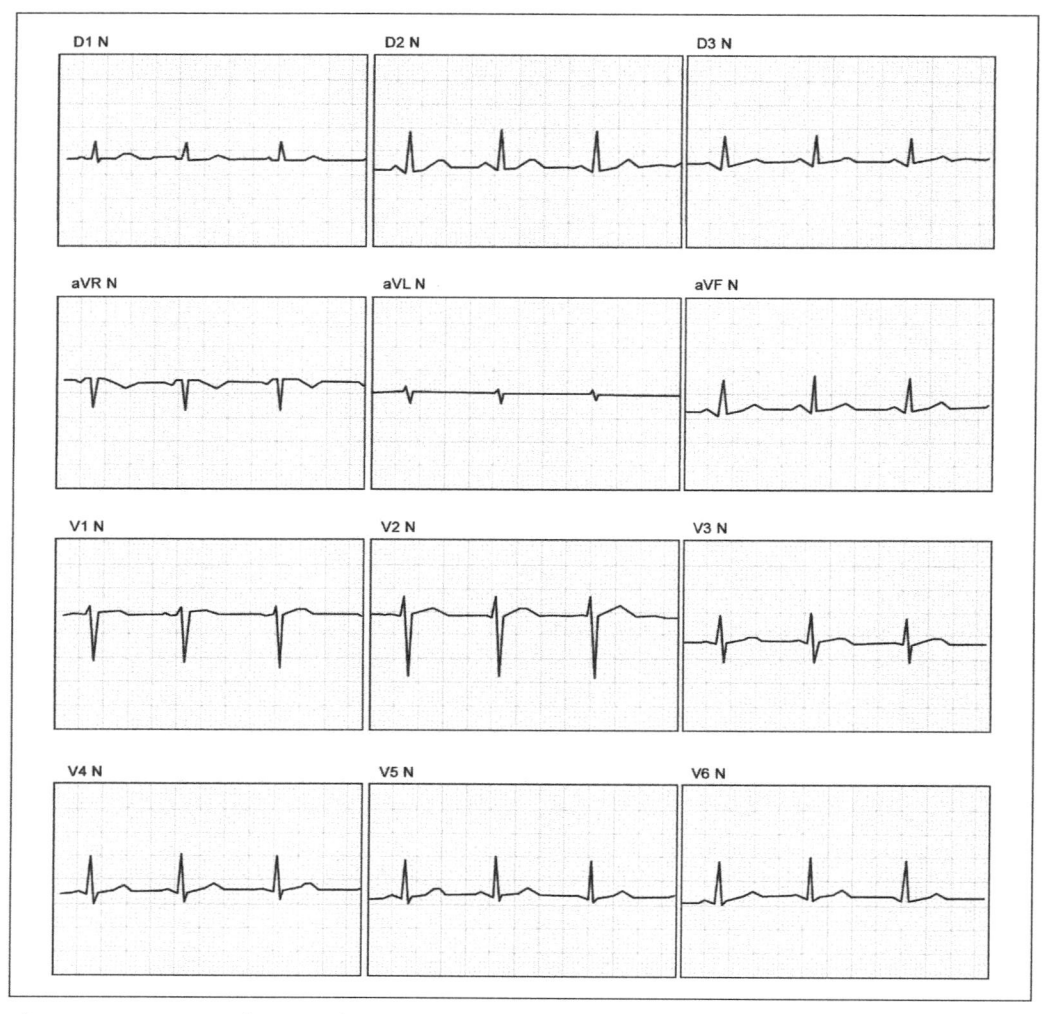

Figura 2.2. ECG normal com ondas P sempre positivas com exceção de aVR, que tem onda P negativa. Em V1, a onda P tem uma fase inicial positiva e o final negativo bem discreto, como tem que ser (*bifásica*). A duração habitual da onda P é menor do que 2,5 quadradinhos, assim como sua amplitude, que tem no máximo 2,5 quadradinhos. (*Fonte:* arquivo pessoal do autor.)

> **Conceito importante**
>
> Considerando o ECG normal, as ondas P são sempre positivas em todas as derivações com exceção de aVR (sempre negativa) e V1, que costuma ser bifásica.

A definição do ritmo sinusal é exatamente essa polaridade da onda P:

- ✓ **Ritmo sinusal:** ondas P positivas em D1, D2, aVF e negativas em aVR.
- ✓ **Ritmo atrial:** ondas P de morfologias diferentes do ritmo sinusal.

✓ **Ritmo juncional:** Não observamos onda P antes do QRS, pois o estímulo elétrico nasce na junção (eventualmente podemos ver ondas P negativas nas derivações inferiores).

▶ Passo 2: avaliar o QRS

Após a passagem do estímulo elétrico pelo átrio e aparecer a onda P (despolarização atrial) o estímulo elétrico desce pelo nó AV (formando o segmento PR) até iniciar a ativação ventricular em três etapas: ativação septal (*vetor 1*), ativação da parede livre (*vetor 2*) e ativação da base (*vetor 3*).

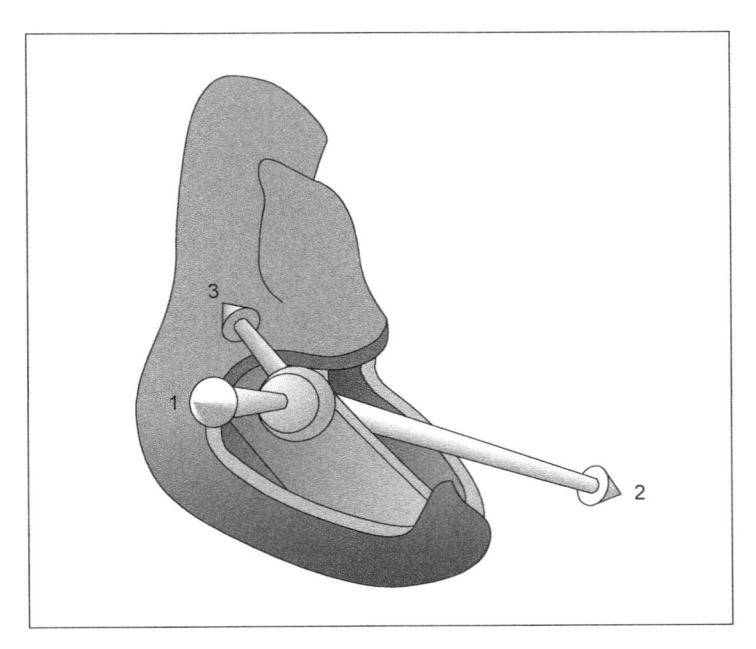

Figura 2.3. Vetores da ativação ventricular: vetor 1 (*septal*); vetor 2 (*parede livre*) e vetor 3 (*base*). (*Fonte:* arquivo pessoal do autor.)

A condução elétrica forma o complexo QRS como exemplificado na Figura 2.4.

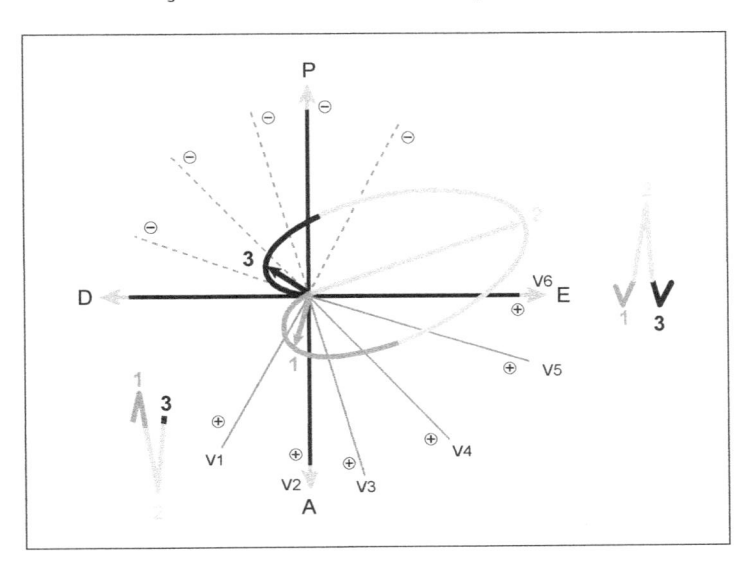

Figura 2.4. Ativação ventricular vetor 1 – septal (*cinza-escuro*); vetor 2 – parede livre (*cinza-claro*) e vetor 3 – base (*preto*). Na imagem é possível verificar o padrão do QRS em V1 e do QRS em V6. (*Fonte:* arquivo pessoal do autor.)

O eletrocardiograma normal apresenta padrão regular de QRS onde: D1, D2, D3, aVL e aVF – com QRS positivo, com exceção de aVR com QRS negativo. E V1 a V6 um padrão característico onde é negativo em V1 (padrão rS) até V6 (padrão qRs).

Observe o ECG abaixo e os respectivos padrões de QRS.

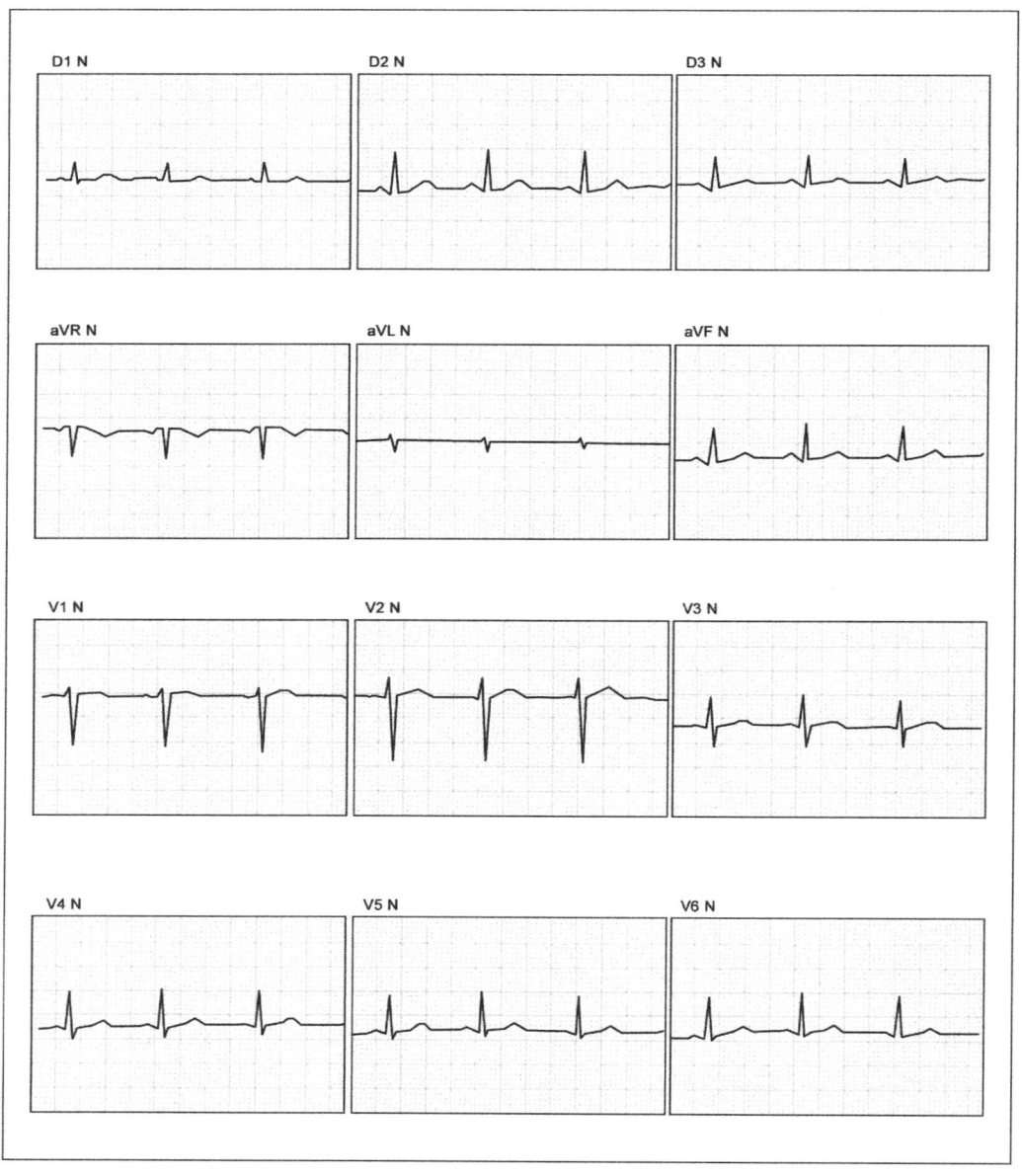

Figura 2.5. ECG normal com QRS negativo em aVR e positivo nas outras do plano frontal (D1, D2, D3, aVL e aVF). No plano horizontal inicia negativo rS em V1 e a onda R vai subindo e a onda S vai diminuindo até que em V6 vai para qRs. (*Fonte:* arquivo pessoal do autor.)

Existem muitas formas de QRS de acordo com os vetores de ativação ventricular (Figura 2.6).

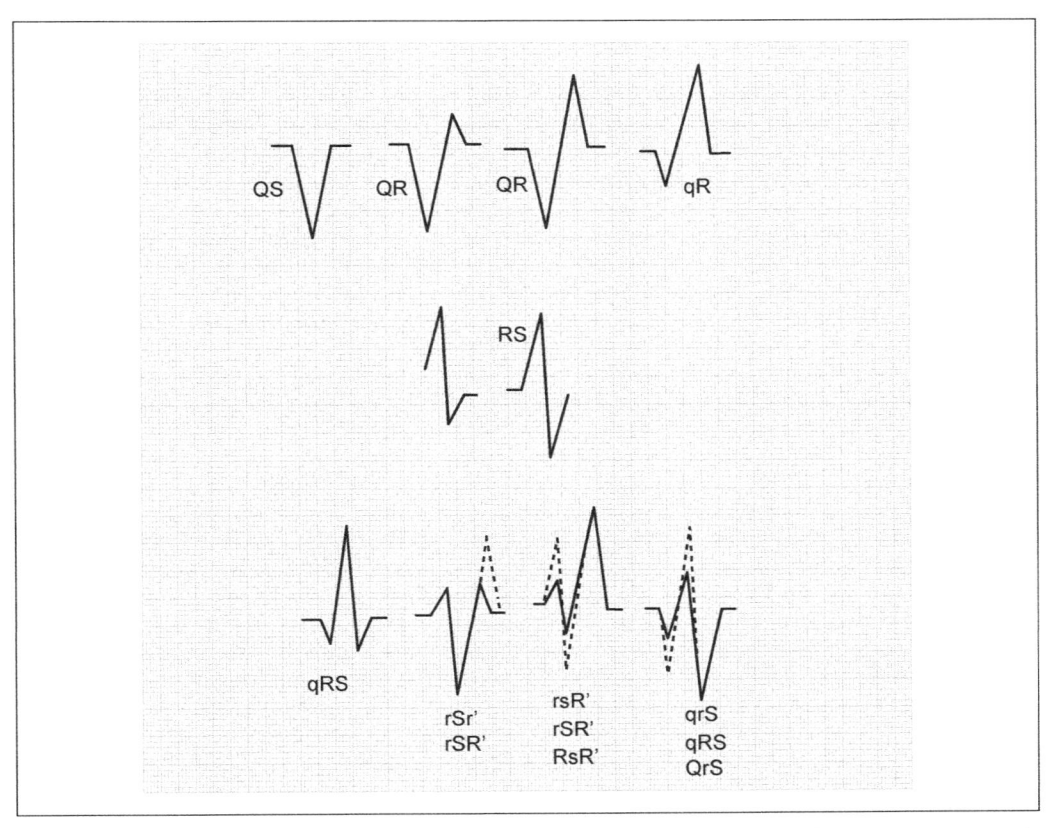

Figura 2.6. A onda negativa antes da positiva é chamada de q; a primeira onda positiva é R; a onda negativa após positiva é s; e a segunda onda positiva é r. (*Fonte:* arquivo pessoal do autor.)

Lembrando-nos do conceito da fotografia no ECG, os vetores aparecem em todas as derivações. Exemplo: em V1 o vetor 1 de uma onda positiva r e em V6 o mesmo vetor 1 de uma onda q (*seta cinza*) (Figura 2.7).

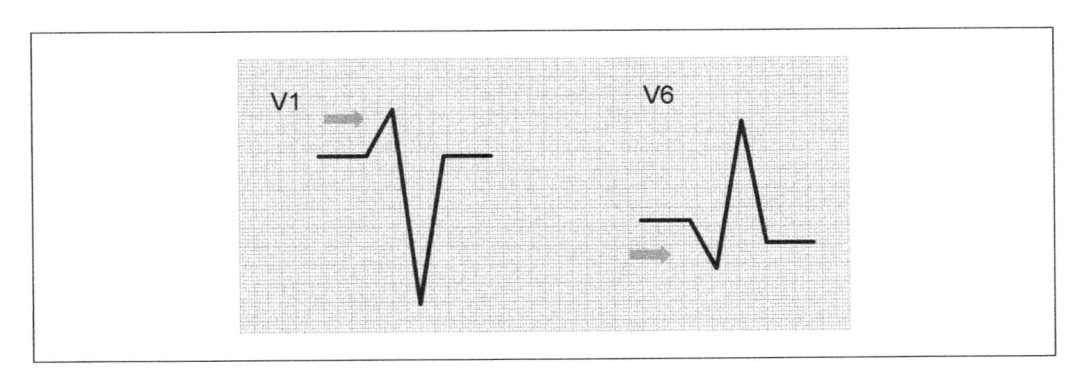

Figura 2.7. As setas cinzas mostram o vetor 1 (*septal*) nas derivações V1 e V6. Como são diametralmente opostas, o vetor se manifesta positivo na primeira e negativo na segunda. (*Fonte:* arquivo pessoal do autor.)

O vetor que define a polaridade do QRS (se positivo ou negativo) é o vetor 2, que é o da parede livre de ventrículos.

Repolarização ventricular – onda T

A onda T representa a repolarização celular, é a bomba de sódio e potássio utiliza ATP para fazer a célula voltar ao estado de repouso e estar preparada para novo estímulo elétrico. Em geral, a onda T é sempre positiva no eletrocardiograma com exceção da derivação aVR (Figura 2.8).

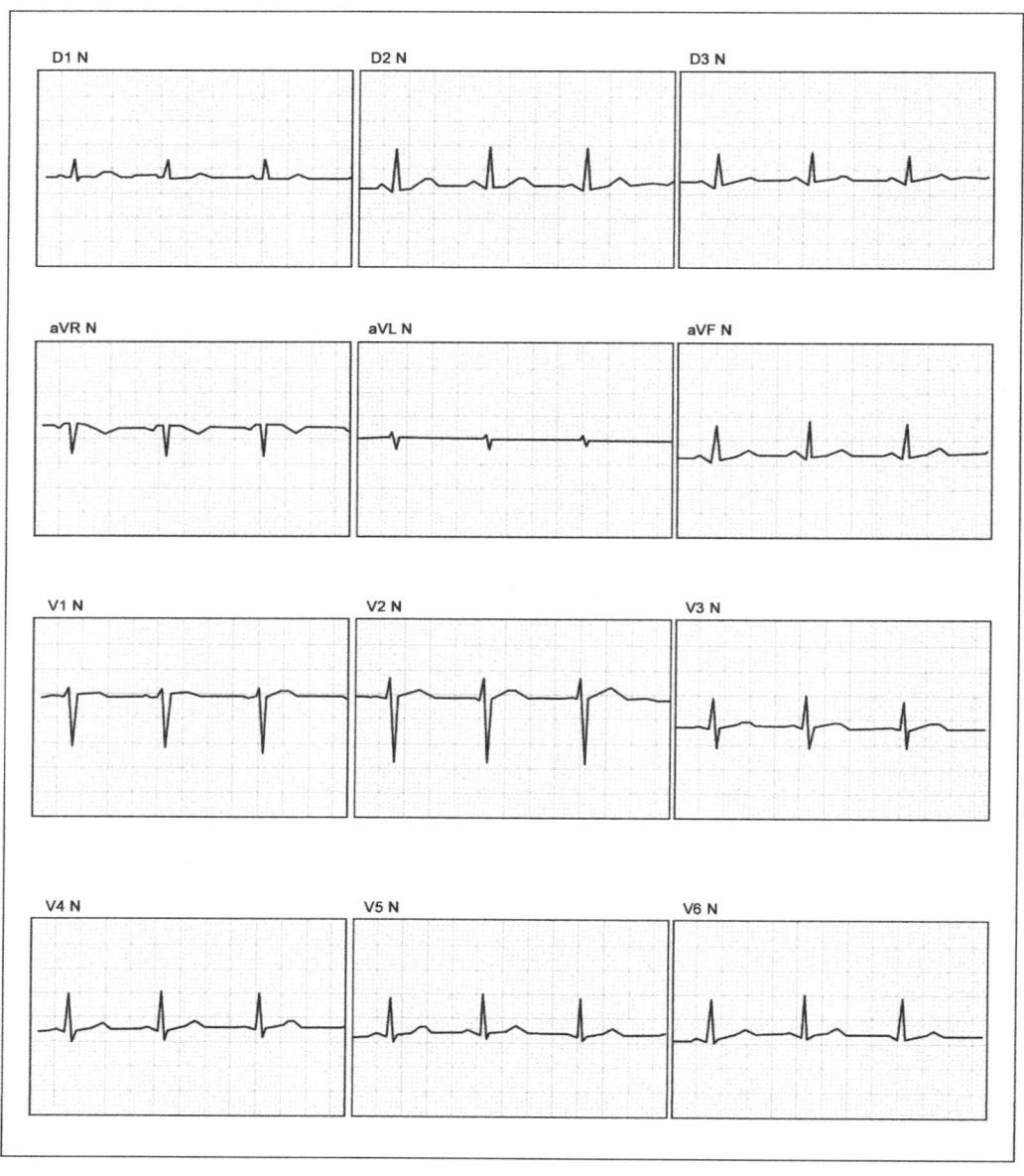

Figura 2.8. Onda T sempre positiva em todo ECG normal com exceção da derivação aVR. (*Fonte:* arquivo pessoal do autor.)

A morfologia de T é assimétrica. Tem ascensão e descenso diferentes. Nos casos que ela fica invertida e simétrica, vamos ter diagnóstico de doenças. A repolarização precoce é muito frequente. Em alguns casos, a onda T se inicia dentro do QRS, ou seja, o final do QRS (ponto J) deveria ir até a linha de base do ECG, mas nesse momento a onda T aparece e causa imagem compatível com supradesnivelamento ≥ 1 mm em pelo menos duas derivações precordiais (Figura 2.9). O principal diagnóstico diferencial são as síndromes coronarianas (Capítulo 6), mas lembrando que aqui o ECG fica inalterado ao longo de horas, dias...

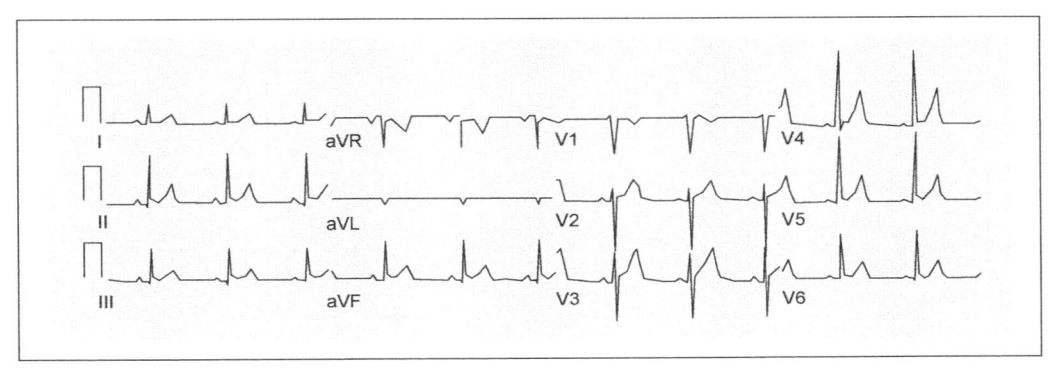

Figura 2.9. Repolarização precoce: supradesnivelamento ≥ 1 mm em pelo menos duas derivações precordiais. Assintomático, o ECG não se altera evolutivamente. (*Fonte:* arquivo pessoal do autor.)

Parâmetros normais dos tempos e ondas do ECG

✓ **Onda P:** até 2,5 mm de altura e duração, ou seja, a partir de 3 quadradinhos no ECG já temos alterações em todas as derivações.

✓ **Intervalo PR:** o tempo de ativação atrial até o início da ativação ventricular dura 3 a 5 quadradinhos. Intervalo < 3 quadradinhos (120 ms) temos um PR curto e PR > 5 quadradinhos (200 ms) temos um PR longo.

✓ **Segmento PR:** o final da onda P até o início do qRS deve ser comparado com o segmento ST.

✓ **Complexo QRS:** representa a ativação ventricular. Sua morfologia é de acordo com posicionamento vetorial. Uma medida importante é a duração < 3 quadradinhos ou 120 ms.

✓ **Ponto J:** o ponto onde termina o QRS. É nele que medimos o tamanho do supradesnivelamento e o tamanho do infradesnivelamento.

✓ **Segmento ST:** o intervalo entre o final do QRS e o início da onda T deve ser comparado com o segmento PR para a avaliação em relação ao supra ou infradesnivelamento.

✓ **Onda T:** assimétrica com descenso e ascensão diferentes. Não temos um tamanho e uma altura padronizado.

✓ **Onda U:** pode aparecer depois da onda T, comumente em pacientes bradicárdicos ou com hipopotassemia. Tende a ser bem pequena e pouco expressiva, podendo estar associada à repolarização dos músculos papilares.

✓ **Intervalo QT:** é o tempo de toda ativação ventricular que vai do início do QRS até o final da onda T. Esse intervalo tem muito valor nos casos de arritmias ventriculares, em especial nos pacientes com síncope ou história de morte súbita familiar. Nesse caso existe correção no cálculo onde o intervalo QT é dividido pela raiz quadrada do intervalo R-R (distâncias entre duas ondas R).

Definição de ritmo sinusal

O ritmo sinusal é o mais comum da população onde estão reunidas as ondas P positivas em D1, D2 e aVF e onda P negativa em aVR. Logo, para o conhecimento do ritmo sinusal procure a onda P, que precisa ter sempre a mesma morfologia.

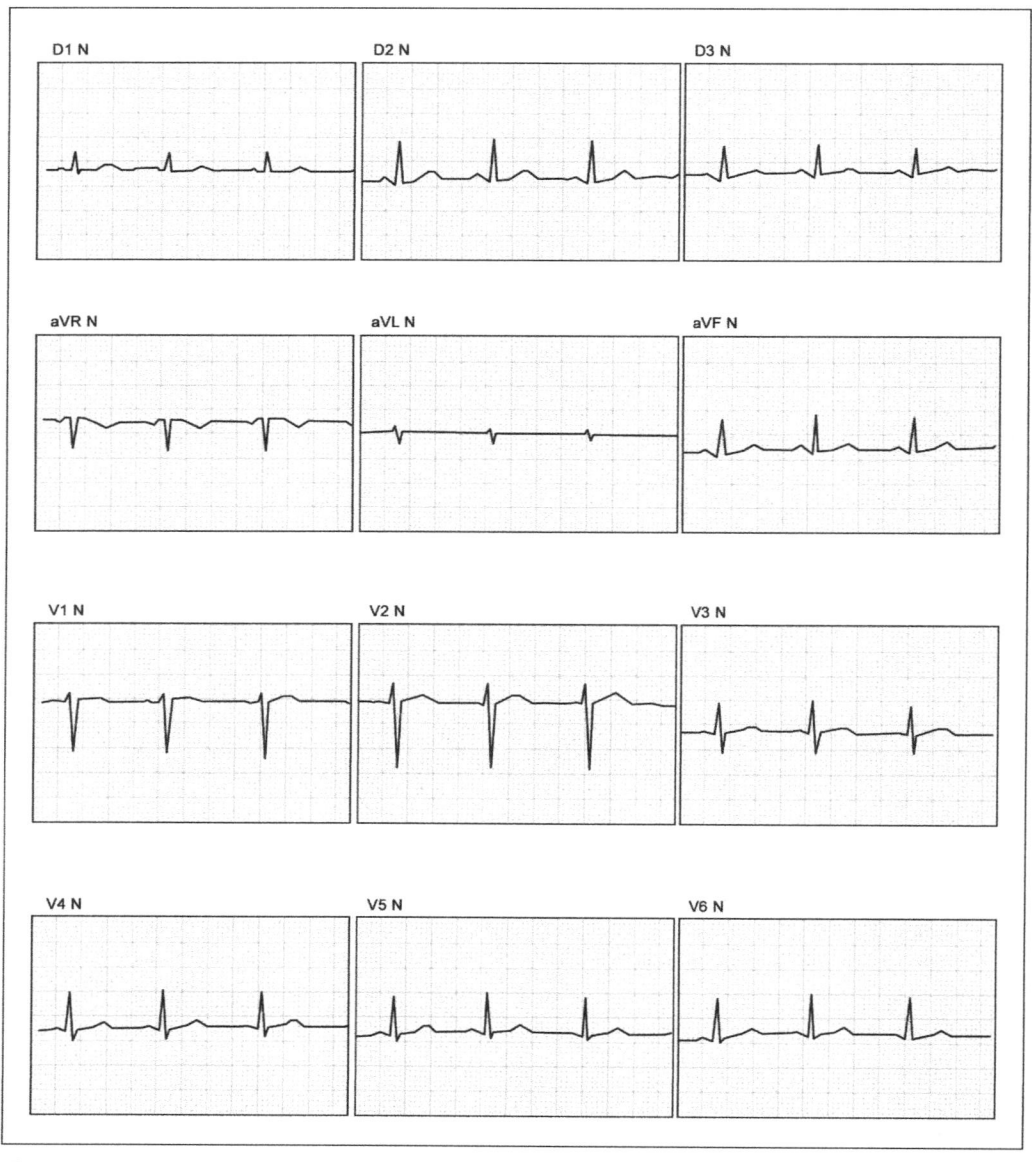

Figura 2.10. Ritmo sinusal – onda P positiva em D1, D2 e aVF. Onda P negativa em aVR. (*Fonte:* arquivo pessoal do autor.)

O ritmo sinusal é regular (a distância entre dois QRS é sempre normal e constante), temos sempre uma onda P antes do QRS e a frequência cardíaca entre 50 e 100 batimentos por minuto. Em algumas ocasiões, o ritmo sinusal pode ser irregular (distâncias entre complexos QRS irregulares) com variações respiratórias da onda P. Nesse caso, chamamos de arritmia sinusal respiratória, na qual todos os achados do ritmo sinusal estão presentes com exceção da regularidade do QRS. Nos capítulos seguintes vamos aprender outros ritmos supraventriculares e ventriculares.

- ✓ **Ritmo supraventricular:** ritmo atrial focal (onda P de outro foco sem ser sinusal, ou seja, morfologia diferente da sinusal), ritmo atrial multifocal (ondas P de vários focos, ou seja, diferentes morfologias), fibrilação atrial e flutter atrial.
- ✓ **Ritmo juncional:** não observamos onda P antes do QRS, pois o estímulo elétrico nasce na junção (eventualmente podemos ver onda P negativas nas derivações inferiores).
- ✓ **Ritmo ventricular:** como o estímulo que comanda o ritmo nasce no ventrículo, não existe correlação entre QRS e eventual onda P no ECG. O QRS é sempre alargado (> 120 ms).

Cálculo de eixo elétrico

O cálculo de eixo elétrico é parte da avaliação inicial do ECG e a partir dele postulamos hipóteses diagnósticas. O eixo elétrico do coração está em torno de 30° a 60°. Nos desvios de eixo para a esquerda pensamos em doenças que acometem o coração esquerdo e, nos desvios para a direita, as patologias do lado direito.

▶ Primeiro passo

Determinar o quadrante do eixo elétrico. Para tal, devemos olhar a polaridade do QRS de D1 e aVF (Figura 2.11). Com isso conseguimos definir em qual quadrante está meu eixo elétrico.

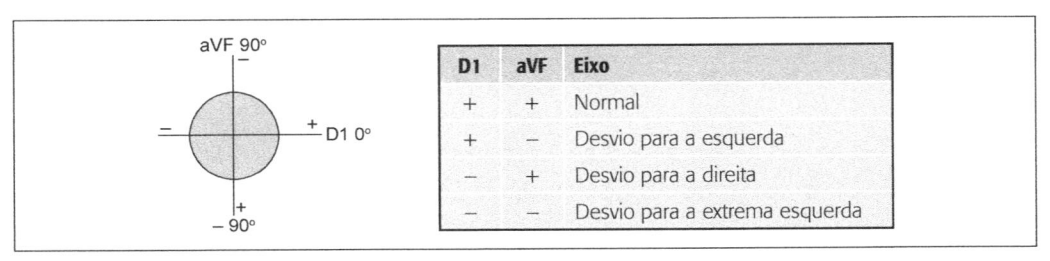

D1	aVF	Eixo
+	+	Normal
+	−	Desvio para a esquerda
−	+	Desvio para a direita
−	−	Desvio para a extrema esquerda

Figura 2.11. Quadrantes do eixo elétrico de acordo com a polaridade do QRS (se é negativo ou positivo) nas derivações D1 e aVF – nesse gráfico foram separados os 4 quadrantes conforme a tabela ao lado. (*Fonte:* arquivo pessoal do autor.)

▶ Segundo passo

Avaliar as derivações que passam naquele quadrante com o objetivo de determinar a maior proximidade do eixo elétrico.

Entre 0° e 90° passam D2 e aVR; entre 0° e −90°, D3 e aVL (Figura 2.12).

> **Exemplo**
> Ao aplicar o primeiro passo definimos que o eixo estaria no primeiro quadrante (0°–90°). Quais são as derivações que cruzam esse quadrante? D2 e aVR.

Nesse momento vamos até o ECG e vemos nas derivações D2 e aVR qual a que tem o maior QRS. Se for D2, o eixo está em 60°; se for aVR, o eixo é de 30°; e se os dois estiverem do mesmo tamanho poderemos dizer que o eixo é de 45°.

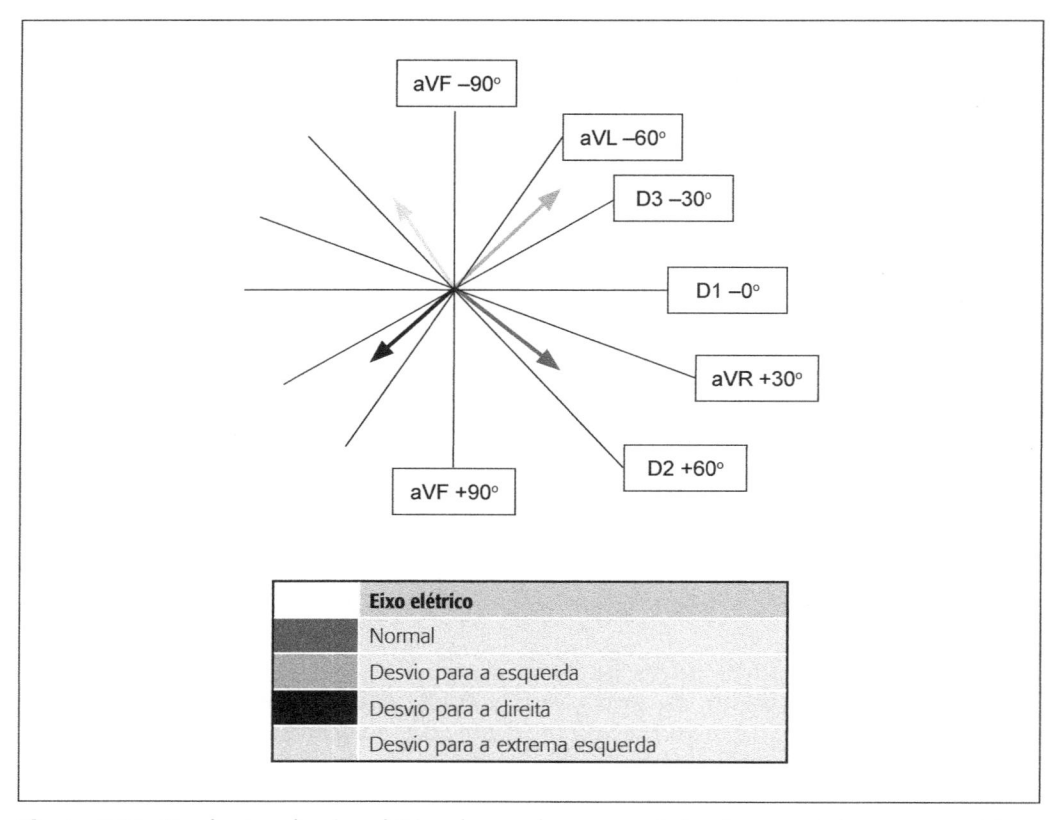

Figura 2.12. Quadrantes do eixo elétrico de acordo com as derivações para achar com precisão o ângulo do eixo do ECG. (*Fonte:* arquivo pessoal do autor.)

Existe uma segunda regra para cálculo de eixo elétrico. É a do isodifásico!

Ao se encontrar uma derivação isodifásica no ECG de D1 a aVF, pode se ter a certeza de que o eixo elétrico desse coração está exatamente a 90° dessa derivação (Figura 2.13).

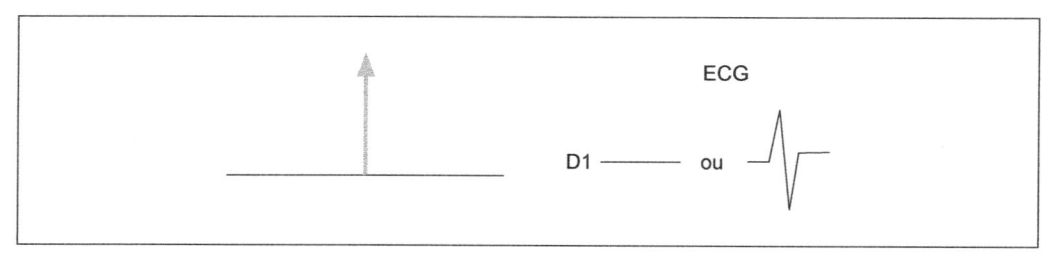

Figura 2.13. O vetor cinza-claro corresponde ao vetor resultante do eixo elétrico e está fazendo um ângulo de 90° com D1, fato esse que pode ser diagnosticado no ECG. Em D1 encontramos um padrão isoelétrico ou isodifásico, o que vale dizer que a resultante está a 90° de D1. Qual seria essa derivação? aVF. (*Fonte:* arquivo pessoal do autor.)

Vamos para o ECG e olhamos a derivação aVF: se for negativa, eixo a –90°; e, se for positiva, eixo a +90°.

Vejamos na sequência alguns ECGs para consolidar o aprendizado do eixo elétrico:

ECG 1

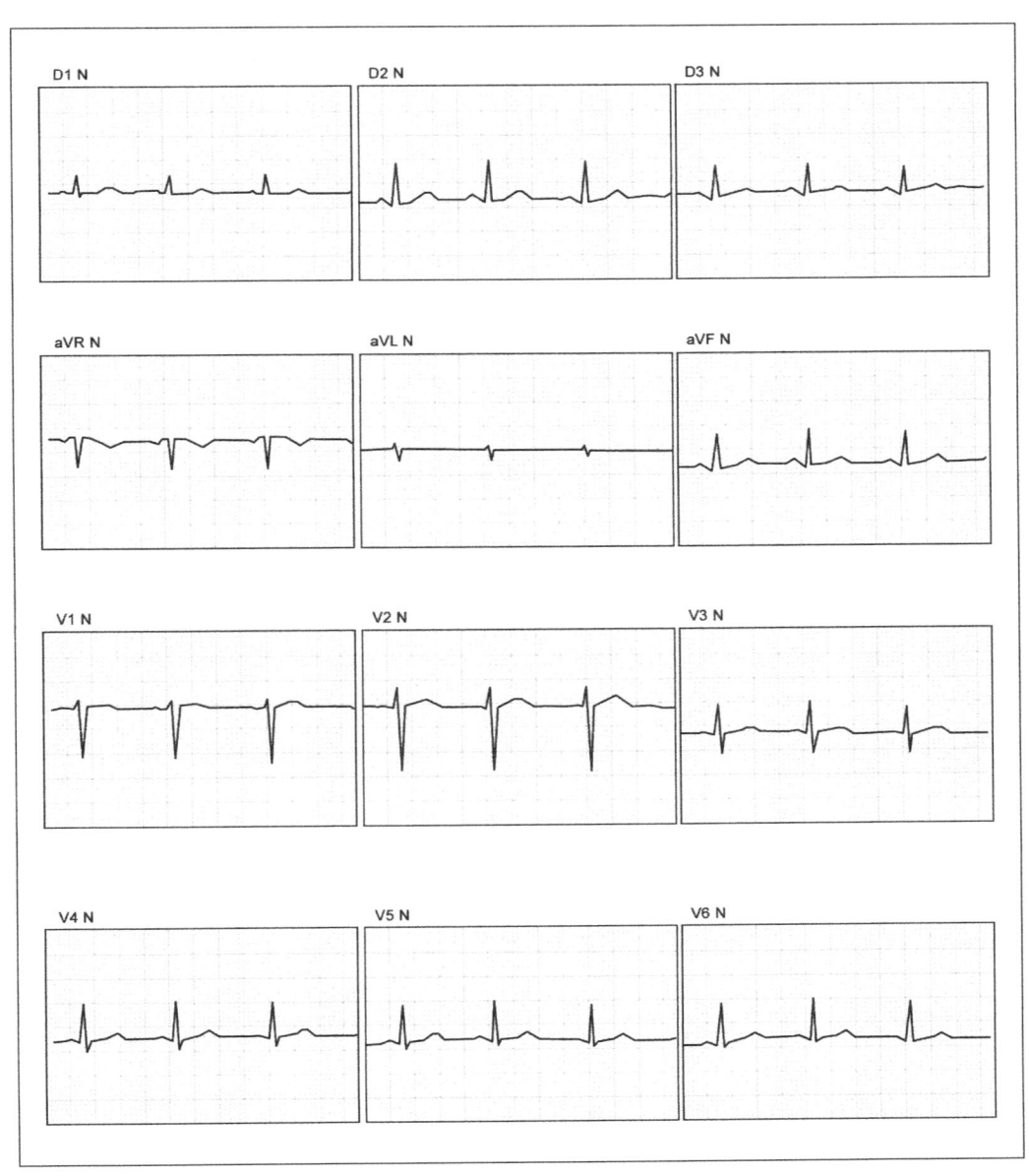

Figura 2.14. ECG 1. (*Fonte:* arquivo pessoal do autor.)

Vamos seguir o método convencional:

▶ **Passo 1**: primeiro, olhar a polaridade do QRS nas derivações D1 e aVF; no ECG em questão estamos com ambas positivas.

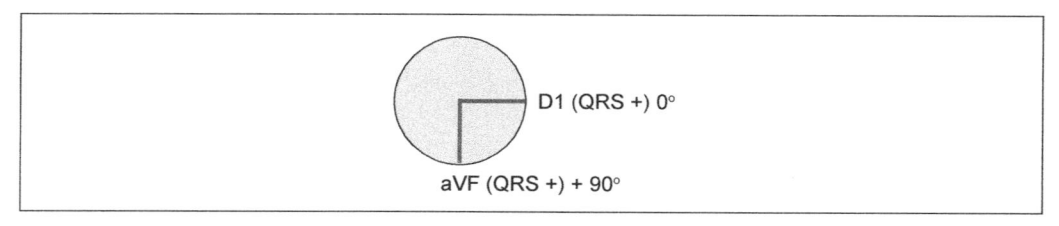

▶ **Passo 2**: utilizando o sistema de derivações, observar quais as derivações que passam no seu quadrante e ir até o ECG e ver qual a que predomina (no caso aVR e D2).

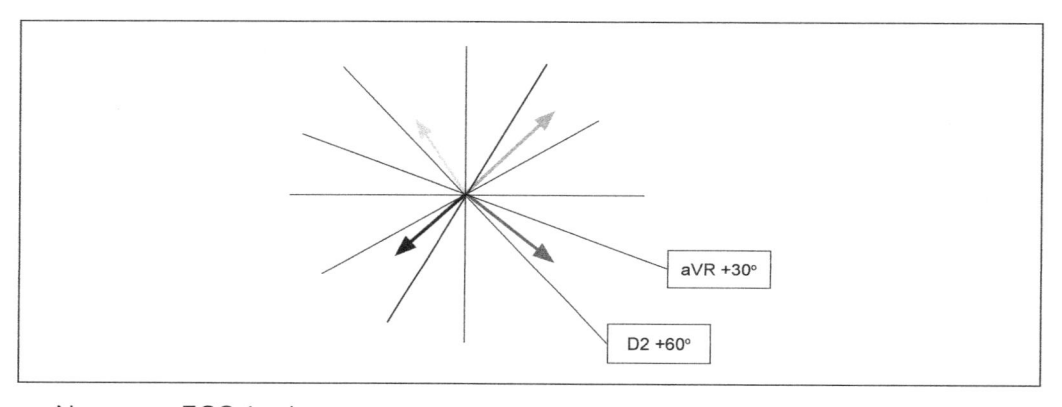

No nosso ECG 1, observamos que estamos na *cinza-escuro* (quadrante entre 0° e 90°). Assim sendo, ao olharmos nosso ECG, vemos que o QRS de D2 está maior do que aVR. Assim sendo, nosso eixo está próximo de 60°.

ECG 2

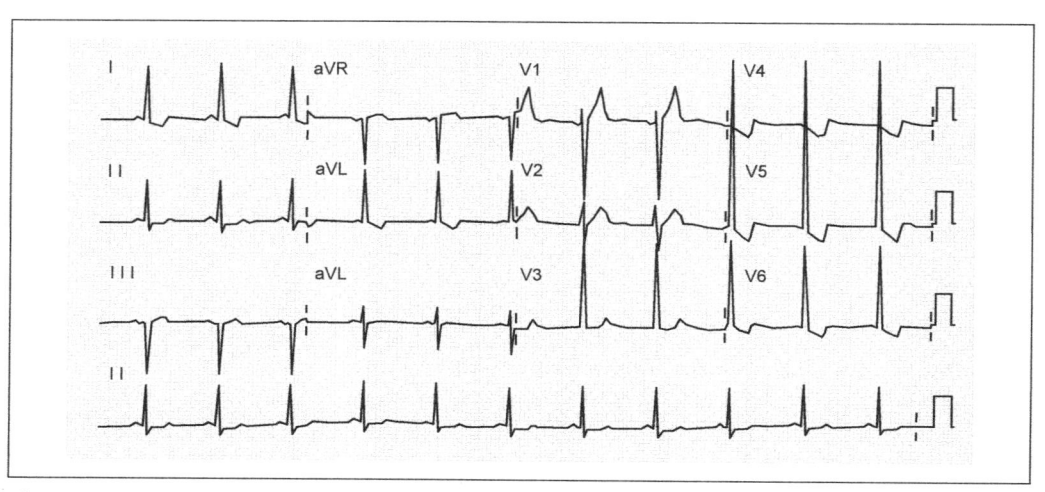

Figura 2.15. ECG 2. (*Fonte:* arquivo pessoal do autor.)

Vamos seguir o método convencional:

► **Passo 1: primeiro, olhar a polaridade do QRS nas derivações D1 e aVF; no ECG em questão D1 positivo e aVF negativo.**

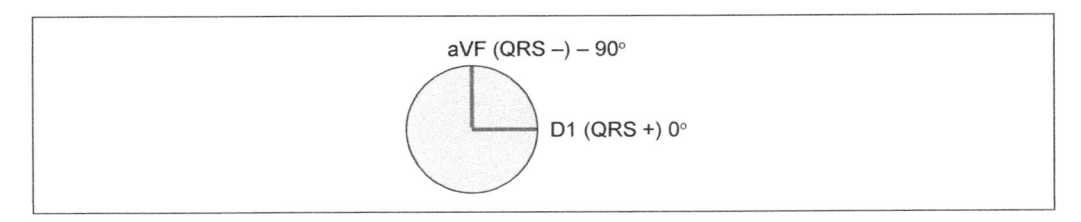

► **Passo 2: utilizando o sistema de derivações observar quais as derivações que passam no seu quadrante e ir até o ECG e ver qual a que predomina (no caso, aVL e D3).**

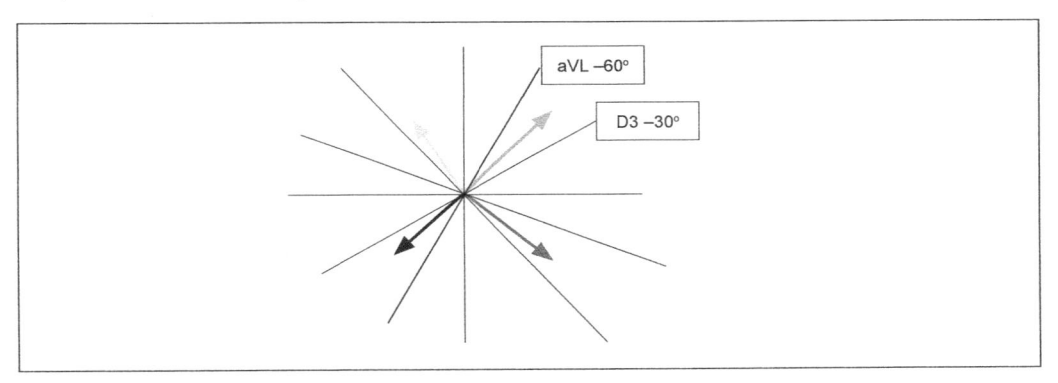

No nosso ECG 2 observamos que estamos na *seta cinza média* (quadrante entre 0 e –90°). Desse modo, ao olharmos nosso ECG, vemos que o QRS de D3 está maior do que aVL. Assim sendo, nosso eixo está próximo de –30°. Fiquem tranquilos aqueles que acharam que D3 e aVL estão bem parecidos. Podemos colocar o eixo em –45° (exatamente a metade entre os dois).

ECG 3

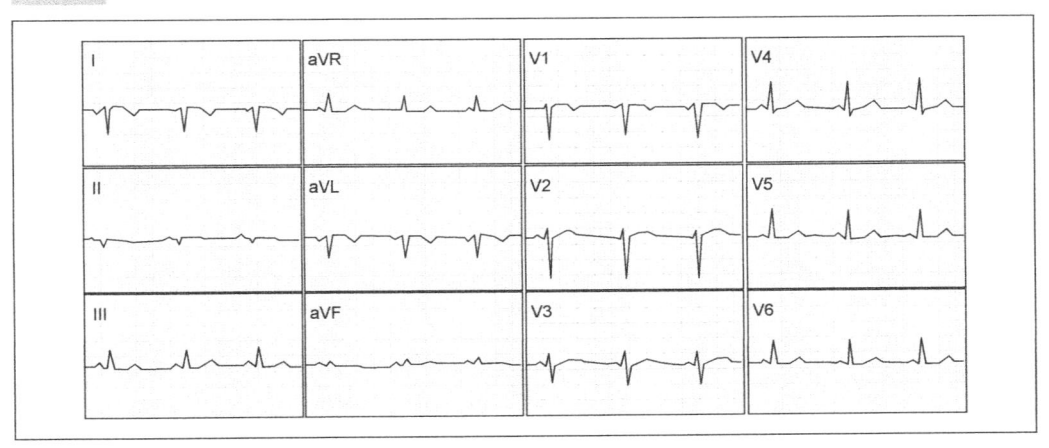

Figura 2.16. ECG 3. (*Fonte:* arquivo pessoal do autor.)

Vamos seguir o método convencional:

▶ **Passo 1: primeiro, olhar a polaridade do QRS nas derivações D1 e aVF; no ECG em questão, D1 negativo e aVF positivo.**

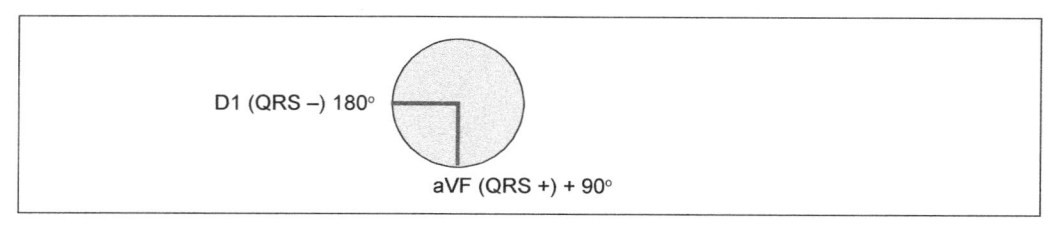

▶ **Passo 2: utilizando o sistema de derivações, observar quais as derivações que passam no seu quadrante e ir até o ECG e ver qual a que predomina (no caso, aVL e D3).**

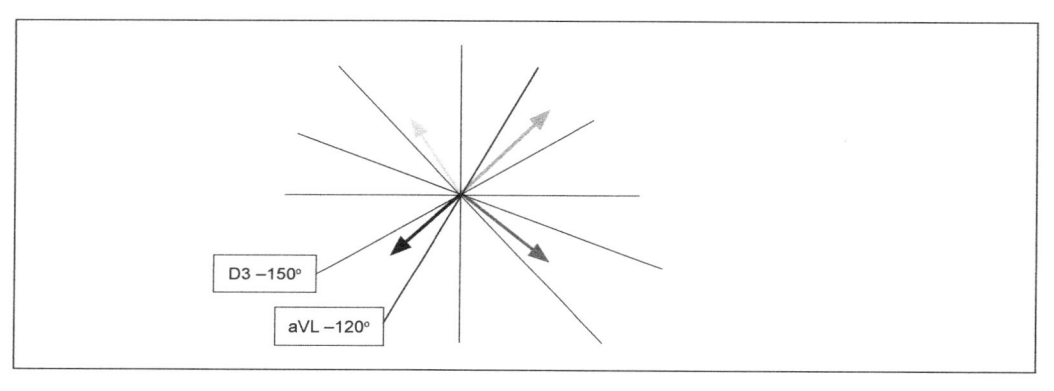

No nosso ECG 3 observamos que estamos na *seta preta* (quadrante entre 90° e 180°). Assim sendo, ao olharmos nosso ECG, vemos que o QRS de D3 está maior do que aVL. Assim sendo, nosso eixo está próximo de 120°. Fiquem tranquilos aqueles que acharam que D3 e aVL estão bem parecidos. Podemos colocar o eixo em 135° (exatamente a metade entre os dois).

Consolidando o aprendizado

Neste capítulo, discutimos e aprendemos:
- ✓ Avaliar e desenhar a onda P.
- ✓ Avaliar e desenhar o QRS e seu perfil nas derivações precordiais.
- ✓ Analisar a repolarização ventricular e a onda T – assim como a expressão muito comum que é a repolarização precoce.
- ✓ Analisar o ritmo.
- ✓ Analisar os parâmetros normais dos tempos e as ondas do ECG.
- ✓ Analisar o eixo elétrico.

Se você não se lembra ou se esqueceu de algum dos temas citados neste capítulo, aproveite para revisá-los e ensiná-los aos amigos, pois o ECG é a ciência da repetição!

Bibliografia

Greenland P, Alpert JS, Beller GA, Benjamin EJ, Budoff MJ, Fayad ZA et al. American College of Cardiology Foundation; American Heart Association. 2010 ACCF/AHA guideline for assessment of cardiovascular risk in asymptomatic adults: a report of the American College of Cardiology Foundation/American Heart Association Task Force on Practice Guidelines. J Am Coll Cardiol. 2010; 56(25):e50-103.

Pastore CA, Pinho JA, Pinho C, Samesima N, Pereira-Filho HG, Kruse JCL et al. III Diretrizes da Sociedade Brasileira de Cardiologia sobre Análise e Emissão de Laudos Eletrocardiográficos. Arq Bras Cardiol. 2016; 106(4 Supl.1):1-23.

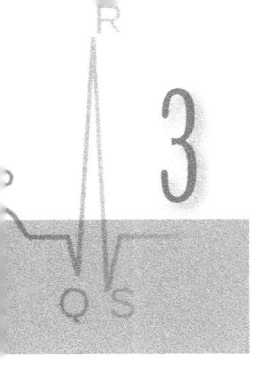

Método Prático e Objetivo para Começar a Interpretar o Eletrocardiograma

Ricardo Casalino Sanches de Moraes

Após entendermos a fisiologia e a formação da imagem no ECG, vamos iniciar um método prático para começar a ver o exame de maneira metódica com base na avaliação.

Alguns passos são importantes e devem ser seguidos:

1. **Olhar a identificação e registro do paciente:** no hospital é muito comum o ECG sem identificação e sem horário. Portanto, ao olhá-lo, certifique-se de que tenha sua identificação. Caso não tenha certeza, solicite novo exame e o identifique, assinalando o horário.

2. **O exame tem uma calibração que deve ser a normal:** ao final do traçado do ECG aparece uma imagem retangular que sinaliza a calibração do ECG. Existem 3 graus: normal (N), metade do normal (N/2) e duas vezes o normal (2N). O N significa que o tamanho das ondas está normal no ECG e o aparelho não ampliou nem reduziu as ondas. O N/2 significa que todas as ondas vistas no ECG estão pela metade do seu tamanho normal. O 2N significa que as ondas no ECG estão o dobro da normal. Na prática, o ECG pode alterar sua calibração para que as ondas fiquem fáceis de interpretar, mas cabe ao responsável pelo laudo a correta interpretação (Figuras 3.1 e 3.2).

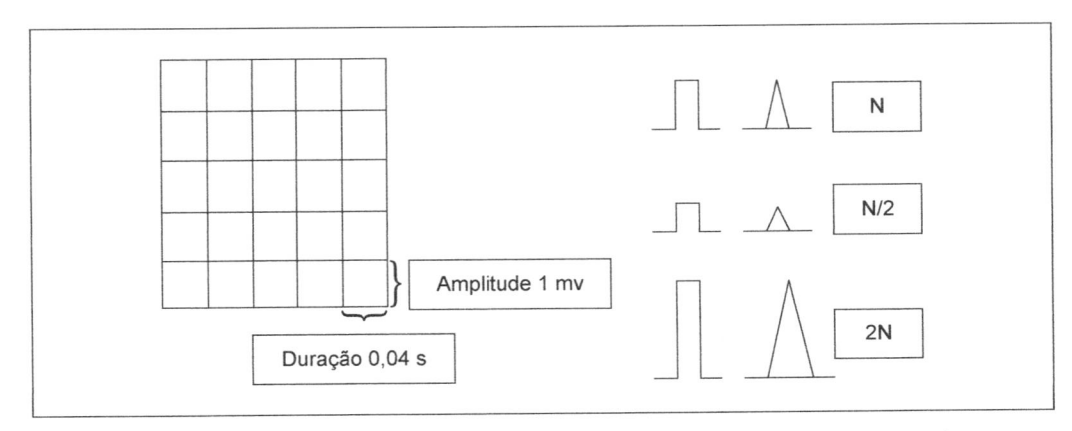

Figura 3.1. Demonstração da calibração N, N/2, 2N e as respectivas ondas no ECG. Percebam que o tamanho da onda é proporcional à calibração. N, 10 mv (10 quadradinhos), N/2, 5 mv (5 quadradinhos) e 2N, 20 mv (20 quadradinhos). (*Fonte:* banco de dados do Dr. Ricardo Casalino.)

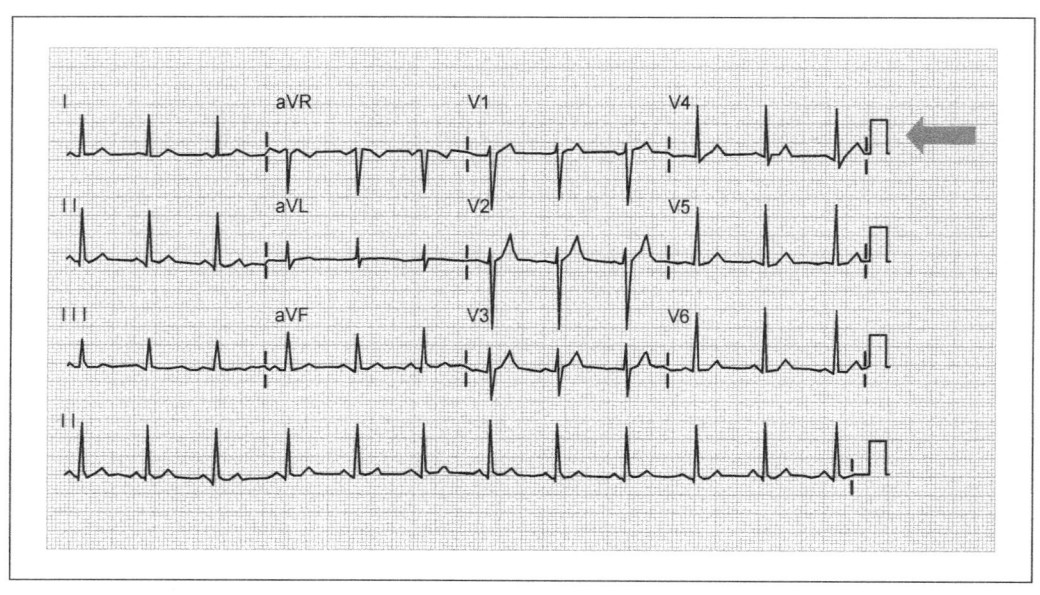

Figura 3.2. Um ECG e a *seta cinza* demonstrando a calibração do ECG; no caso, N. (*Fonte:* banco de dados do Dr. Ricardo Casalino.)

3. **Lembrar-se das ondas P no ECG:** as ondas P têm um tamanho de até 2,5 mm (quadradinhos), ou seja, a partir disso (3 quadradinhos) estão aumentadas. No ECG normal são sempre ondas positivas antes do complexo QRS. Com duas exceções: onda P de aVR, negativa, e onda P da derivação V1, onda bifásica (a fase positiva corresponde à passagem do estímulo no átrio direito e a fase negativa, no átrio esquerdo). Observem as Figuras 3.3 e 3.4.

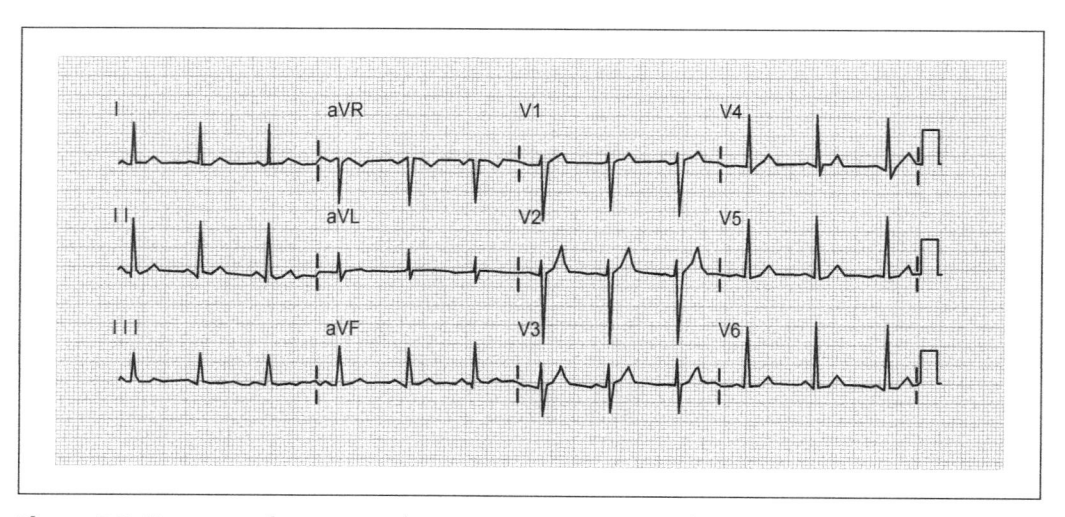

Figura 3.3. Vamos nos focar nas ondas P. Estão positivas em todas as derivações com exceção de aVR. E em V1 temos um padrão bifásico. No ECG normal, as ondas P são bem visualizadas em D2 e aVF. Percebam que em D3 e aVL a onda P não é bem visualizada, e, de acordo com o ângulo do vetor resultante de onda P nessas derivações, podemos ver uma onda positiva, negativa ou até não ver onda T (*uma linha reta*). (*Fonte:* banco de dados do Dr. Ricardo Casalino.)

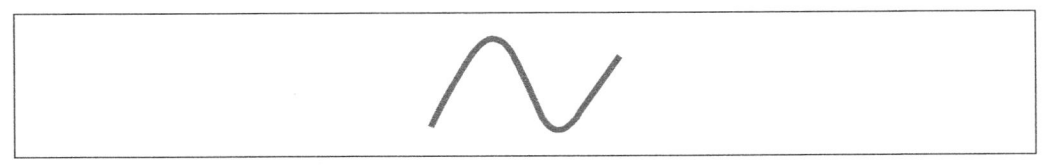

Figura 3.4. Onda P em V1. Onda bifásica com 2 componentes: positivo do átrio direito e negativo no átrio esquerdo. A parte negativa não deve ultrapassar um quadradinho a sua duração e amplitude. (*Fonte:* banco de dados do Dr. Ricardo Casalino.)

4. **Definição do ritmo:** para tal precisamos ver as ondas P e sua relação com QRS. O que esperamos no ECG normal são ondas P positivas em D1, D2 e aVF, o que determina um eixo elétrico normal da onda P. Cada onda P deve preceder o complexo QRS. Ritmo sinusal (Figura 3.5).

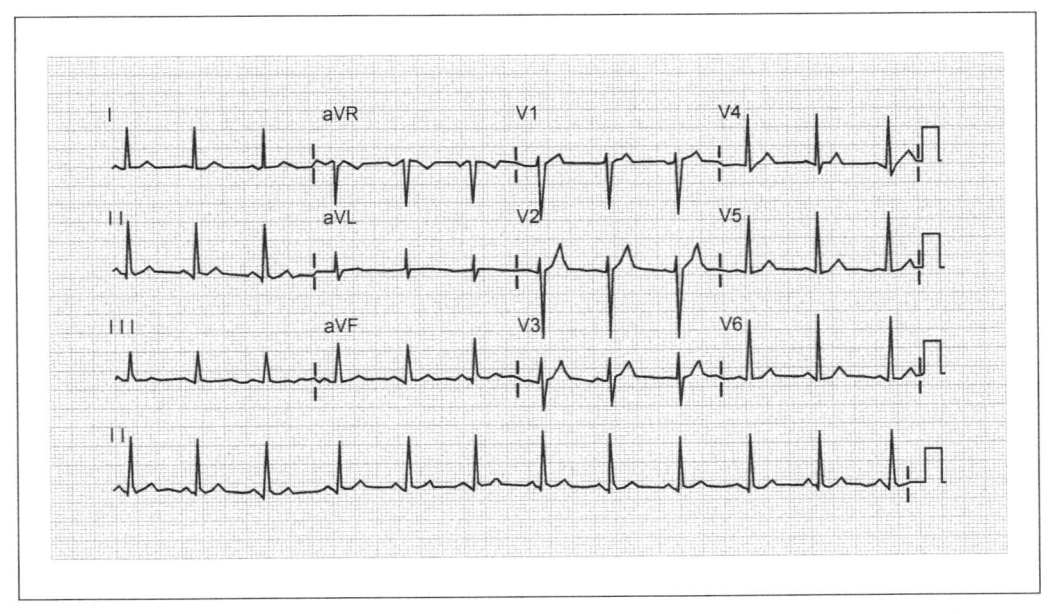

Figura 3.5. Ritmo sinusal. Observem onda P positiva em D1, D2 e aVF; negativa em aVR. Observem que cada onda P precede um complexo QRS. (*Fonte:* banco de dados do Dr. Ricardo Casalino.)

5. **Lembrar-se do complexo QRS:** os complexos QRS têm duração e tamanhos máximos nas determinadas derivações (será discutido no capítulo sobre sobrecarga e bloqueios). Aqui precisamos nos ater à morfologia e polaridade do QRS. Nas derivações de D1 até aVF todos são positivos sem ondas Q grandes, com exceção da derivação aVR, que tem complexo negativo à custa da onda S.

O segundo ponto é o que acontece de V1 até V6 no complexo QRS, que começa negativo (complexo rS) e vai ficando positivo, em V3 ou V4 tem positividade e negatividade bem parecidos (complexo RS) e em V5 e V6 só positivo padrão qRs ou Rs (Figura 3.6).

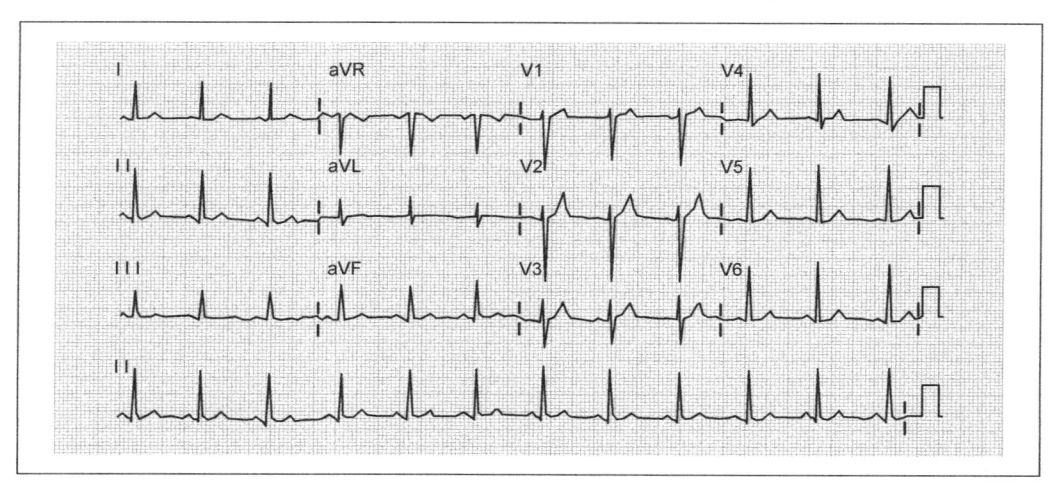

Figura 3.6. Ao olharmos para os QRS, observamos o exposto no texto nos ECG normais de D1 até aVF, todos QRS positivos com exceção de aVR, assim como de V1 até V6 o complexo QRS inicia negativo (complexo rS), o r vai aumentando e o S vai diminuindo. Em V3 temos partes negativas e positivas bem parecidas (complexo RS); em V4, V5 e V6 o QRS fica positivo (complexos qRs ou Rs). O complexo QRS é estreito (duração menor do que 120 ms – 3 quadradinhos), a ascensão é rápida e o descenso também. Quando a duração ultrapassa 120 ms temos o bloqueio de ramo. Quando tem discreto alargamento sem ultrapassar os 3 quadradinhos, temos os distúrbios de ramo e atraso finais de condução. No primeiro, a morfologia muda fica similar ao bloqueio de ramo, mas com duração normal (discutiremos no capítulo de bloqueios), no segundo, o final do QRS fica alargado diferentemente do início. (*Fonte:* banco de dados do Dr. Ricardo Casalino.)

6. **Lembrar-se das ondas T:** as ondas T representam a repolarização no ECG e são de fundamental importância. Na prática, são fundamentais nas avaliações da dor torácica e nas síndromes coronarianas agudas (discutiremos em capítulos sobre as síndromes coronarianas). As ondas T são positivas em todas as derivações com exceção de aVR (Figura 3.7).

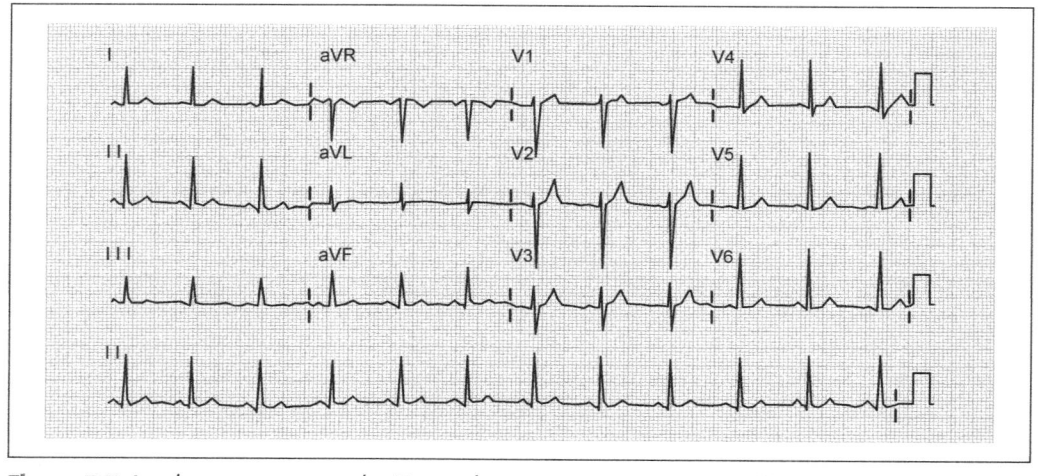

Figura 3.7. Ao observarmos as ondas T, percebemos que sempre são positivas com exceção de aVR, que é negativa. A morfologia normal da onda T é assimétrica – fase ascendente diferente da descendente. Outra observação importante é que em D3 e em aVL as ondas T podem não ser bem visualizadas eventualmente elas não aparecem

Outras informações importantes:

✓ **Velocidade do papel no ECG:** a interpretação correta depende de o aparelho estar programado na velocidade correta. Caso não esteja na velocidade de 25 mm/s, tudo muda (Figura 3.8).

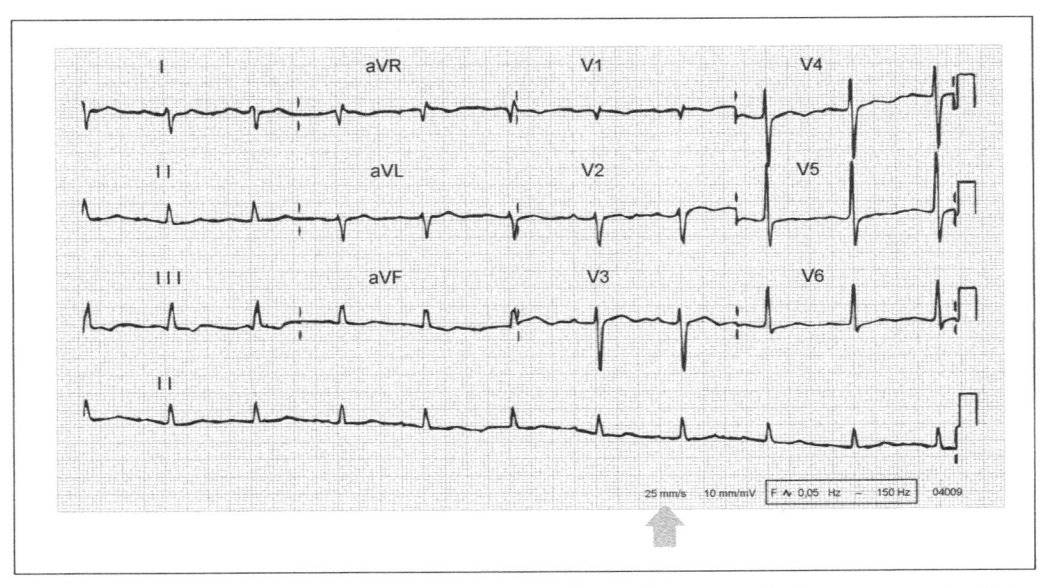

Figura 3.8. A *seta cinza* sinaliza a velocidade correta do papel – 25 mm/s. (*Fonte:* banco de dados do Dr. Ricardo Casalino.)

✓ **Interferências:** as ondas no ECG são os vetores representados graficamente no formato de ondas em todas as derivações. Como já estudamos no Capítulo 1, um vetor vai aparecer em todas as derivações. Algumas alterações que aparecem no ECG são consideradas alterações (Figuras 3.9 e 3.10).

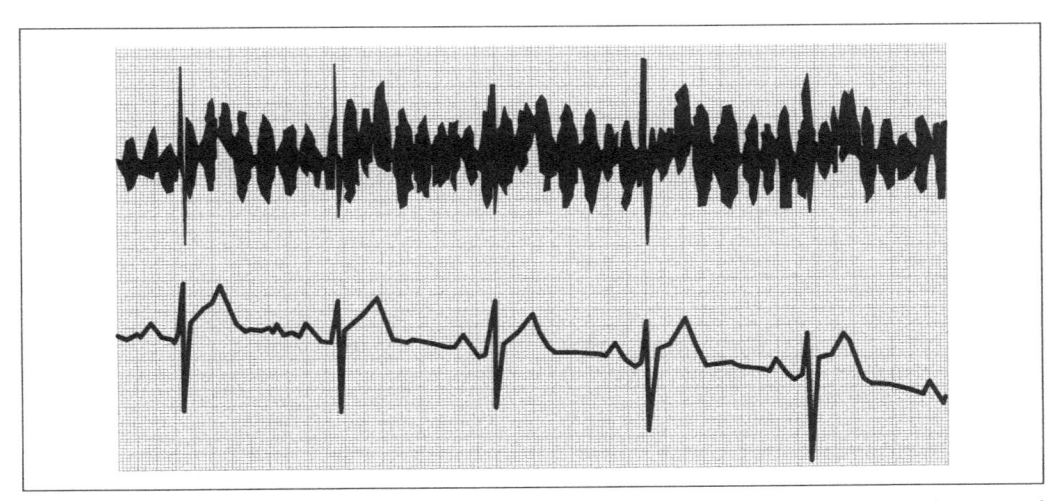

Figura 3.9. Derivação com interferência: percebam que a derivação a seguir mantém um padrão normal e na derivação superior aparecem ondas não reconhecidas = interferência, provável alguma alteração no eletrodo da respectiva derivação.

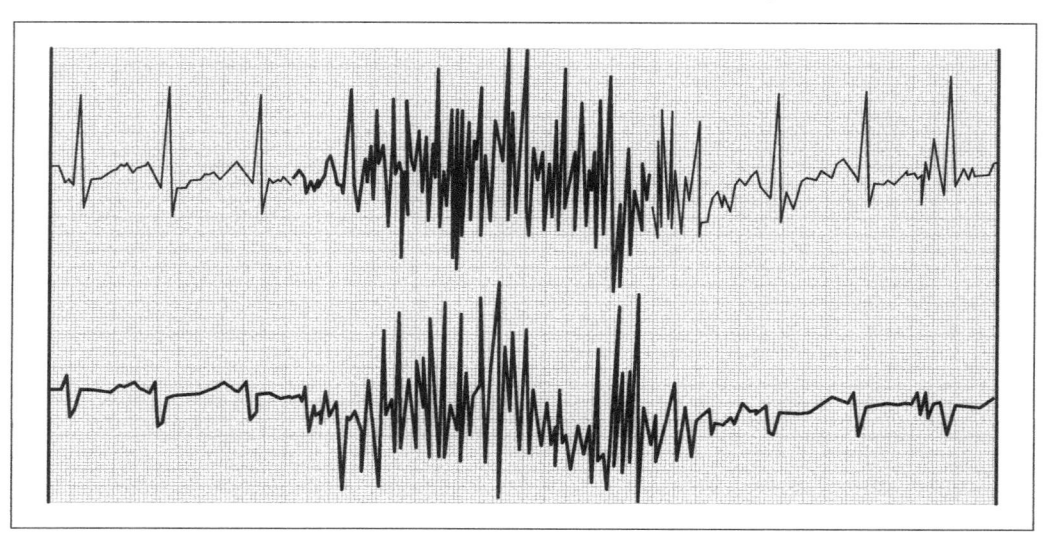

Figura 3.10. Interferência nas duas derivações – problema no eletrodo ou interferência de algum aparelho eletrônico.

✓ **Movimentação do paciente:** durante o exame é importante que o paciente permaneça em repouso, pois se ele interpretar em movimento podem acontecer erros no segmento ST (Figura 3.11).

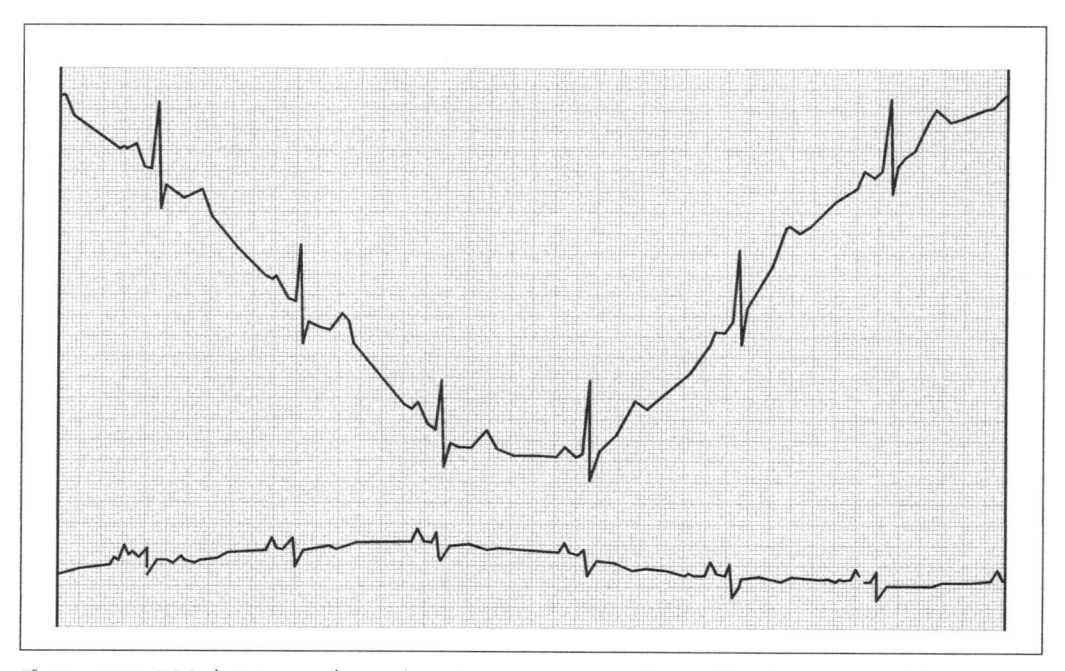

Figura 3.11. ECG demonstrando movimentação, o que impede a análise do segmento ST.

Consolidando o aprendizado

Para o aprendizado do ECG, precisamos seguir os passos do método prático, lembrando que, após esse estudo do exame normal, o leitor saberá facilmente identificar esse exame. A partir desse ponto vamos estudar as doenças e alterações no ECG. As doenças podem ocasionar diversas alterações; por isso é importante correlacionar a doença com a alteração nesse eletro. Aos poucos e ao observar vários exames, o leitor terá a capacidade de correlacionar as alterações com as patologias – o ECG deve ser interpretado no contexto clínico para diminuir a chance de falhas e erros.

Não se esquecer de seguir os passos:

1. Olhar a identificação e o registro do paciente.
2. Calibração do ECG.
3. Lembrar-se das ondas P.
4. Definir o ritmo sinusal.
5. Lembrar-se do complexo QRS.
6. Lembrar-se das ondas T.

Segundo a III Diretriz da Sociedade Brasileira de Cardiologia sobre Análise e Emissão de Laudos Eletrocardiográficos, o laudo pode ser assim feito:

Laudo descritivo:

1. Análise do ritmo e quantificação da frequência cardíaca (FC).
2. Análise da duração, amplitude e morfologia da onda P e duração do intervalo PR.
3. Determinação do eixo elétrico de P, QRS e T.
4. Análise da duração, amplitude e morfologia do QRS.
5. Análise da repolarização ventricular e descrição das alterações do ST-T, QT e U quando presentes.

Laudo conclusivo:

Deve conter a síntese dos diagnósticos.

Para consolidarmos nosso aprendizado e podermos dar o próximo passo (estudo das doenças e alterações no ECG) vamos desenhar o nosso próprio ECG normal nas suas respectivas derivações!

Exercício

Desenhar onda P, QRS e onda T no ECG normal.

Derivação	Onda P	Complexo QRS	Onda T
D1			
D2			
D3			
aVR			
aVL			
aVF			

(Continua)

Derivação	Onda P	Complexo QRS	Onda T
V1			
V2			
V3			
V4			
V5			
V6			

Lembre-se: esse ECG normal vai ser o norte para interpretação e aprendizagem. Fugiu do padrão normal, estaremos diante de alterações que podem ser significativas e estar correlacionadas a patologias. Por isso é importante sempre correlacionar a clínica do paciente com a alteração do ecg encontrada. Na dúvida, volte ao seu ECG normal.

Bibliografia

Greenland P, Alpert JS, Beller GA, Benjamin EJ, Budoff MJ, Fayad ZA et al. American College of Cardiology Foundation; American Heart Association. 2010 ACCF/AHA guideline for assessment of cardiovascular risk in asymptomatic adults: a report of the American College of Cardiology Foundation/American Heart Association Task Force on Practice Guidelines. J Am Coll Cardiol. 2010; 56(25):e50-103.

Pastore CA, Pinho JA, Pinho C, Samesima N, Pereira-Filho HG, Kruse JCL et al. III Diretrizes da Sociedade Brasileira de Cardiologia sobre Análise e Emissão de Laudos Eletrocardiográficos. Arq Bras Cardiol. 2016; 106(4 Supl.1):1-23.

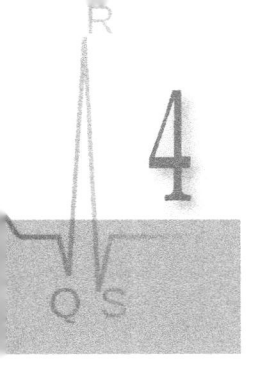

Eletrocardiograma Alterado: Bloqueios de Ramo e Divisionais

Thiago Aragão Leite

O sistema de condução intraventricular se inicia no feixe de His, onde se bifurca em dois ramos (direito e esquerdo), que vão formar a rede de Purkinje na região subendocárdica, ativando o miocárdio ventricular. Apesar da divisão anatômica em dois ramos, é normal considerar a condução ventricular com um sistema trifascicular, pois o ramo esquerdo apresenta duas divisões principais (anterior e posterior) anatomicamente distintas e ativam os ventrículos simultaneamente e de forma rápida, otimizando a condução ventricular. A divisão anterior, por sua vez, se ramifica nos fascículos anterossuperior e anteromedial. A divisão posterior também é conhecida como posteroinferior (Figura 4.1).

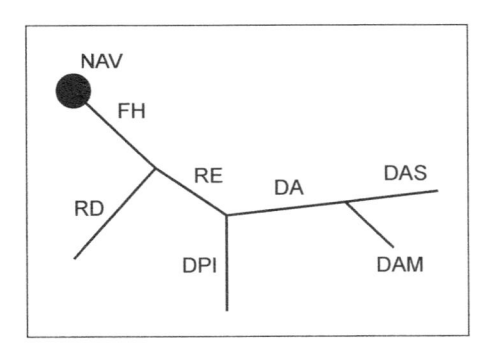

Figura 4.1. Sistema de condução intraventricular: *NAV:* nó atrioventricular; *FH:* feixe de His; *RD:* ramo direito; *RE:* ramo esquerdo; *DA:* divisão anterior; *DAS:* anterossuperior; *DAM:* anteromedial) e *DPI:* posteroinferior).

A denominação bloqueio de ramo indica atraso na condução (e não interrupção completa, como o nome sugere) pelo ramo correspondente, gerando alterações na morfologia e, principalmente, na duração da despolarização ventricular. Essas alterações ocorrem com consequência de alteração anatômica (após infarto agudo do miocárdio ou secundário, hipertrofia ventricular, entre outras causas) ou funcional (nesse caso, ocorre de forma intermitente).

Bloqueio de ramo direito (BRD)

Com o atraso de condução pelo ramo direito, a ativação septal inicial (primeiro vetor) e a ativação inicial da parede livre do VE (segundo vetor) estão normais; porém, a ativação do VD ocorre de forma tardia e lenta, alterando a parte final do complexo QRS (Figura 4.2). No BRD, o eixo elétrico está desviado para a frente (positivo em V1), na direção do VD (Tabela 4.1 e Figura 4.3).

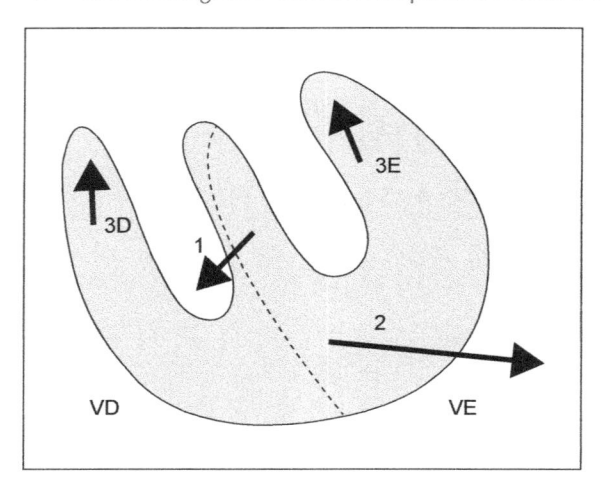

Figura 4.2. Despolarização ventricular representada por 3 vetores: septal (1); parede livre (2) e porções basais direita (3D) e esquerda (3E).

Tabela 4.1. Critérios diagnósticos para o BRD

✓ Duração do complexo QRS ≥ 120 ms.

✓ Desvio do eixo elétrico para a frente.

✓ Morfologia de V1: onda R' alargada e entalhada, geralmente maior do que r inicial (rSR ou rsR') com aspecto semelhante à letra M.

✓ Onda S alargada e espessada nas derivações D1, V5 e V6.

✓ Onda T com direção oposta à deflexão terminal do complexo QRS.

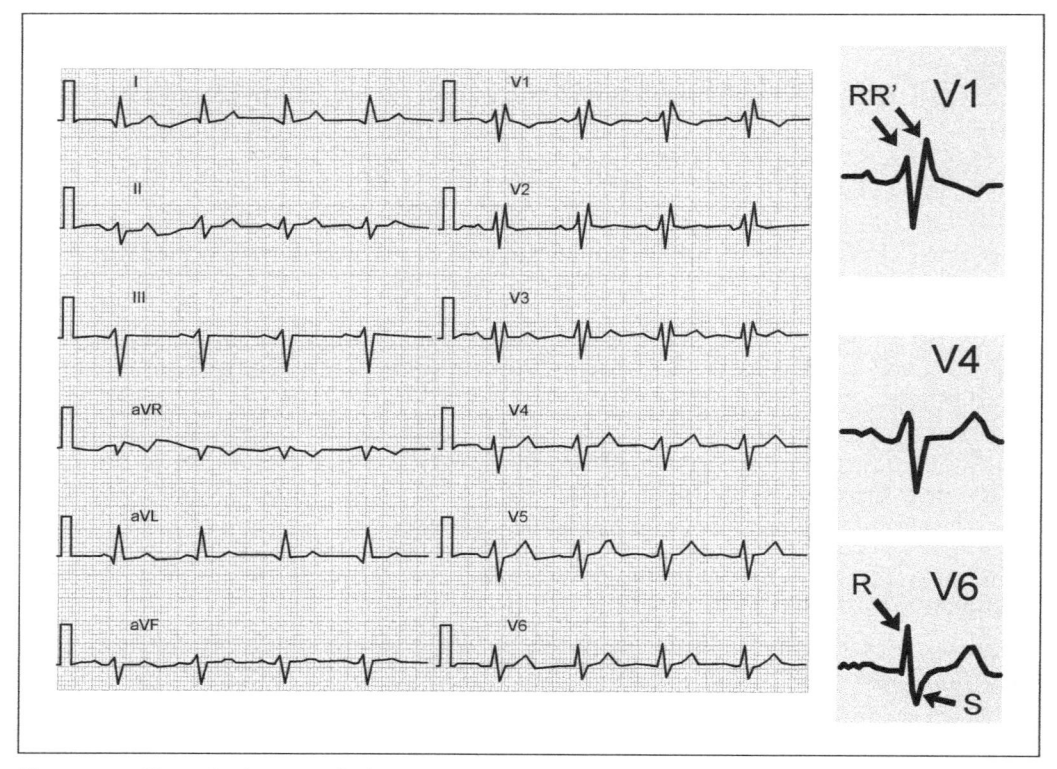

Figura 4.3. Bloqueio de ramo direito.

Distúrbio de condução pelo ramo direito ou atraso final de condução

Quando o eixo elétrico está desviado para a direita e para a frente, mas a duração é inferior a 120 ms, consideramos o achado como atraso final de condução, já denominado com bloqueio incompleto do ramo direito (Figura 4.4).

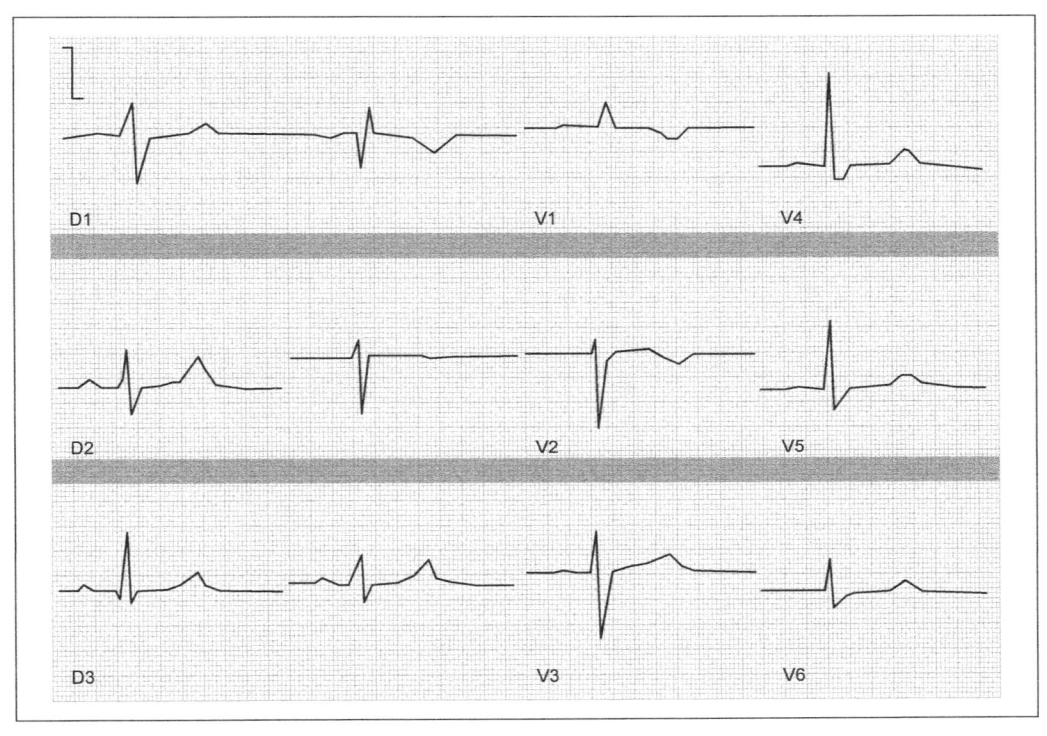

Figura 4.4. Atraso da condução do ramo direito ou distúrbio de condução do ramo direito com morfologia de V1: rsR' e podendo aparecer onda S em D1, aVL, V5 e V6. Mas com QRS < 120 ms.

Bloqueio de ramo esquerdo (BRE)

Na presença de atraso de condução pelo ramo esquerdo, a ativação septal (primeiro vetor) estará invertida. Por isso as ondas Q (nas derivações esquerdas) e R (nas derivações direitas) se reduzem ou desaparecem. O segundo vetor se alonga, pois a despolarização da parede livre do VE está atrasada. O resultado final são ondas monofásicas positivas em derivações esquerdas e negativas nas direitas, e a orientação do QRS se mantém para a esquerda e para trás (Tabela 4.2 e Figura 4.5).

Tabela 4.2. Critérios diagnósticos para o BRE

✓ Duração do complexo QRS ≥ 120 ms.
✓ Orientação normal do QRS (para a esquerda e para trás).
✓ Ondas R alargadas e monofásicas com entalhes e empastamentos em D1, V5 e V6 (aspecto em torre).
✓ Morfologia em V1 tipo rS ou QS.
✓ Podem ocorrer deslocamento do segmento ST e onda T na direção oposta a uma maior deflexão do complexo QRS.

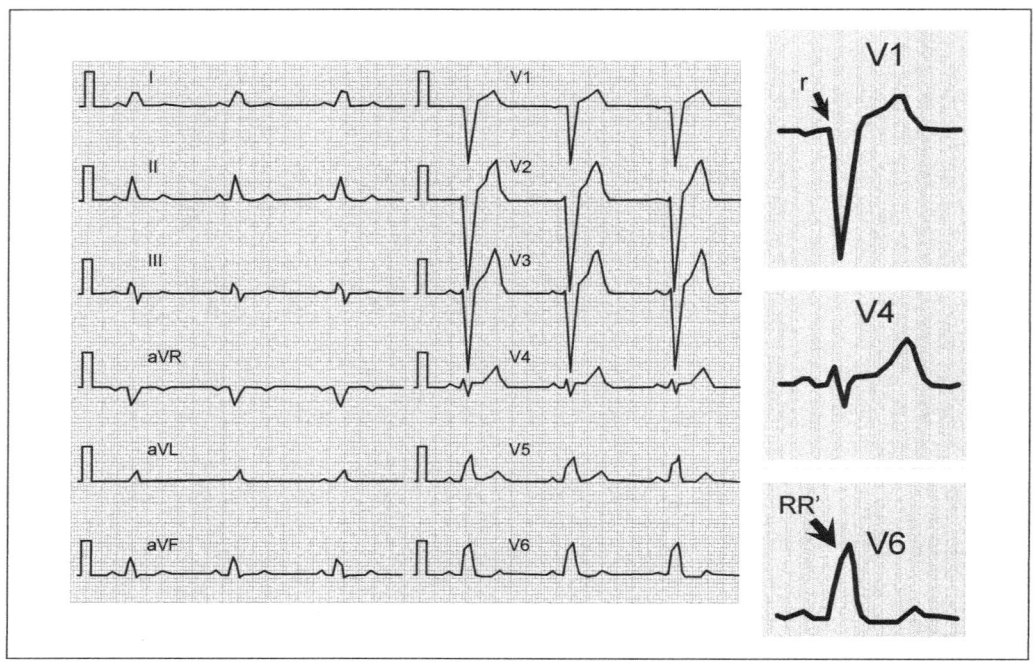

Figura 4.5. Bloqueio de ramo esquerdo.

Bloqueios divisionais

Os atrasos de condução pelos fascículos ou divisões do ramo esquerdo do feixe de His não causam aumento da duração do complexo QRS, mas sim desvios em um dos planos do eixo elétrico, frontal ou horizontal (Figura 4.6). A ativação septal está preservada para as demais divisões. Por isso há sempre ondas r ou s iniciais, ao contrário do que ocorre no BRE.

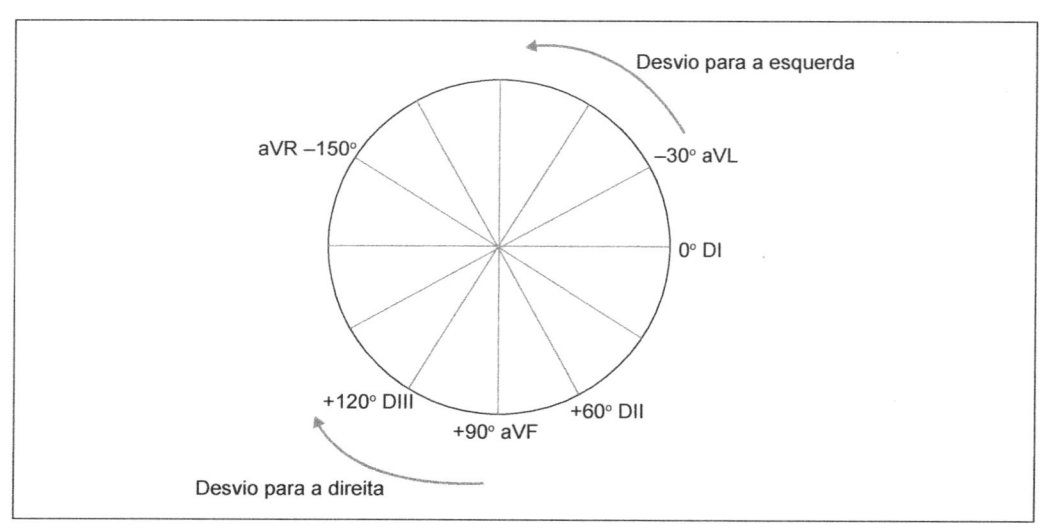

Figura 4.6. O eixo elétrico cardíaco normal no plano frontal se situa entre −30° e 90°. O esquema mostra o desvio do eixo para a esquerda (≥ −30°) e direita (≥ +90°).

Bloqueio divisional anterossuperior (BDAS)

A condução do estímulo elétrico está atrasada na região anterossuperior. Por esse motivo ocorre um desvio do eixo para a esquerda e exageradamente para cima, além de –30°, que pode ser observado no plano frontal. É o mais comum dos bloqueios divisionais. Nas derivações inferiores D2, D3 e aVF, observam-se ondas negativas, com morfologia de rS, com a onda S em D3 maior do que a S em D2 (Tabela 4.3 e Figura 4.7).

Tabela 4.3. Critérios diagnósticos para os bloqueios divisionais

Critérios no ECG	BDAS	BDPI	BDAM
Duração do QRS	≤ 120 ms	≤ 120 ms	≤ 120 ms
Eixo QRS (PF)	≥ – 30°	≥ + 90°	Normal
Morfologia em D1 e aVL	QR	rS	Normal
Morfologia em D2, D3 e aVF	rS (S3 > S2)	qR (R3 > R2)	Normal
Morfologia em V2 e V3	Normal	Normal	qR (R2 > R3)
Expressão do fenômeno elétrico	Plano frontal	Plano frontal	Plano horizontal

BDAS: bloqueio divisional anterossuperior. *BDPI:* bloqueio divisional posteroinferior. *BDAM:* bloqueio divisional anteromedial. *PF:* plano frontal.

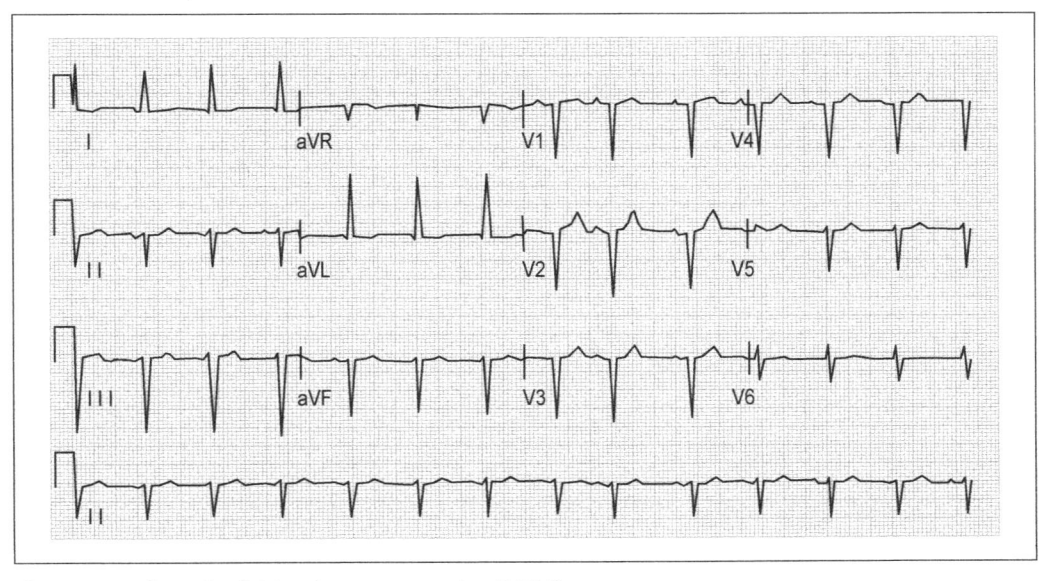

Figura 4.7. Bloqueio divisional anterossuperior (BDAS).

Bloqueio divisional posteroinferior (BDPI)

O BDPI ocorre quando há desvio do eixo elétrico para a direita, além de +90°. Devem-se descartar outras causas de desvio para a direita, como sobrecarga ventricular direita (SVD) e coração em posição vertical em pacientes longilíneos (Tabela 4.4 e Figura 4.8).

Tabela 4.4. Causas de desvio do eixo elétrico

Para a esquerda	Para a direita	Para a frente
IAM de parede inferior	Coração em posição vertical (longilíneos)	IAM de parede posterior/lateral
Síndrome de WPW	SVD	SVD
Marca-passo em VD	IAM de parede lateral	Atraso final de condução
Hipercalemia	Dextrocardia	BRD
CIA	Troca de eletrodos dos membros	Distrofia muscular de Duchenne

IAM: infarto agudo do miocárdio. *WPW:* Wolff-Parkinson-White. *VD:* ventrículo direito. *SVD:* sobrecarga ventricular direita. *CIA:* comunicação interatrial.

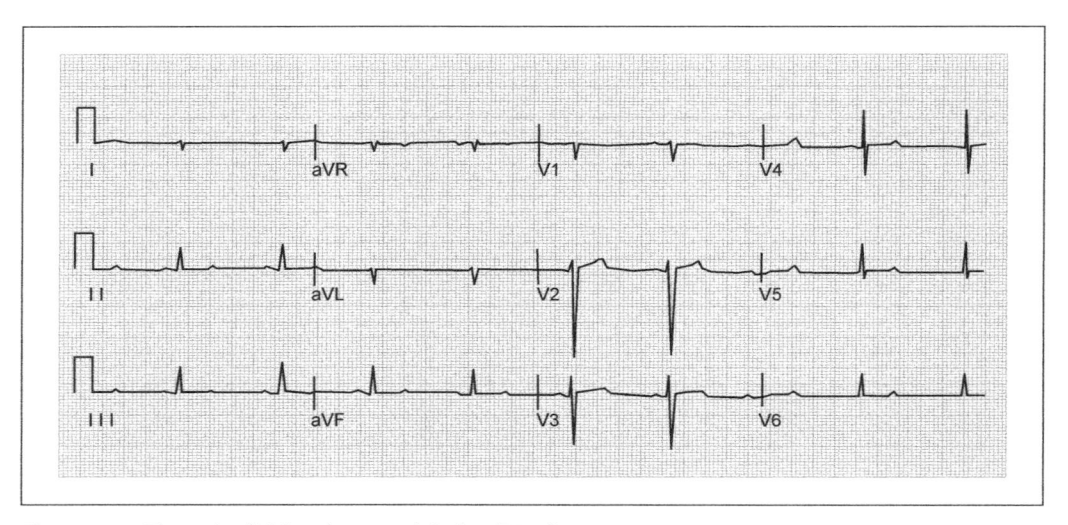

Figura 4.8. Bloqueio divisional posteroinferior (BDPI).

Bloqueio divisional anteromedial (BDAM)

O BDAM ocasiona desvio do eixo elétrico apenas para a frente, ou seja, sem mudança no plano frontal. Apesar de haver evidências eletrocardiográficas de sua existência, não há comprovação anatômica. Assim como no caso do BDPI, outras causas mais comuns de desvio para a frente devem ser avaliadas, como SVD e área inativa dorsal (veja as Tabelas 4.3 e 4.4).

Bloqueios bifasciculares

Os Bloqueios bifasciculares ocorrem quando há associação de distúrbios de condução em duas divisões do feixe de His. Como dito, os bloqueios de ramo causam aumento da duração do complexo QRS, enquanto os bloqueios das divisões do ramo esquerdo causam desvios no eixo elétrico. Portanto, são possíveis as seguintes associações:

- ✓ **BRD + BDPI:** presença de BRD com desvio de eixo para a direita, além de + 90° no plano frontal.
- ✓ **BRD + BDAS:** BRD associado a desvio do eixo elétrico para a esquerda no plano frontal, além de −30° (Figura 4.9).

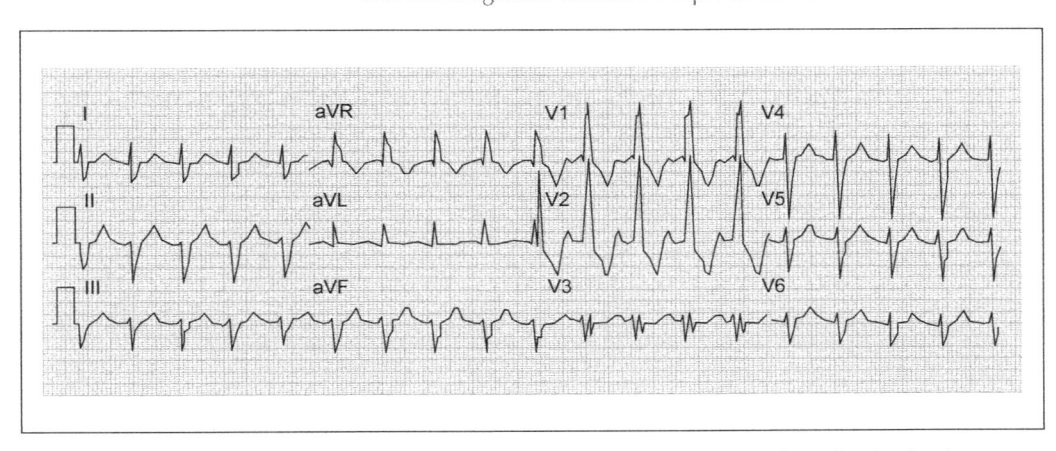

Figura 4.9. BRD + BDAS. QRS alargado, com morfologia de BRD, associado a desvio do eixo para a esquerda e para cima (–60°). (*Fonte:* https://www.ecgmedicaltraining.com/bifascicular-blocks-what-you-need-to-know/.)

- ✓ **BRE + BDAS:** BRE com desvio do eixo exageradamente para a esquerda e para cima, além de –30°, o que representa um comprometimento mais difuso do ramo esquerdo (Figura 4.10).

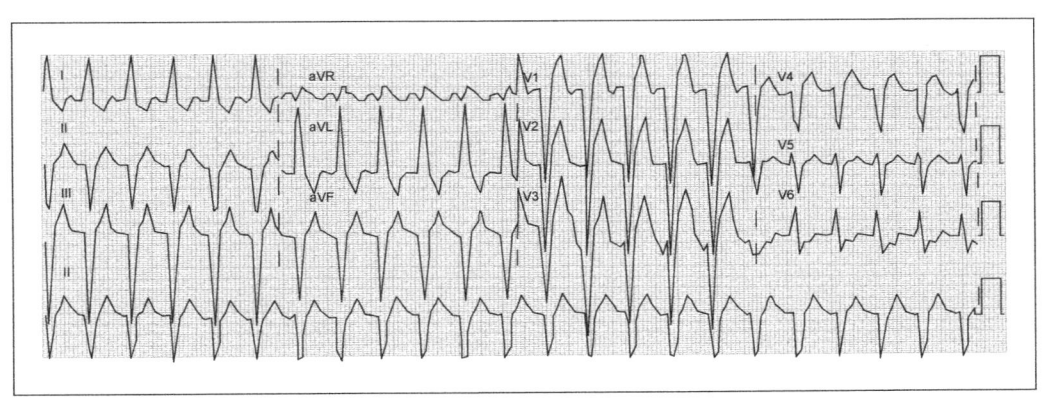

Figura 4.10. BRE + BDAS. QRS alargado, com morfologia de BRE, associado a desvio do eixo para a esquerda e para cima (–45°). (*Fonte:* http://hqmeded-ecg.blogspot.com/2011/07/left-bundle-branch-block-and-left.html.)

Consolidando o aprendizado e entrando na prática

Os bloqueios de ramo e divisões são na maioria achados de exames, mas no contexto de alguma síndrome clínica pode nos direcionar para o diagnóstico etiológicos ou mesmo ser consequência dele:

BRD

Em assintomáticos e sem doença podemos investigar doença de chagas em especial nas áreas endêmicas e epidêmicas.

Nos sintomáticos devemos lembrar que pode nos fazer pensar em patologias que sobrecarregam o lado direito como: tromboembolismo pulmonar, hipertensão pulmonar primaria ou secundária, cor *pulmonale*, displasia arritmogênica de ventrículo direito e cardiopatias congênitas com fluxo esquerda – direita, entre outras.

BRE

Devemos investigar doença miocárdica esquerda como miocardiopatias, coronariopatias e doença hipertensiva.

Bloqueios divisionais

São menos associados a doenças especificas e a investigação deve vir associado com a queixa clinica do paciente.

Bibliografia

Bagliani G, De Ponti R, Gianni C, Padeleti L. The QRS complex: normal activation of the ventricles. Card Electrophysiol Clin. 2017 Sep; 9(3):453-460.

Bhardwaj B, Kapuria D, Shamim S. PR Interval Prolongation in a Patient With Infective Endocarditis Subtle Changes of Serious Complications. JAMA Intern Med. 2016; 176(6):841-843.

Feldman J, Goldwasser GP. Eletrocardiograma: recomendações para sua interpretação. Revista da SOCERJ. 2004; Vol. 17, nº 4.

Friedmann, AA, Grindler, J. ECG: eletrocardiografia básica. 1. ed. São Paulo, SAVIER, 2000.

Ginefra P et al. Distúrbios de condução intraventricular – Parte 1. Revista da SOCERJ. 2005; 18(4).

Mirvis DM, Goldberger AL. Electrocardiography. In: Braunwald E (ed). Heart Disease: A Textbook of Cardiovascular Medicine. 12:114-154. 10th ed. Philadelphia: WB. Saunders, 2015.

Pastore CA, Pinho JA, Pinho C, Samesima N, Pereira-Filho HG, Kruse JCL et al. III Diretrizes da Sociedade Brasileira de Cardiologia sobre Análise e Emissão de Laudos Eletrocardiográficos. Arq Bras Cardiol. 2016; 106(4Supl.1):1-23

Tranchesi J. Eletrocardiograma normal e patológico: Noções de Vetocardiografia. Revisada por Moffa PJ, Sanches PCR. São Paulo: Roca; 2001.

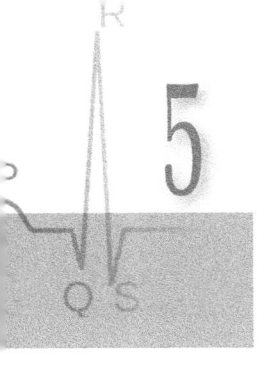

Eletrocardiograma Alterado: Sobrecargas Atrial e Ventricular

Eduardo Martelli Moreira

A sobrecarga se refere às alterações eletrocardiográficas frequentemente associadas a aumento, dilatação ou hipertrofia das câmaras cardíacas. Todavia, fatores como hemodinâmica, frequência cardíaca, tônus autonômico e posição do coração no tórax também podem causar alterações semelhantes.

Sobrecarga atrial direita (SAD)

A SAD é vista principalmente pela análise da onda P. Observam-se principalmente o aumento da amplitude e o desvio de eixo para a direita (Tabela 5.1).

Tabela 5.1. Critérios diagnósticos de sobrecarga atrial direita e esquerda

Sobrecarga atrial direita	Sobrecarga atrial esquerda
Onda P > 1,5 mm em V1 ou V2	Onda P > 120 ms e entalhada (*P mitrale*)
Onda P > 2,5 mm em DII, DIII ou aVF (*P pulmonale*)	Força P – terminal de V1 > 0,04 mm/s
Eixo da onda P > 75 graus	Eixo da onda P < –30 graus

Como o átrio direito é ativado antes que o esquerdo, as alterações de SAD se dão principalmente na parte inicial da onda P. Assim, há aumento na amplitude, enquanto a duração se mantém preservada. Ondas P maiores do que 0,15 mV (1,5 mm) em V1 ou V2, ou maiores do que 0,25 mV (2,5 mm) em DII, DIII ou aVF (conhecida como P *pulmonale*) estão associadas à SAD (Figura 5.1). O desvio de eixo da onda P para direita é visto por uma redução de sua amplitude em DI e negativação em aVL. Caso o eixo seja de + 90 graus, pode até ser isoelétrico em DI (Figura 5.2).

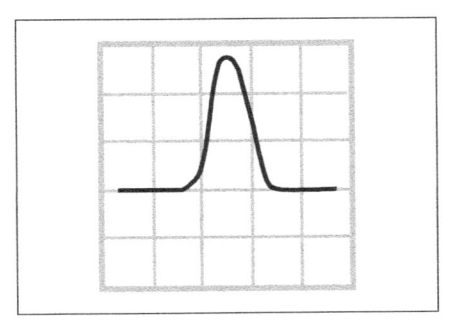

Figura 5.1. Desenho esquemático de onda P *pulmonale*. Notam-se a amplitude aumentada (> 2,5 mm), o aspecto mais pontudo, e a duração preservada.

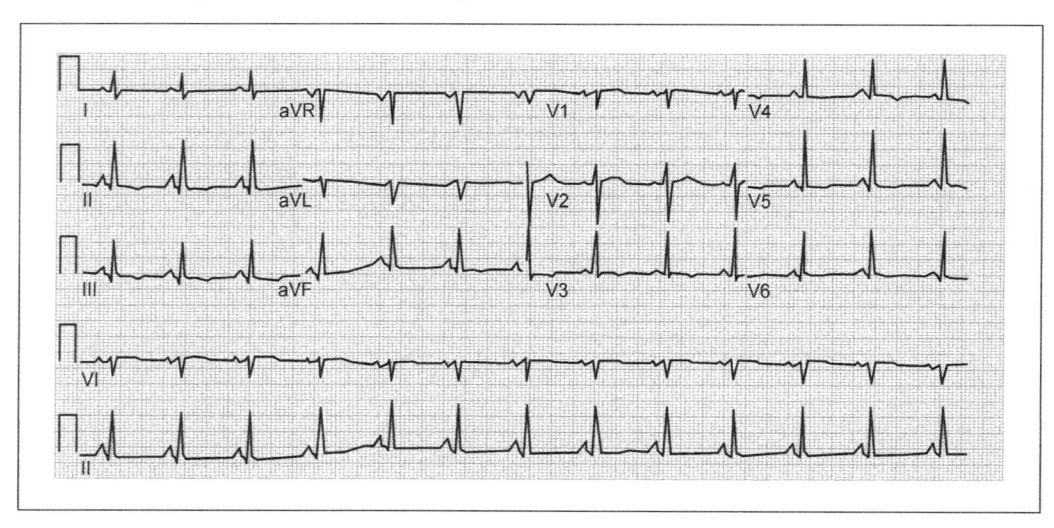

Figura 5.2. Sobrecarga atrial direita (SAD). Presença de aumento de amplitude da onda P em V1, DII, DIII e aVF. A onda P é negativa em aVL, caracterizando também desvio de seu eixo para direita (Reproduzida de: Reed MC, Dhaliwal G, Saint S et al. The Right Angle. N Eng J Med 2011; 364.)

Sobrecarga atrial esquerda (SAE)

Ao contrário da SAD, as alterações relacionadas à SAE ocorrem principalmente na parte final da onda P. Elas consistem de entalhe e prolongamento (> 120 ms), de grande componente negativo em V1, e de desvio do eixo da onda P para a esquerda (Ver a Tabela 5.1 e Figura 5.3).

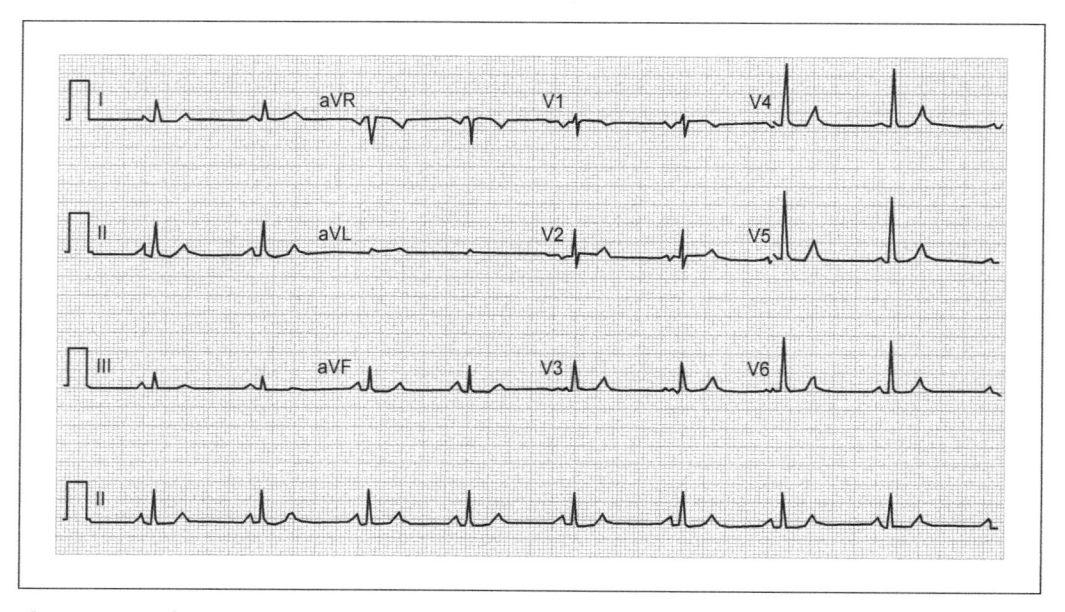

Figura 5.3. Sobrecarga atrial esquerda (SAE). Nota-se importante componente negativo da onda P em V1, bem como o aumento da duração e a presença de entalhe em DI. O eixo da onda P aqui se encontra preservado.

Na SAE, o átrio esquerdo sofre um atraso na sua ativação, levando a certo grau de dissociação entre ele e o átrio direito. No ECG, isso é visto pelo aumento da duração (> 120 ms) e na presença de entalhe na onda P. Esse padrão recebe o nome de *P mitrale*, devido a sua associação à valvopatia mitral grave, e é visto principalmente em DI, DII e nas derivações precordiais esquerdas (Figura 5.4).

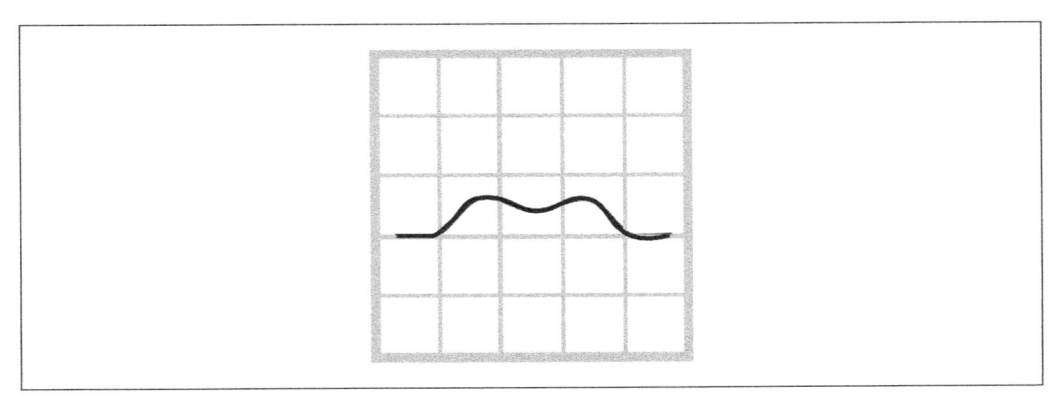

Figura 5.4. Desenho esquemático de uma onda P com padrão *P mitrale*. Há presença de aumento na duração (120 ms) e de um entalhe. O primeiro pico corresponde à ativação atrial direita, e o segundo, à esquerda.

Em ECGs normais é possível encontrar ondas P bifásicas (com componentes positivo e negativo) em V1. Na presença de SAE esse componente negativo, chamado de força P-terminal, é exacerbado para mais de 0,04 mm/s. Essa alteração recebe o nome de sinal de Morris. Na prática, basta que a porção negativa da onda ocupe um espaço maior do que 1 quadradinho (1 mm × 0,04 s) para que o critério seja preenchido (Figura 5.5).

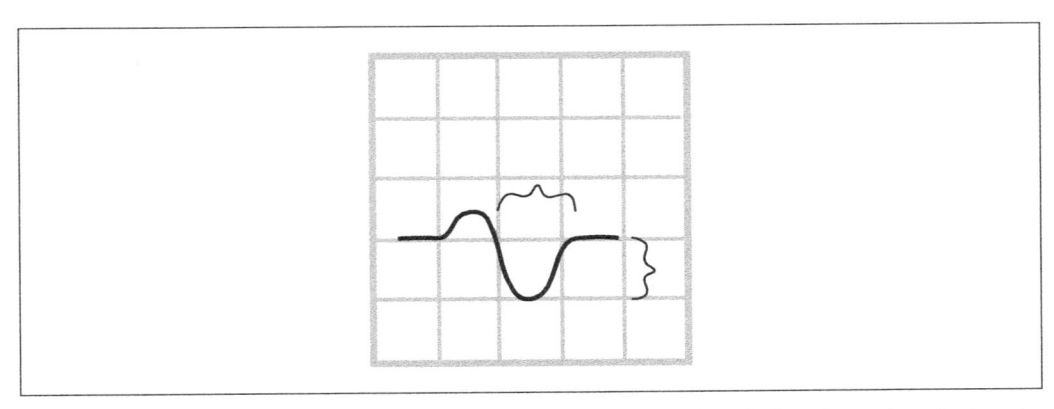

Figura 5.5. Desenho esquemático do cálculo da força P-terminal. Ela é dada pelo produto da duração e da amplitude do componente negativo da onda P, indicados pelas chaves no esquema. Nesse caso, ela tem o valor aproximado de 0,04 mm/s.

Assim como a SAD, a SAE pode alterar o eixo da onda P. Todavia, enquanto na SAD o desvio é para a direita, na SAE o desvio é para a esquerda e para menos de −30 graus. Os sinais resultantes são deflexão terminal positiva em aVL e negativa em aVF e DIII.

Sobrecarga biatrial

É possível que ocorra sobrecarga biatrial. Nesses casos, a onda P mostrará tanto sinais de SAE como de SAD (Figura 5.6). Por exemplo, uma onda bifásica em V1 em que o componente positivo é maior que 1,5 mm e a força P-terminal é maior do que 0,04 mm/s ou um aumento tanto em amplitude (SAD) quanto em duração (SAE).

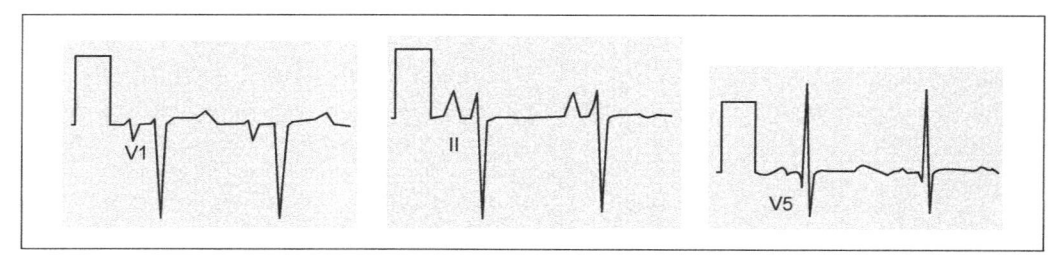

Figura 5.6. Sobrecarga biatrial. A sobrecarga biatrial nesse ECG é dada pela presença concomitante de aumento na força P-terminal em V1, aumento da amplitude em DII e entalhe em V5. (Reproduzida de: Mann DL, Zipes D, Libby P et al. Braunwald's Heart Disease: A Textbook of Cardiovascular Medicine. Philadelphia: Elsevier/Saunders; 2015.)

Sobrecarga ventricular direita (SVD)

O padrão típico da SVD é de um desvio de eixo do QRS para a direita e para a frente (Figura 5.7). A anteriorização do eixo é dada pela presença de grandes ondas R em V1 e V2, e ondas S profundas em V5 e V6 (usualmente, observa-se o oposto). Ainda pode existir um alargamento na duração do QRS, em virtude do atraso na despolarização da parede livre hipertrofiada do VD. Outro padrão encontrado é o chamado $S_1S_2S_3$, em razão da presença de ondas S em DI, DII e DIII.

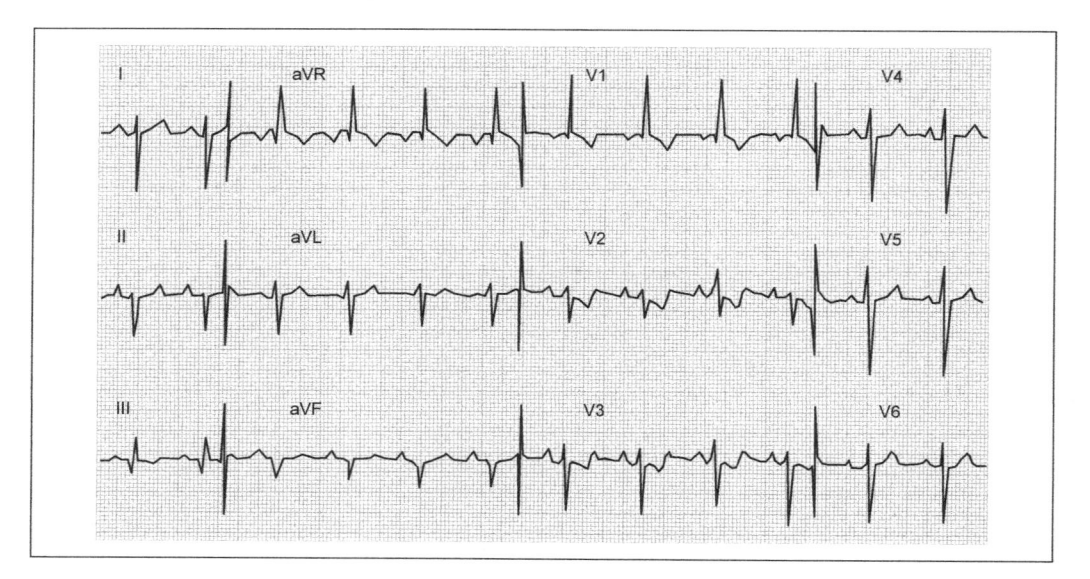

Figura 5.7. Sobrecarga ventricular direita (SVD). Percebe-se anteriorização do eixo do QRS com proeminência das ondas R em V1 e ondas S em V6. O aumento da amplitude das ondas P nas derivações inferiores sugere também sobrecarga atrial direita. (Reproduzida de: Mann DL, Zipes D, Libby P et al. Braunwald's Heart Disease: A Textbook of Cardiovascular Medicine. Philadelphia: Elsevier/Saunders; 2015.)

São necessários graus consideráveis de hipertrofia para existir repercussão eletrocardiográfica, simplesmente em razão da preponderância da massa do ventrículo esquerdo. Assim, a capacidade do ECG em detectar hipertrofia ventricular direita é limitada.

Sobrecarga ventricular esquerda (SVE)

As SVE são manifestações eletrocardiográficas da hipertrofia concêntrica e excêntrica do ventrículo esquerdo. Não é possível distinguir uma da outra somente pelo ECG. O diagnóstico de SVE é feito essencialmente pelo aumento de voltagem do QRS, corroborado por alterações secundárias (Figura 5.8).

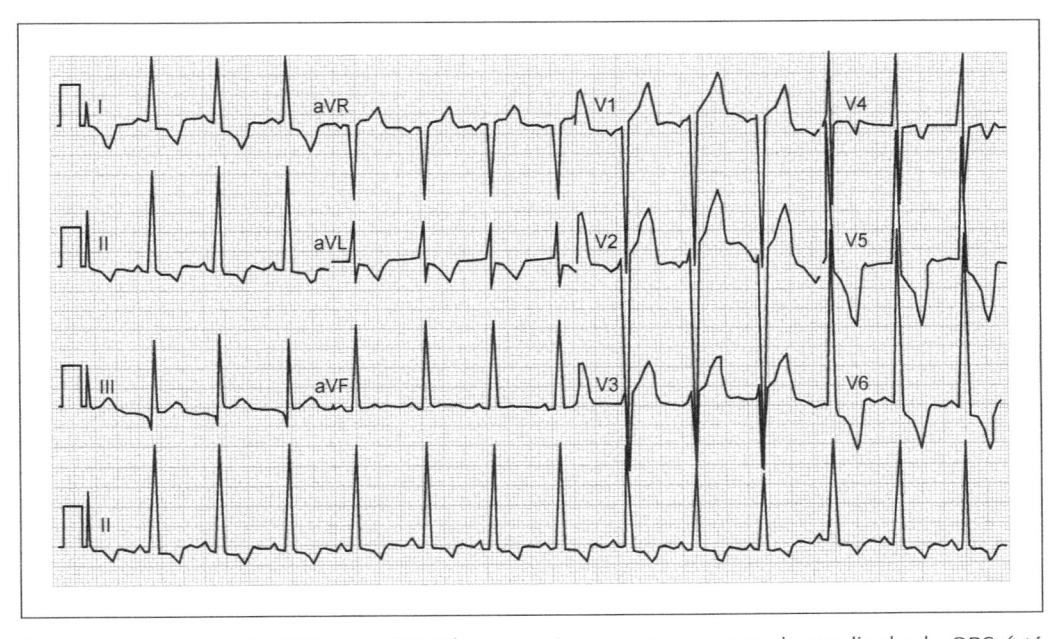

Figura 5.8. Exemplo de ECG com SVE. Observa-se importante aumento da amplitude do QRS (até ultrapassando os limites da imagem em V4). SVE presente pelos critérios de Sokolow-Lyon (cerca 80 mm), Cornell (cerca de 28 mm) e Romhilt-Estes (9 pontos). Observa-se também padrão *strain* principalmente em D1, D2, aVL, V5 e V6, com alterações recíprocas em V1 e V2. Presente também o sinal de Morris de sobrecarga atrial esquerda em V1.

Vários critérios de voltagem foram propostos, sendo os mais usados na prática clínica os de Sokolow-Lyon e de Cornell. O de Sokolow-Lyon, criado em 1949, é positivo caso a somatória da onda S em V1 com a onda R de V5 ou V6 seja superior a 3,5 mV (35 mm). O de Cornell é a somatória de S de V3 e R de aVL maior do que 2,8 mV (28 mm) nos homens, e 2,0 mV (20 mm) nas mulheres. Menos usado, mas também conhecido é o escore de Romhilt-Estes. Proposto em 1968 e com base em autópsias, ele avalia o ECG quanto à presença de *strain*, envolvimento do átrio esquerdo, e amplitude, eixo, duração e morfologia do QRS (Tabela 5.2). Em geral, esses escores apresentam baixa sensibilidade (cerca de 30% a 50%) e alta especificidade (mais do que 90%). Na prática clínica é comum a aplicação de mais de um escore durante a avaliação do ECG.

Tabela 5.2. Critérios de Romhilt-Estes para diagnóstico de sobrecarga ventricular esquerda (SVE)

Critérios	Pontos
Amplitude, quaisquer um dos seguintes:	3
Maior R ou S em derivações periféricas ≥ 20 mm	
S em V1 ou V2 ≥ 30 mm	
R em V5 ou V6 ≥ 30 mm	
Padrão *strain*	
Sem uso de digital	3
Com uso de digital	1
Sobrecarga atrial esquerda (força P-terminal > 0,04 mm/s)	2
Desvio de eixo para a esquerda de pelo menos – 30 graus	2
QRS ≥ 90 ms	1
Duração do início do QRS até o pico da onda R em V5 e V6 ≥ 50 ms	1
SVE provável: 4 pontos SVE presente: 5 ou mais pontos	

Das outras alterações eletrocardiográficas associadas à SVE destacam-se o padrão *strain*, o alargamento do QRS e a presença de SAE concomitante. O *strain* consiste em depressão do segmento ST e inversão assimétrica da onda T nas derivações precordiais esquerdas. Alterações recíprocas (supradesnivelamento do segmento ST e onda T grande) podem estar presentes nas derivações precordiais direitas e nas derivações periféricas em que o QRS é negativo. Cuidado especial é necessário para não confundir esses achados com as alterações primárias de repolarização presentes em casos de isquemia miocárdica. O aumento da massa ventricular e a presença de fibrose levam ao aumento na duração e ao desvio de eixo para a esquerda do QRS, e também aos outros sinais de SVE. A SAE frequentemente se associa à SVE, de forma que é usada para auxiliar no diagnóstico.

Sobrecarga biventricular

Ao contrário da sobrecarga biatrial, a sobrecarga biventricular não é uma mescla simples dos achados de SVD e SVE. A sobrecarga de uma câmara muitas vezes mascara e esconde os achados da outra, podendo até resultar em um ECG normal. Um padrão comum é o chamado de Katz-Wachtel, caracterizado por ondas R nas derivações precordiais direitas e esquerdas, e QRS grandes e bifásicos em V2 a V5. Esse padrão é frequente em pacientes com defeito de septo ventricular (Figura 5.9).

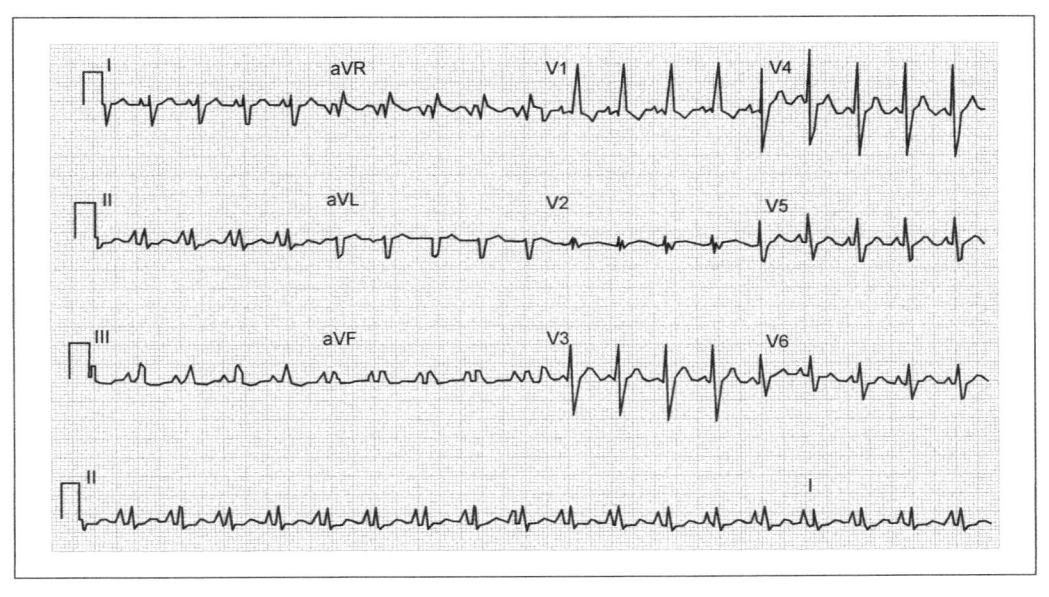

Figura 5.9. Sobrecarga biatrial e biventricular. O aumento da amplitude da onda P em V1 (> 1,5 mm), a presença de onda P *pulmonale* em D2, D3 e aVF, e negativação em aVL (caracterizando desvio de eixo da onda P para a direita) são próprias da SAD. A SAE é manifestada pelo sinal de Morris em V1. Sobrecarga biventricular está presente pelo padrão de Katz-Wachtel com ondas R em V1 e V6 e complexos QRS bifásicos grandes em V3 e V4.

Consolidando o aprendizado e entrando na prática

As sobrecargas atriais e ventriculares são na maioria achados patológicos secundários a determinadas etiologias. E a síndrome clinica do paciente vai variar de acordo com essa etiologia mas no geral o quadro clínico sindrômico mais provável é a insuficiência cardíaca (IC) nos estágios mais avançados.

SAD

A sobrecarga atrial direita vai aparecer em situações de acometimento da válvula tricúspide primária ou secundária a problemas do ventrículo direito. Aqui a síndrome clinica mais compatível é IC a direita com turgência jugular, ascite e edema de membros inferiores. Exemplos: estenose mitral, doenças pulmonares e hipertensão pulmonar primária e secundária, comunicação intra-atrial, entre outras.

SAE

A sobrecarga de átrio esquerdo reflete alterações no ventrículo esquerdo ou válvula mitral. A síndrome clinica de IC com importante comprometimento pulmonar (congestão). Exemplos: miocardiopatias com disfunção do ventrículo esquerdo, doença valvar mitral, entre outras.

SVD

Na sobrecarga de ventrículo direito devemos pensar nas doenças da direita e a apresentação clinica é de IC sem congestão pulmonar. Exemplos: tromboembolismo pulmonar, hipertensão pulmonar primaria ou secundária, cor *pulmonale*, displasia arritmogênica de ventrículo direito e cardiopatias congênitas com fluxo esquerda-direita, entre outras.

SVE

Na sobrecarga de ventrículo Esquerdo devemos pensar nas doenças da esquerda e a apresentação clinica é de IC com congestão pulmonar/ortopneia. Exemplos: miocardiopatias com disfunção do ventrículo esquerdo, valvopatias esquerdas, hipertensão mal controlada, entre outras.

Bibliografia

Hancock EW, Deal BJ, Mirvis DM et al. AHA/ACC/HRS Recommendations for the Standardization and Interpretation of the Electrocardiogram Part V: Electrocardiogram Changes Associated with Cardiac Chamber Hypertrophy. Circulation. 2009; 119:e251-e261.

Mann DL, Zipes D, Libby P et al. Braunwald's Heart Disease: A Textbook of Cardiovascular Medicine. Philadelphia: Elsevier/Saunders, 2015.

Pastore CA, Pinho JA, Pinho C et al. III Diretrizes da Sociedade Brasileira de Cardiologia sobre Análise e Emissão de Laudos Eletrocardiográficos. Arq Bras Cardiol. 2016; 106(4).

Reed MC, Dhaliwal G, Saint S et al. The Right Angle. N Eng J Med. 2011; 364.

Romhilt DW, Estes Jr EH. A point-score system for the ECG diagnosis of left ventricular hypertrophy. Am Heart J. 1968; 75(6):752-8.

Surawicz B, Knilans TK. Chou's Electrocardiography in Clinical Practice. Philadelphia: Saunders Servier; 2008.

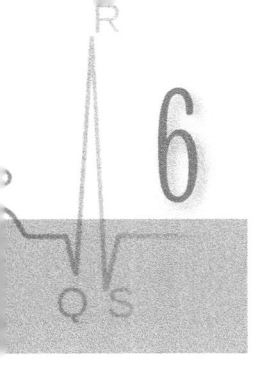

Eletrocardiograma Alterado: Isquemia, Lesão e Necrose

Gabriel Cesar Romanini de Paula • Alyne Borba

O eletrocardiograma (ECG) é um exame rápido e prático no diagnóstico, prognóstico e decisão terapêutica nas síndromes coronarianas agudas (SCA), especialmente no contexto de um infarto agudo do miocárdio (IAM). Ele permite a caracterização e classificação dos pacientes (SCA de alto, médio e baixo riscos), classificação diagnóstica (IAM com supra e SCA sem supradesnivelamento), direcionamento terapêutico (trombólise/angioplastia primária *vs.* tratamento conservador inicial), correlacionamento com dados cineangiocoronariográficos, avaliação de prognóstico/evolução e avaliação de diagnósticos diferenciais. A despeito de todos esses dados, apenas 50% dos diagnósticos de SCA se apresentam com alterações clássicas. No entanto, é importante frisar que o ECG inicial em até 18% dos casos é absolutamente normal e em outros 25% ele evidencia alterações inespecíficas ou não diagnostica. Para aumentar a sensibilidade diagnostica devemos seriar o ECG e avaliar derivações acessórias.

O diagnóstico do IAM se baseia em três critérios:

✓ Quadro clínico sugestivo de isquemia em paciente portador de fatores de risco para doença arterial coronariana;

✓ Eletrocardiograma com alterações indicativas de isquemia, lesão ou necrose do miocárdio;

✓ Elevação dos níveis sanguíneos de marcadores de necrose miocárdica, como troponina e CK-MB.

✓ No caso de se encontrarem dois entre os três critérios citados, diagnostica-se o IAM.

A oclusão coronariana parcial ou total por aterotrombose produz alterações eletrocardiográficas que, na maior parte das vezes, se correlacionam com a gravidade e reversibilidade das alterações anatomopatológicas do miocárdio lesado. Essas alterações surgem em três estágios de comprometimento crescente e progressivo, identificadas, temporal e estruturalmente, como isquemia, lesão e necrose. Os achados eletrocardiográficos da isquemia e da lesão miocárdica se relacionam com alterações reversíveis dos miócitos cardíacos, enquanto a necrose demonstra comprometimento irreversível dessas células.

Estudemos agora individualmente as fases sequenciais de isquemia, lesão e necrose.

Isquemia

A parede ventricular pode ser dividida teoricamente em duas metades: a camada interna (subendocárdica) e a externa (subepicárdica).

É considerada a alteração mais precoce no ECG nas síndromes isquêmicas agudas. Já se mostra presente com até menos de 2 minutos do início da isquemia miocárdica, envolvendo alterações de onda T em sua forma (simetria, estreitamento de base e pico pontiagudo), amplitude (aumento) e direção.

Mesmo com contato da parede do ventricular com o sangue circulante no coração, o ventrículo é nutrido pela corrente desse sangue pelas coronárias preenchidas no momento da diástole ventricular, sendo o coração irrigado a partir do epicárdio em direção ao endocárdio (de fora para dentro). Assim, a região subendocárdica é mais vulnerável à isquemia por estar mais distante do suprimento sanguíneo e mais próxima das grandes pressões intracavitárias. Portanto, a isquemia subendocárdica é mais precoce.

Importante salientar que a duração da isquemia é fator determinante para a magnitude de efeitos estruturais no miocárdio representados no ECG. Segue a lógica de tempos a seguir:

✓ **< 2 minutos:** isquemia miocárdica sem atordoamento miocárdico.

✓ **2 a 20 minutos:** isquemia miocárdica com atordoamento miocárdico.

✓ **> 20 minutos:** infarto do miocárdio.

✓ **Havendo redução lenta e gradual do fluxo sanguíneo:** miocárdio hibernante.

Isquemia subendocárdica

Alterações primárias da repolarização ventricular sugestivas de isquemia subendocárdica: onda T positivista, simétrica e pontiaguda (apiculada), conforme parede envolvida. Importante diferenciar das alterações secundárias a hipercalemia (Figura 6.1).

Isquemia subepicárdica

Alterações primárias da repolarização ventricular sugestivas de isquemia subepicárdica: onda T negativa, simétrica e pontiaguda, conforme parede envolvida. Diferenciar de alterações secundárias da repolarização decorrentes de sobrecarga ventricular esquerda, bloqueios de ramo, ondas T "cerebrais", etc. (Figura 6.2).

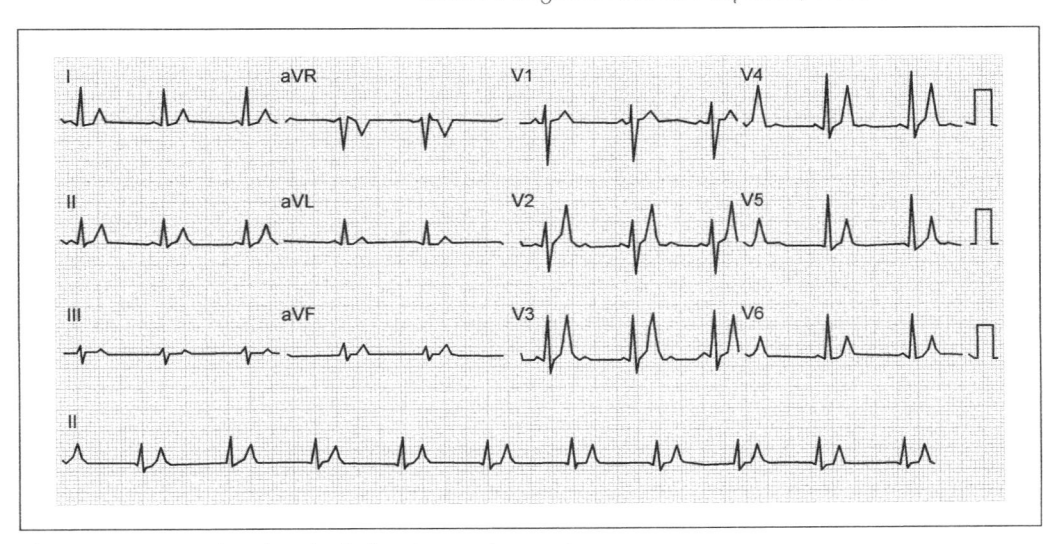

Figura 6.1. Isquemia subendocárdica de parede anterior.

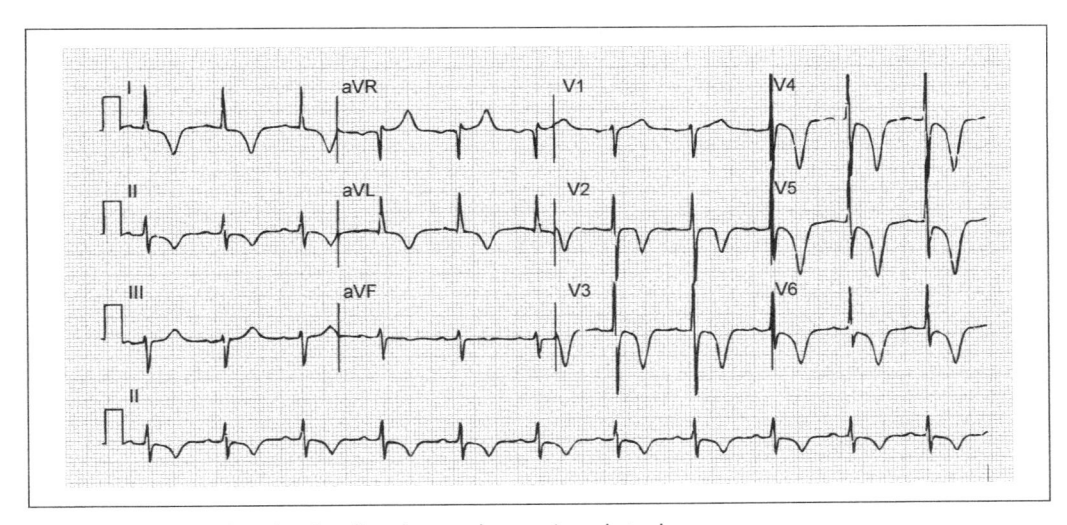

Figura 6.2. Isquemia subepicárdica de parede anterior e lateral.

Lesão (corrente de lesão)

A lesão representa a progressão e o comprometimento isquêmico do miocárdio com agravamento da insuficiência coronariana, criando um gradiente de voltagem entre áreas normais e isquêmicas, que levará ao surgimento do desnível e modificação do segmento ST.

Corrente de lesão subendocárdica

Infradesnivelamento do segmento ST (horizontal ou descendente) ≥ 1 mm (≥ 0,5 mm pode ser considerado) no ponto J em relação à linha de base, em pelo menos duas derivações contíguas, como manifestação de síndrome coronariana sem supradesnivelamento do segmento ST.

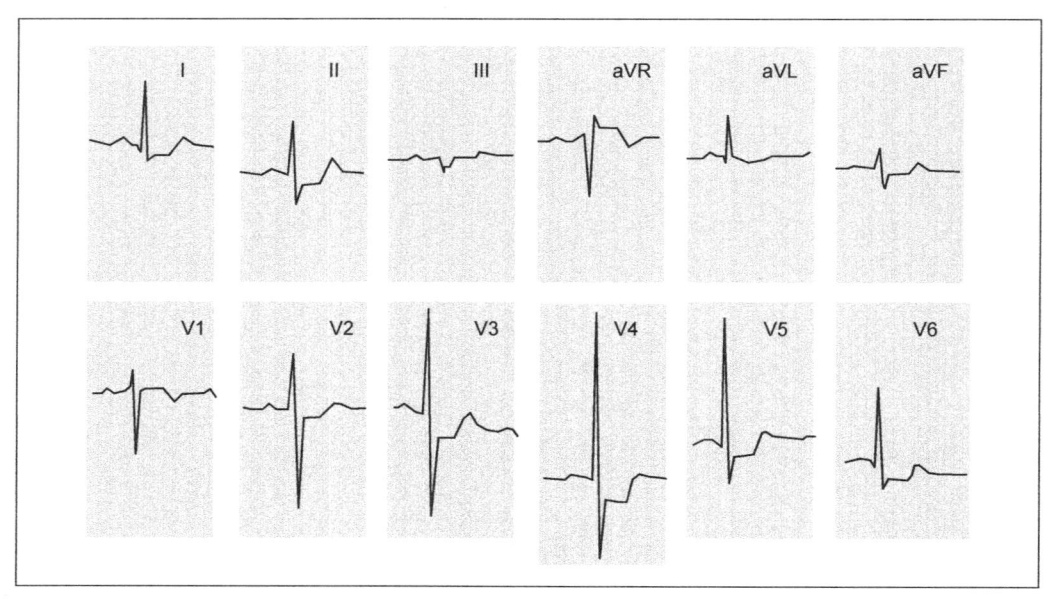

Figura 6.3. Infradesnivelamento do segmento ST nas derivações V3, V4, V5 e V6 compatível com isquemia subendocárdica.

Corrente de lesão subepicárdica

O supradesnivelamento do ponto J e do segmento ST, além de 1 mm em pelo menos duas derivações contíguas, manifestação do infarto com supradesnivelamento do segmento ST, em alguns casos pode gerar deformações no complexo QRS associado ao segmento ST supradesnivelado, chamadas de bloqueio de lesão. As derivações V2 e V3 são analisadas diferente: homens abaixo de 40 anos supra ST ≥ 2,5 mm; homens ≥ 40 anos supra ST ≥ 2,0 mm; mulheres independente da idade supra ST ≥ 1,5 mm. A persistência crônica do supradesnivelamento é indicativa de área discinética/disfunção completa segmentar da área infartada (formação de aneurisma) (Figura 6.4).

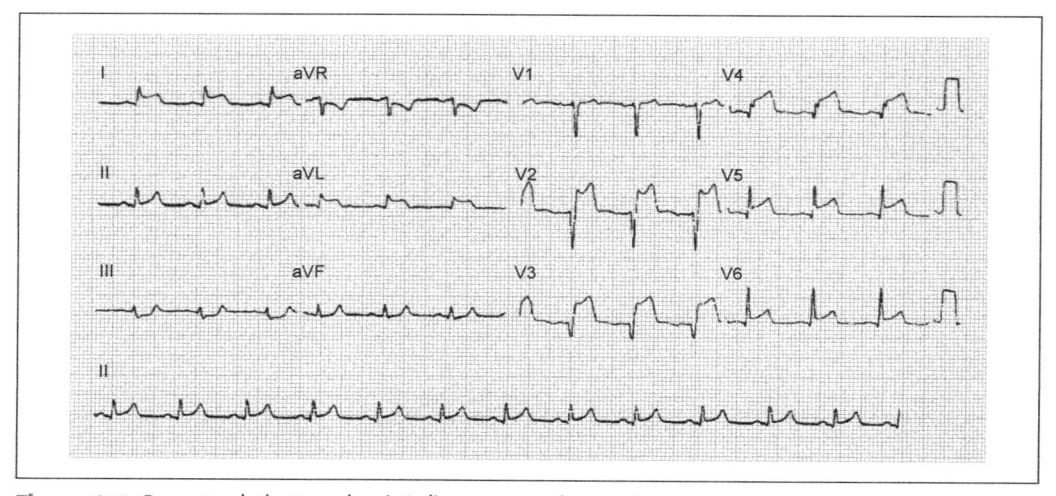

Figura 6.4. Corrente de lesão subepicárdica em parede anterior extensa.

Necrose

Na necrose, o miócito não pode ser mais ativado, gerando no ECG as ondas Q patológicas ou a diminuição das deflexões positivas normais. Essas ondas Q têm duração ≥ 40 ms e amplitude superior a 25% da onda R do respectivo complexo.

Pode se apresentar, dessa forma, com diferentes padrões eletrocardiográficos como os listados:

✓ Complexos QS: quando acompanhados de alterações do segmento ST e da onda T, constituindo o achado mais fidedigno da necrose miocárdica (Figura 6.5).

✓ Complexos QR ou Qr.

✓ Perda da deflexão positiva nas derivações que habitualmente se iniciam pela onda R.

✓ Ondas R amplas nas precordiais direitas – reflexo de necrose de parede dorsal.

✓ Diminuição da amplitude da onda R.

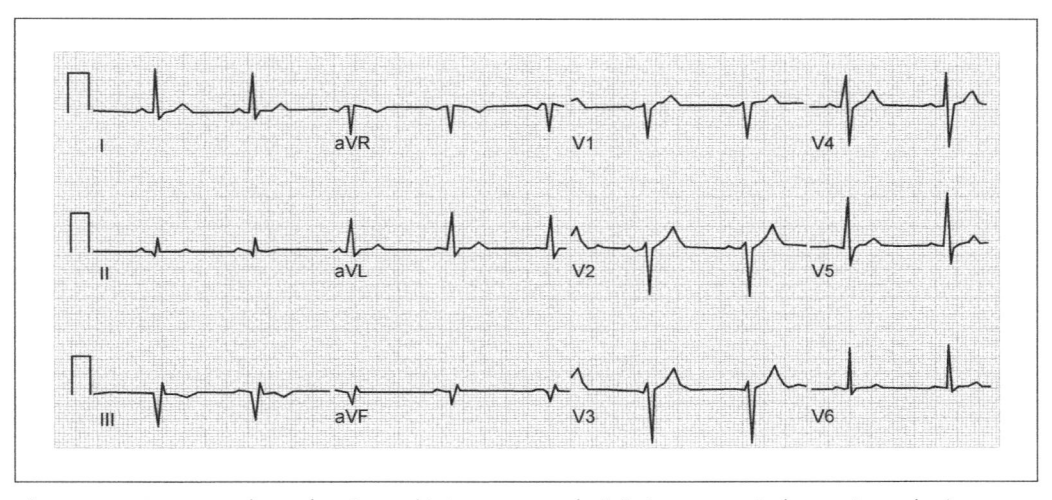

Figura 6.5. Presença de ondas Q patológica em parede inferior compatível com área eletricamente inativa inferior (infarto antigo).

Ao se finalizar o conceito de isquemia, lesão e necrose, apenas cabe um adendo da evolução eletrocardiográfica frente ao infarto agudo transmural do miocárdio. A partir da Figura 6.6 podemos ver a seguir a alteração eletrocardiográfica do dano na parede acometida de acordo com o tempo de duração da isquemia:

i. **Fase hiperaguda (< 30 min):** presença de ondas T altas, apiculadas, simétricas e com base larga, que corresponde à isquemia da região subendocárdica, a camada mais vulnerável do miocárdio ventricular.

ii. **Fase aguda (a partir de 30 min):** curto período de envolvimento subendocárdico, o processo isquêmico persistente gera um envolvimento até a parede ventricular (lesão transmural) que se reflete por um padrão de elevação do segmento ST. A onda Q patológica começa a se esboçar com o início da necrose, que avança do endocárdio ao epicárdio.

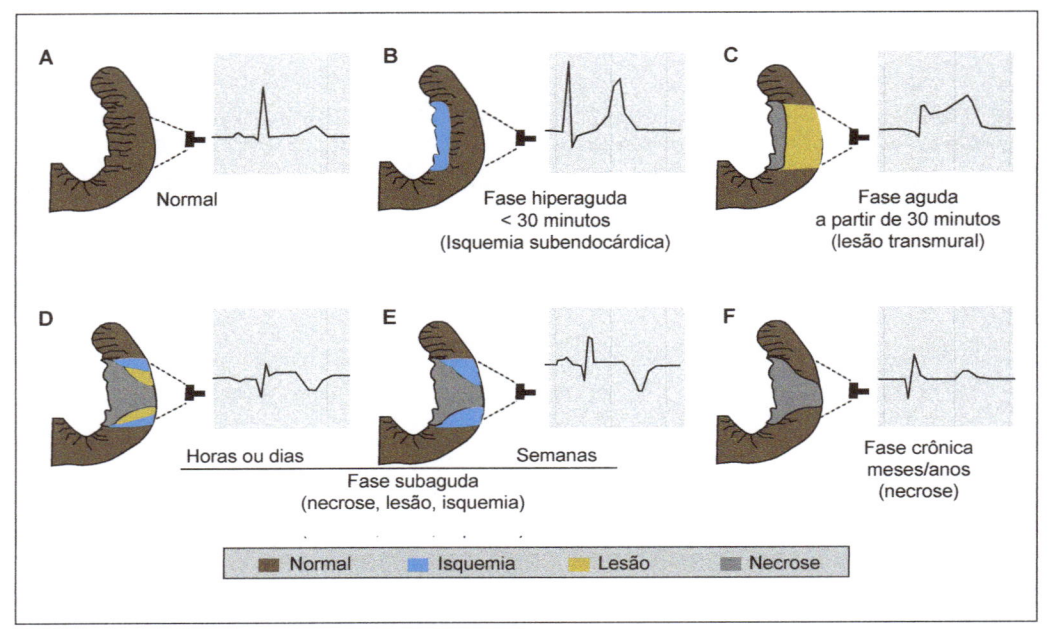

Figura 6.6. Fases das alterações eletrocardiográficas do IAM.

iii. **Fase subaguda ou recente (horas a semanas):** ocorre horas ou dias após o início do IM e é reconhecida pelo aparecimento de ondas T negativas nas derivações que previamente mostravam elevação de ST. As ondas Q de necrose se tornam nítidas e o supradesnivelamento do segmento ST vai se atenuando até desaparecer.

iv. **Fase crônica ou antiga (meses/anos):** predomínio da necrose (ondas Q anormais); o segmento ST se situa na linha de base, e a onda T tende a se normalizar ou permanece alterada (isoelétrica ou invertida).

Outras causas de supradesnivelamento do segmento ST

Na maioria das vezes, a síndrome coronariana aguda com supradesnivelamento do segmento ST é causada por aterosclerose coronariana e evolui para infarto com ondas Q de necrose. Raramente o supradesnivelamento pode regredir após administração de vasodilatadores sublinguais, e o ECG se normaliza. Essa eventualidade é causada por vasoespasmo de artéria coronária, que pode ser demonstrado pela coronariografia e é denominado síndrome de Prinzmetal.

Outra condição patológica – a pericardite – também cursa com o supradesnivelamento do segmento ST. O ST supradesnível pode ainda ser secundário a alterações da despolarização ventricular, como a sobrecarga ventricular esquerda (SVE) e o bloqueio do ramo esquerdo (BRE).

Lembra-se que nem sempre o supradesnivelamento do segmento ST é patológico, podendo ser encontrado em indivíduos normais, em que a repolarização ventricular é mais precoce (alteração comum em jovens).

Causas de supradesnivelamento do segmento ST

- ✓ Infarto agudo do miocárdio.
- ✓ Pericardite.
- ✓ Bloqueio do ramo esquerdo.
- ✓ Sobrecarga ventricular esquerda.
- ✓ Aneurisma de ventrículo.
- ✓ Vasoespasmo coronariano (Angina Prinzmetal).
- ✓ Repolarização ventricular precoce (variante do normal).
- ✓ Hiperpotassemia.
- ✓ Causas menos comuns (hemorragia cerebral, miocardite, síndrome de Brugada).

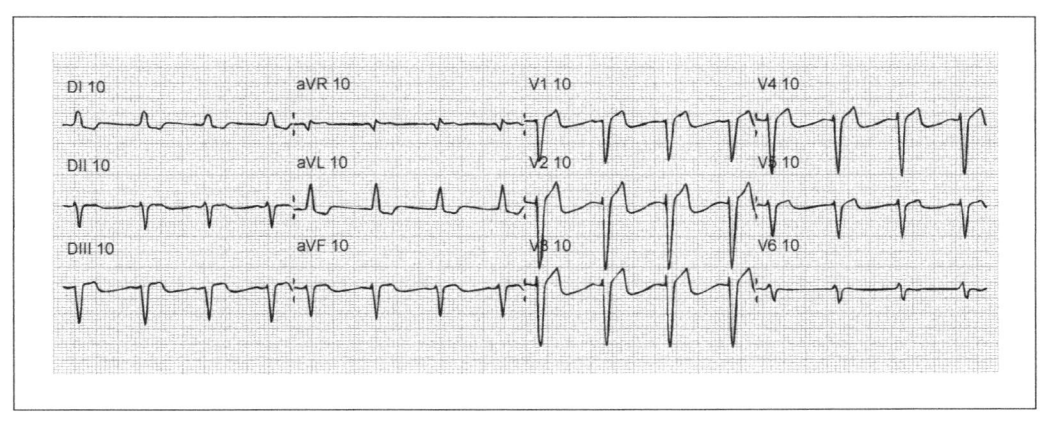

Figura 6.7. Bloqueio do ramo esquerdo (supradesnivelamento do segmento ST secundário).

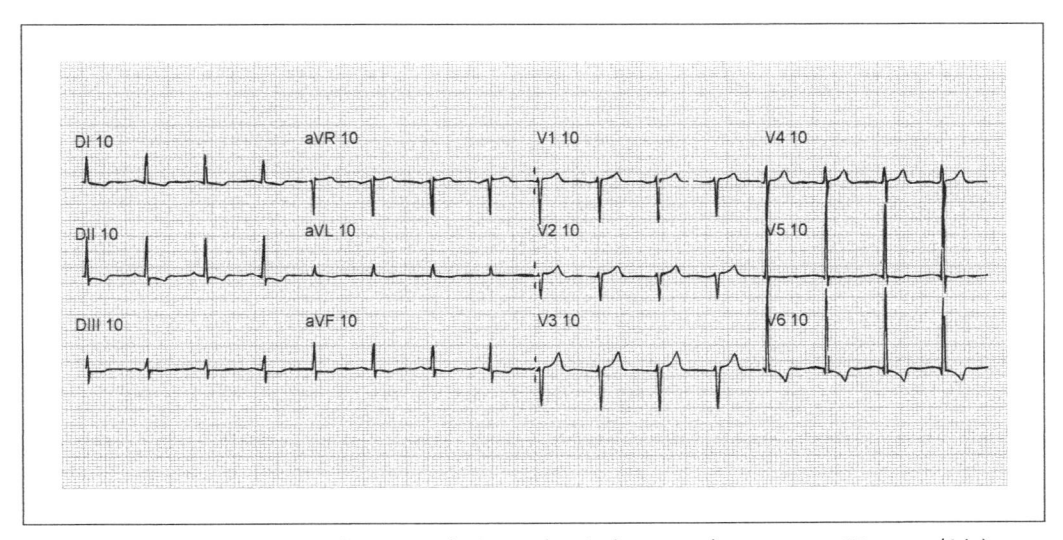

Figura 6.8. Sobrecarga ventricular esquerda (supradesnivelamento do segmento ST secundário).

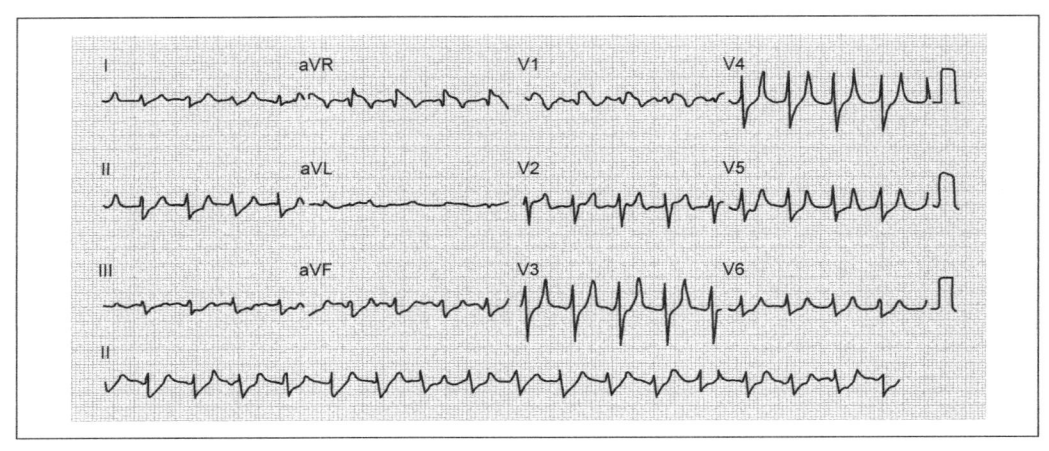

Figura 6.9. Ondas T apiculadas compatíveis com hiperpotassemia.

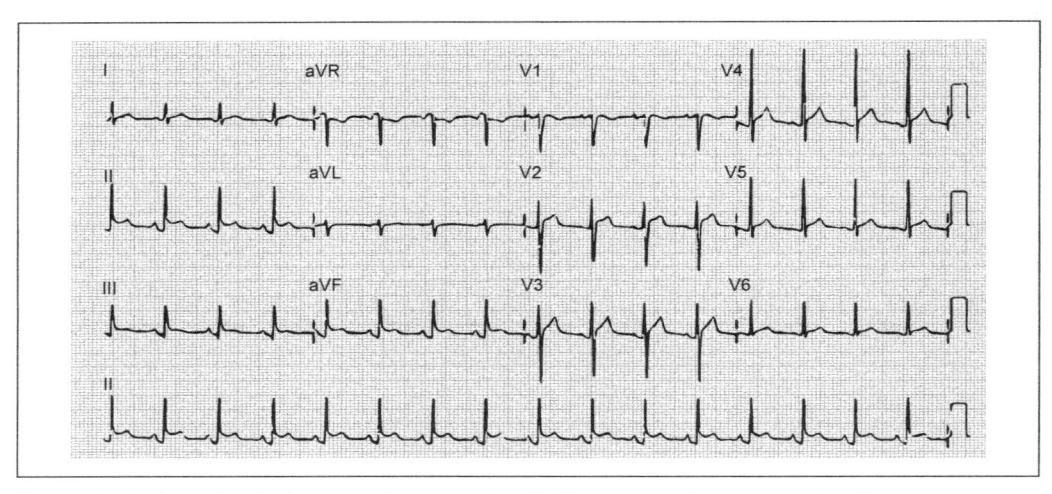

Figura 6.10. Supradesnivelamento do segmento ST difuso compatível com pericardite.

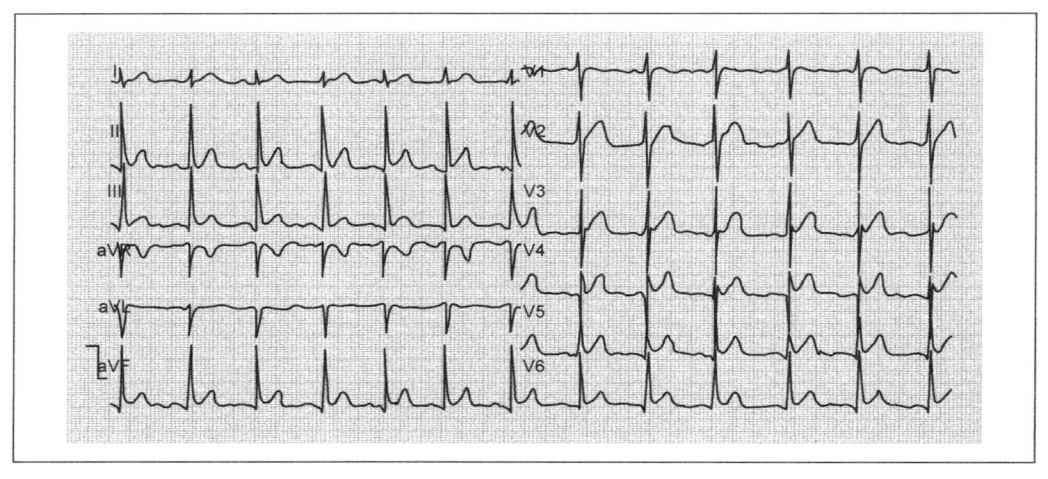

Figura 6.11. Supradesnivelamento do segmento ST compatível com padrão de repolarização ventricular precoce.

Localização

Diagnóstico topográfico no IAM

Trata-se o diagnóstico topográfico do local da alteração eletrocardiográfica em relação à área do coração infartado. Definir qual a parede (região) que está apresentando alteração eletrocardiográfica nos ajuda a inferir a coronária responsável.

Análise topográfica das manifestações isquêmicas ao eletrocardiograma:

a) Parede anterosseptal – derivações V1, V2 e V3.

b) Parede anterior – derivações V1 a V4.

c) Parede anterior extensa – derivações V1 a V6, DI e aVL.

d) Parede anterolateral – derivações V4 e V5, V6, DI e aVL

e) Parede lateral– derivações V5 e V6, D1, aVL, V7, V8 e V9.

f) Parede inferior – derivações DII, DIII e aVF.

Tabela 6.1. Diagnóstico topográfico do infarto agudo do miocárdio e a correlação com a coronária

Topografia	Alteração no ECG	Coronária acometida
Anterosseptal	V1 e V2 ou V1-V3	DA (ramo diagonal)
Anterior	V1-V4	DA (terço médio)
Anterior extenso	V1-V6, com ou sem D1 e aVL	DA (proximal)
Apical ou lateral	V5-V6	DG ou ME
Lateral	D1-aVL	DG e ME
Inferior ou diafragmático	D2, D3, aVF	CD ou CX
Lateral	V7, V8, V9 ou imagem espelho em V1 e V2 ou V3	CX
Anterolateral	V4 a V6 com ou sem D1 e aVL	DG, RAMO INTERMÉDIO ou ME
Inferolateral	D2, D3, aVF e V5 e V6	CD ou CX (proximais)
Inferolaterodorsal	D2, D3 e aVF, V5, V6, V7 e V8 (ou imagem em espelho em V1 e V2)	CX proximal
Ventrículo direito	V3R e V4R	CD ou CX

Obs.: Não devem mais ser utilizados a expressão *parede posterior* e o termo *dorsal*, em vista das evidências atuais de que o registro obtido por V7 a V9 se refere à *parede lateral*.

Assim também, a expressão *lateral alto* é considerada inapropriada e deve ser trocada por *lateral*.

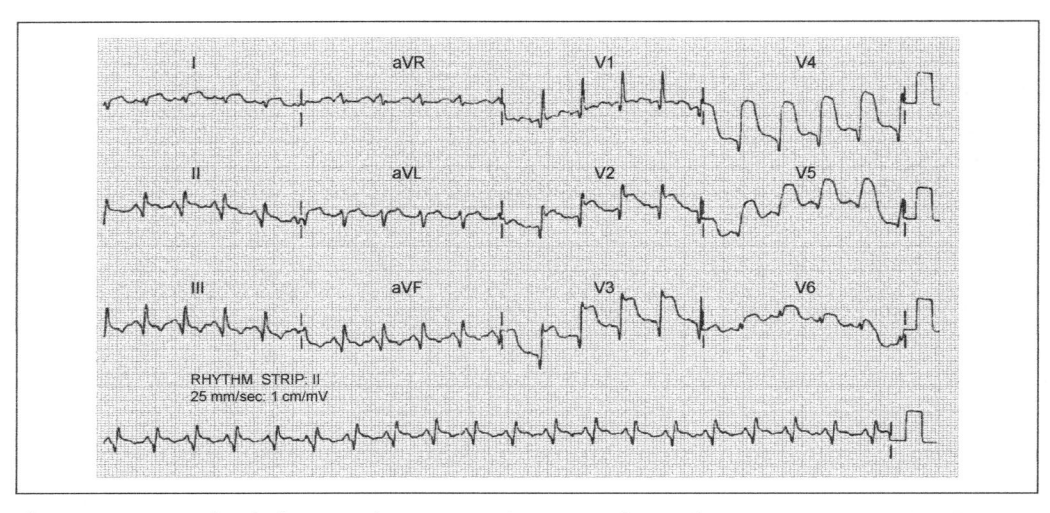

Figura 6.12. Supradesnivelamento do segmento ST em parede anterior e extensa em V1 a V6, DI e aVL.

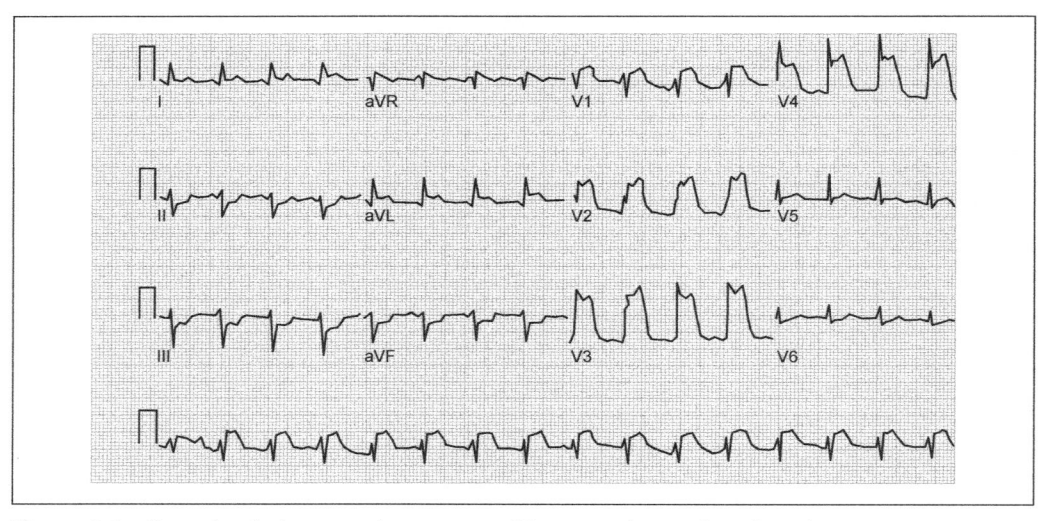

Figura 6.13. Supradesnivelamento do segmento ST em parede anterior e lateral em V1 a V4, DI e aVL.

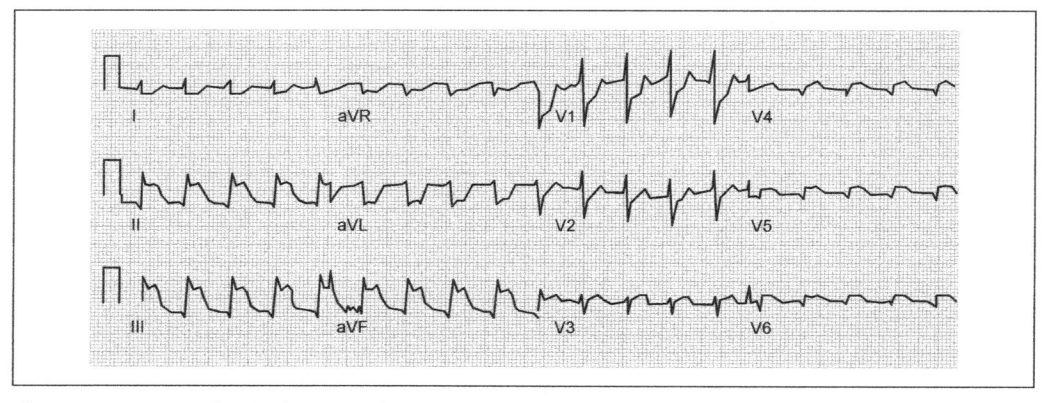

Figura 6.14. Supradesnivelamento do segmento ST em parede inferolateral em DII, DIII, aVF, V5 e V6.

No caso da Figura 6.15 podemos lançar mão do artifício do algoritmo para inferir a artéria comprometida no infarto inferior:

> **Supradesnivelamento do segmento ST em DIII > DII e
> Infradesnivelamento do segmento ST em DI e/ou aVL > 1mm**

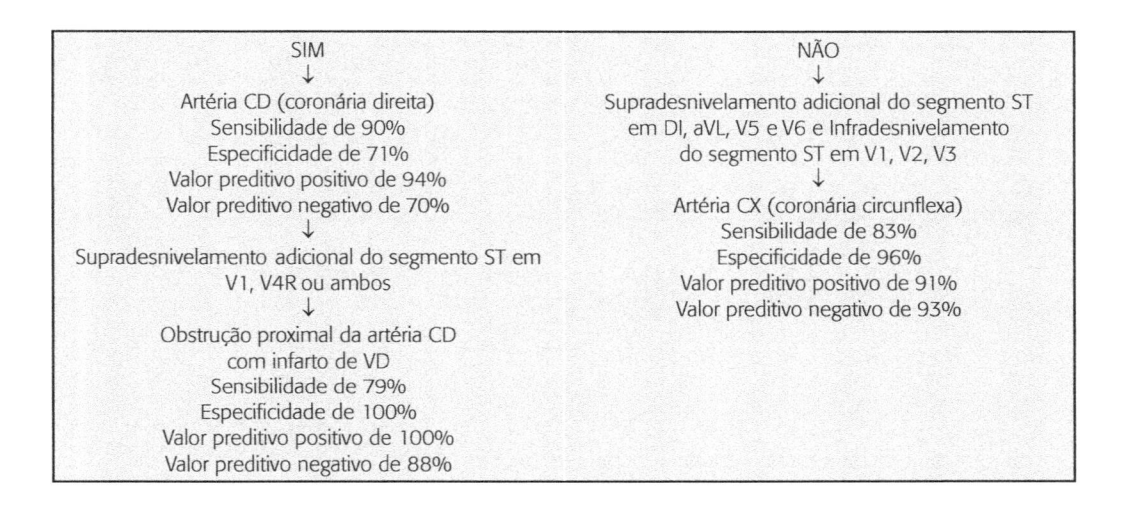

SIM	NÃO
↓	↓
Artéria CD (coronária direita)	Supradesnivelamento adicional do segmento ST
Sensibilidade de 90%	em DI, aVL, V5 e V6 e Infradesnivelamento
Especificidade de 71%	do segmento ST em V1, V2, V3
Valor preditivo positivo de 94%	↓
Valor preditivo negativo de 70%	Artéria CX (coronária circunflexa)
↓	Sensibilidade de 83%
Supradesnivelamento adicional do segmento ST em	Especificidade de 96%
V1, V4R ou ambos	Valor preditivo positivo de 91%
↓	Valor preditivo negativo de 93%
Obstrução proximal da artéria CD	
com infarto de VD	
Sensibilidade de 79%	
Especificidade de 100%	
Valor preditivo positivo de 100%	
Valor preditivo negativo de 88%	

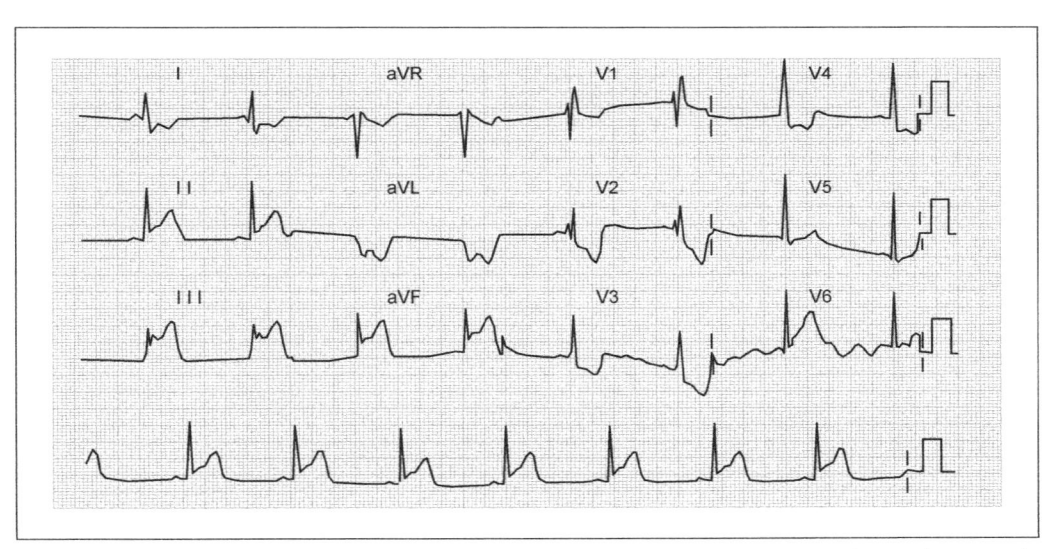

Figura 6.15. Supradesnivelamento do segmento ST em parede inferior com infradesnivelamento do segmento ST em DI e aVL. Provável artéria acometida: coronária direita.

A Figura 6.16 A e B mostram um infarto VD (ventrículo direito) associado ao IAM inferior, uma vez visto o supradesnivelamento do segmento ST em DII, DIII, aVF. Foi realizado ECG de precordiais direitas V3R e V4R e posterior (dorsal) DIII, aVF, V3R, V4R, V7 e V8. As derivações direitas devem ser documentadas em todos os pacientes com IAM inferior, pois IAM de VD tende a complicar o IAM inferior em 25%.

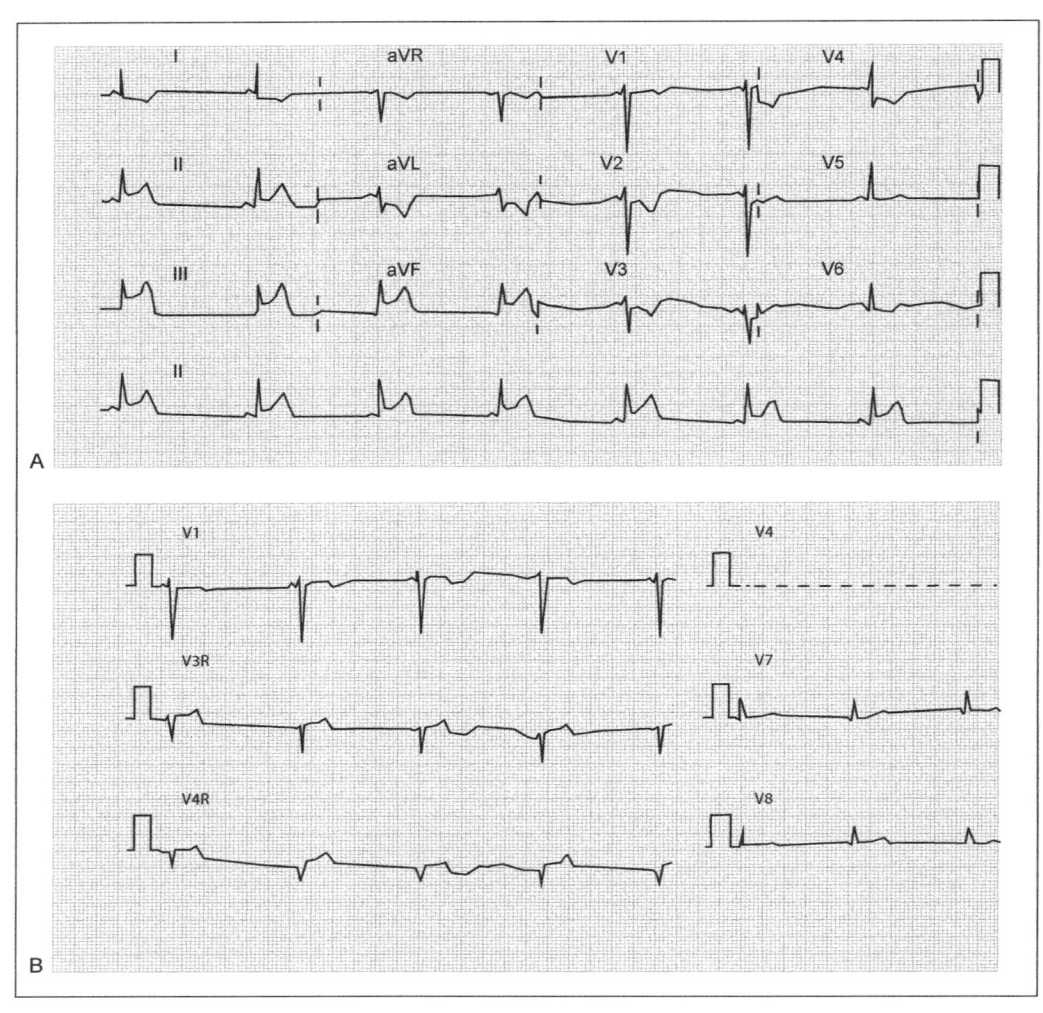

Figura 6.16A. Supradesnivelamento do segmento ST em parede inferior. **B.** Supradesnivelamento do segmento ST nas derivações V3R, V4R, V7 e V8 compatível com infarto de ventrículo direito.

Infarto do miocárdio na presença de bloqueio do ramo direito (BRD)

A presença de bloqueio do ramo direito (BRD) habitualmente não impede o reconhecimento de infarto do miocárdio associado, porém é preciso muita atenção para avaliar o ECG (Figura 6.17 e 6.18).

Infarto do miocárdio na presença de bloqueio do ramo esquerdo (BRE)

A dor torácica aguda com BRE sabidamente novo deve ser tratada como infarto com supradesnivelamento do segmento ST. Esse conceito para ser aplicado é necessário que tenha um ECG prévio do paciente mostrando ausência de BRE. Mas como a grande maioria das vezes o paciente não tem um ECG anterior para

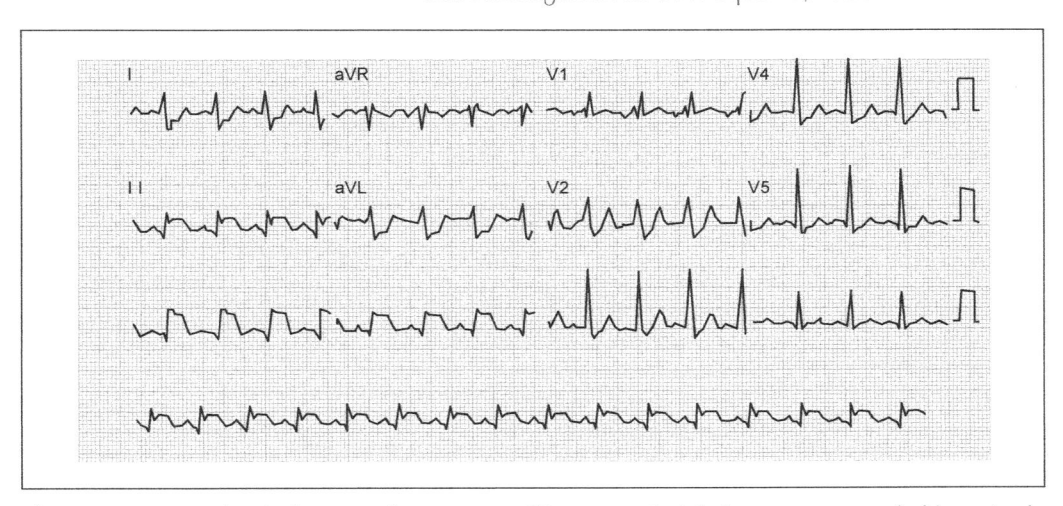

Figura 6.17. Supradesnivelamento do segmento ST em parede inferior na presença de bloqueio do ramo direito.

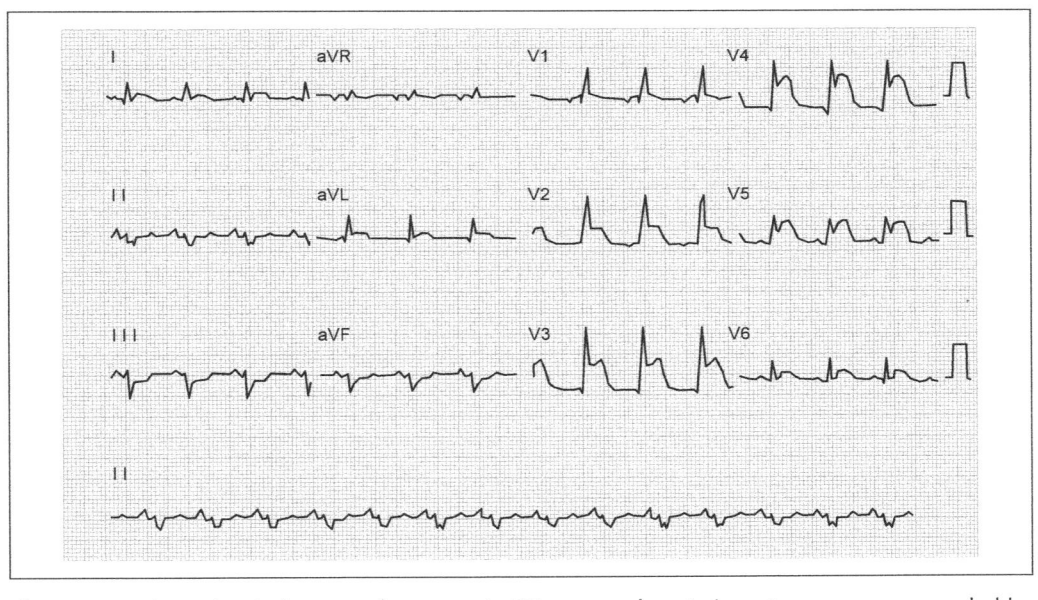

Figura 6.18. Supradesnivelamento do segmento ST em parede anterior extensa na presença do bloqueio de ramo direito.

confirmação, lançamos mão do artifício *Critérios de Sgarbossa*, publicados no New England Journal of Medicine em 1996.

1. Supradesnivelamento do segmento ST ≥ 1,0 mm concordante com o QRS (ou seja, em derivação em que o QRS é predominantemente positivo) – 5 pontos.
2. Infradesnivelamento do segmento ST ≥1,0 mm em V1, V2 ou V3 – 3 pontos.
3. Supradesnivelamento do segmento ST ≥ 5,0 mm discordante com o QRS (ou seja, em derivação em que o QRS é predominantemente negativo) – 2 pontos.

*Escore ≥ 3 apresenta alta especificidade para o diagnóstico de IAM na vigência de BRE.

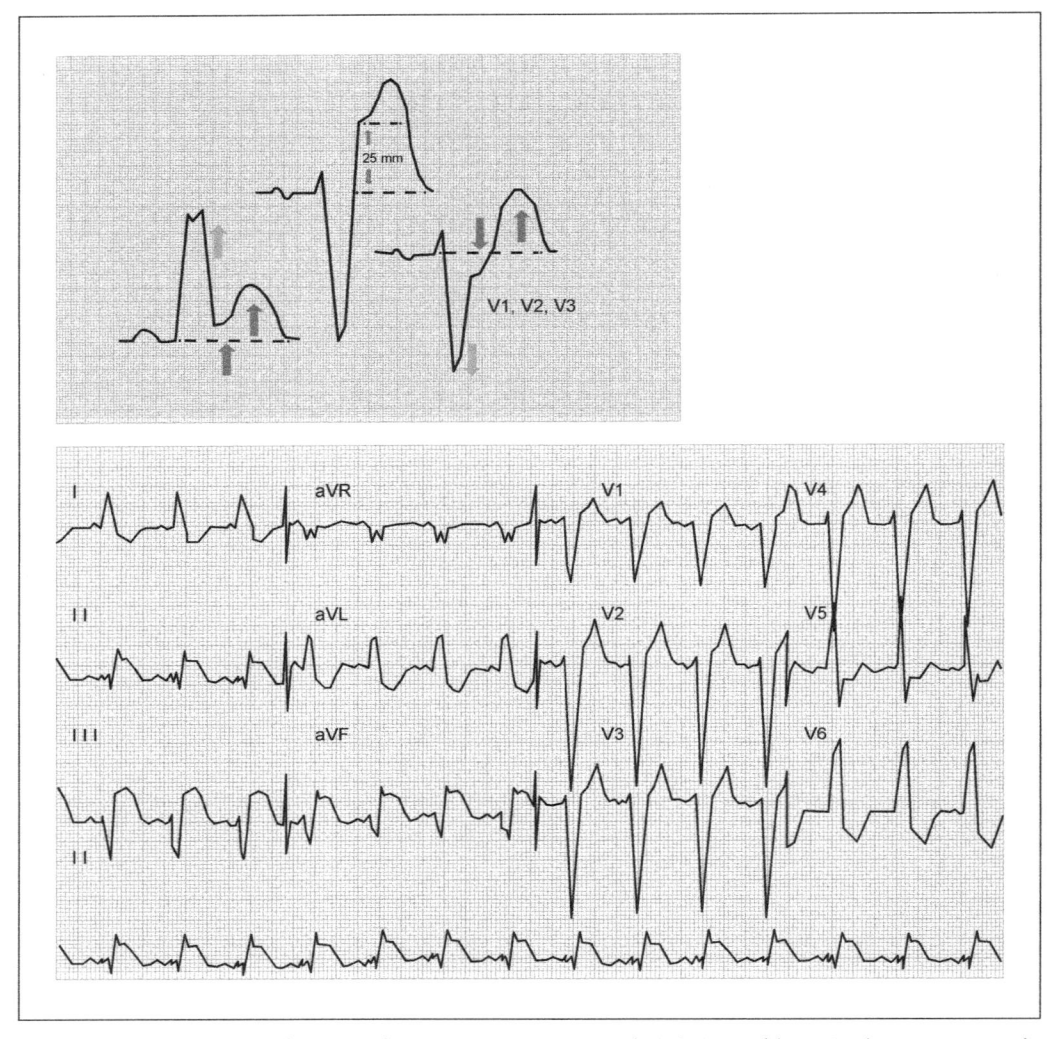

Figura 6.19. Supradesnivelamento do segmento ST em parede inferior no bloqueio de ramo esquerdo (supradesnivelamento do segmento ST ≥ 1,0 mm concordante com o QRS (DII) e supradesnivelamento do segmento ST ≥ 5,0 mm discordante com o QRS (DIII e aVF).

Infarto antigo

O infarto antigo é considerado quando o dano isquêmico é irreversível, ou seja, a necrose, que gera uma área de fibrose sendo representada eletrocardiograficamente como onda Q patológica. Já foi abordado no tópico NECROSE neste capítulo. Então, apenas relembramos o conceito.

Características de ondas Q patológicas:

- ✓ Duração 0,04 s (40 ms) e/ou
- ✓ Amplitude > 25% da amplitude da onda R ou > 3 mm.

A outra forma em que a fibrose aparece no ECG é com complexos QRS fragmentados.

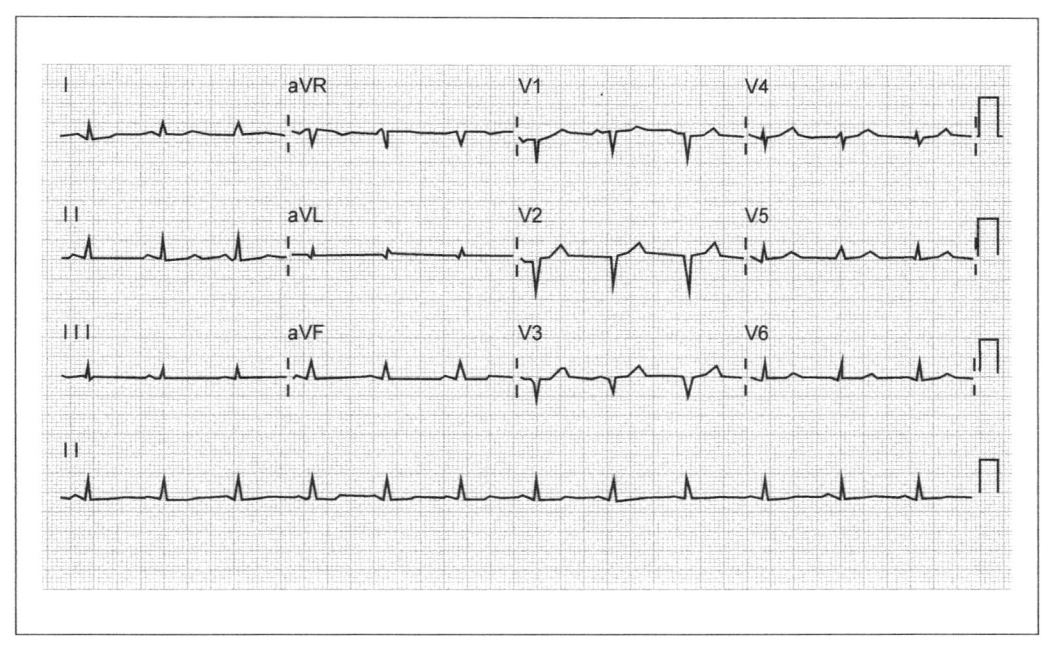

Figura 6.20. Presença de onda Q patológica em parede anteroseptal compatível com a área eletricamente inativa.

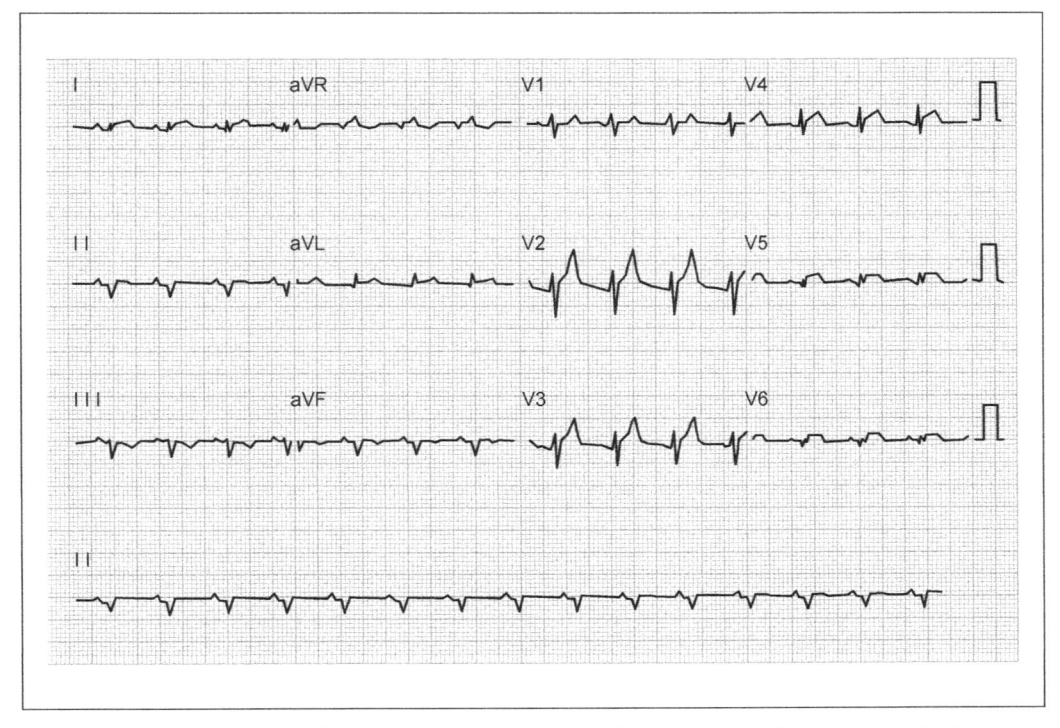

Figura 6.21. Presença de onda Q patológica em parede inferior compatível com a área eletricamente inativa.

Prognóstico

O prognóstico do infarto agudo do miocárdio se relaciona também com o supradesnivelamento do segmento ST; quanto maior, mais alta a mortalidade (Figura 6.22).

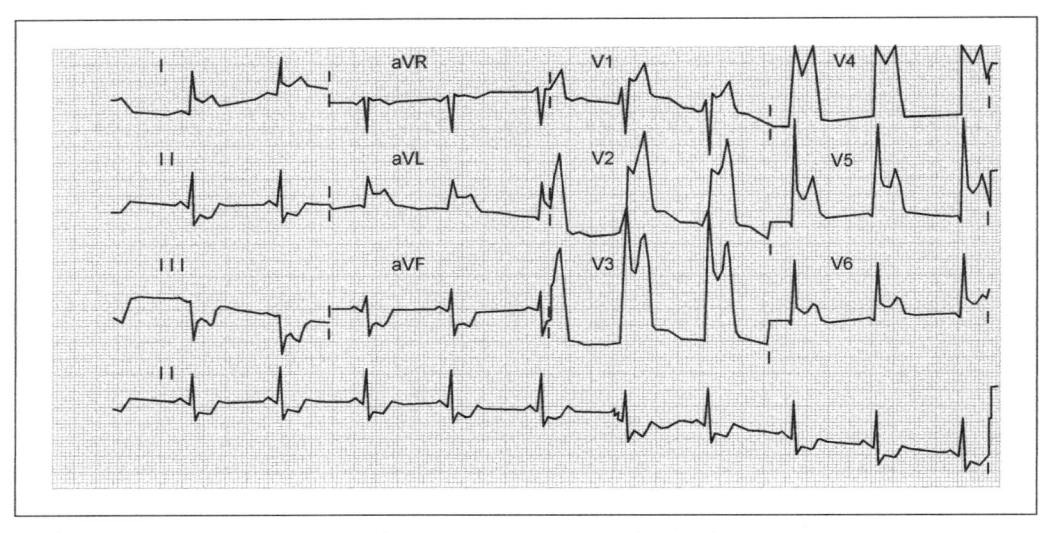

Figura 6.22. Supradesnivelamento do segmento ST em parede anterior extensa em V1 a V6, DI e aVL compatível com IAM anterior extenso. O fenômeno bloqueio de lesão é verificado nas derivações V2, V3 e V4: a magnitude da elevação do ST é tão grande que até deforma o complexo QRS.

Após uma semana de evolução do IAM, o supradesnivelamento geralmente regride.

A persistência tardia de ST supradesnivelado indica a presença de uma área discinética da parede ventricular (aneurisma ventricular) (Figura 6.23).

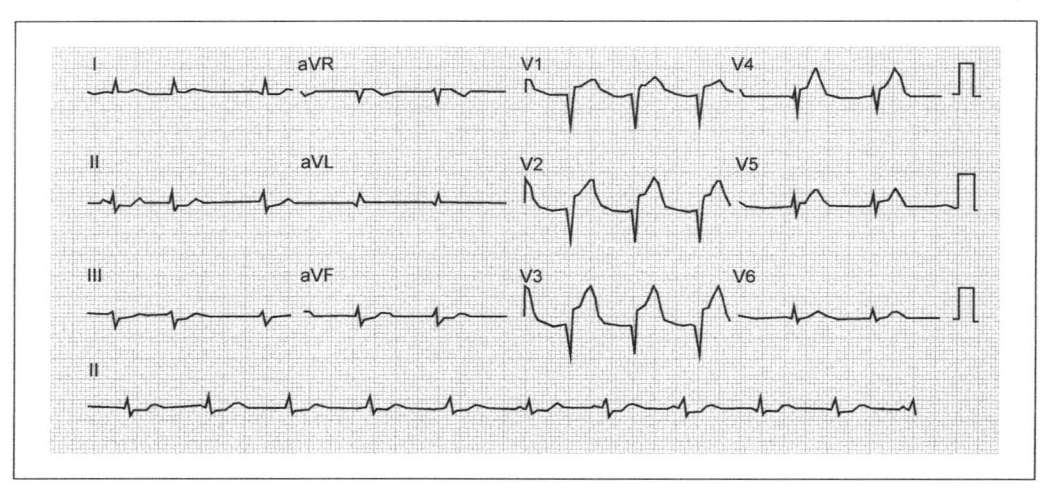

Figura 6.23. Presença de onda Q patológica em parede anteroseptal associada a supradesnivelamento do segmento ST compatível com a área discinética.

Os eletrocardiogramas foram cedidos pelo Serviço de Eletrocardiologia da FMUSP e pelo Serviço de Telemedicina EcgNoW.

Bibliografia

Mann DL, Zipes D, Libby P et al. Braunwald's Heart Disease: A Textbook of Cardiovascular Medicine. Philadelphia: Elsevier/Saunders, 2015.

Pastore CA, Grupi CJ, Moffa PJ. Eletrocardiografia Atual, 2ª edição, São Paulo, Atheneu, 2008.

Pastore CA, Pinho JA, Pinho C et al. III Diretrizes da Sociedade Brasileira de Cardiologia sobre Análise e Emissão de Laudos Eletrocardiográficos. Arq Bras Cardiol. 2016; 106 (4).

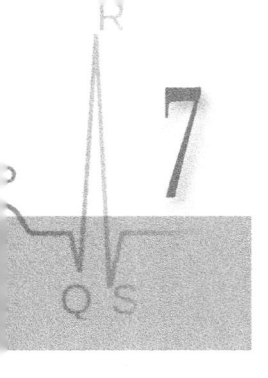

Arritmias: Extrassístoles

Natália Quintella Sangiorgi Olivetti

Introdução

As extrassístoles são batimentos precoces que têm origem em um foco ectópico, podendo ser atrial ectópico, na junção atrioventricular ou no ventrículo. Quando o ritmo é regular, surgem antes do momento esperado para a próxima sístole. Os escapes, ao contrário, são tardios.

As extrassístoles habitualmente são acompanhadas de uma pausa pós-extrassistólica, chamada de compensatória, quando a soma dos intervalos pré-extrassistólico e pós-extrassistólico é igual ao dobro do intervalo RR do ciclo básico, indicando que o nó sinusal não foi despolarizado pela extrassístole e manteve seu ritmo inalterado.

O intervalo de acoplamento é a medida da distância do início do QRS precedente até o início da extrassístole. Em geral, esse intervalo respeita o tempo de repolarização ventricular do batimento precedente e, portanto, a extrassístole ocorre após o final da onda T. Quando as extrassístoles são provenientes de vários focos, o intervalo de acoplamento pode ser variável.

Conceitos

As extrassístoles que se originam nos átrios ou na junção AV são as denominadas extrassístoles supraventriculares (ES) e as originadas nos ventrículos são as extrassístoles ventriculares (EV). A importância de serem bem classificadas as extrassítoles se deve à informação em relação ao prognóstico. Desse modo, as ES isoladas são benignas, enquanto as EV polimórficas agrupadas podem indicar quadro mais grave.

As *Extrassístoles supraventriculares (ES)* são batimentos precoces com complexo QRS estreito (menor do que 120ms) e morfologia semelhante ao ritmo de base. Podem ser extrassístoles atriais nas quais se observa onda P, que pode ser semelhante ou diferente à do ritmo de base, ou extrassístoles juncionais, nas quais não há onda P ou ela não precede o QRS.

As *extrassístoles atriais* podem não ter condução normal. De acordo com a precocidade do estímulo, a junção atrioventricular pode estar refratária à condução, caso não tenha terminado a repolarização completa do batimento anterior. Dessa forma, a extrassísole pode ser *conduzida*, quando a onda P precoce é seguida por um QRS conduzido; *bloqueada*, quando a onda P precoce não precede um QRS conduzido ou pode conduzir com um *atraso* (intervalo PR prolongado).

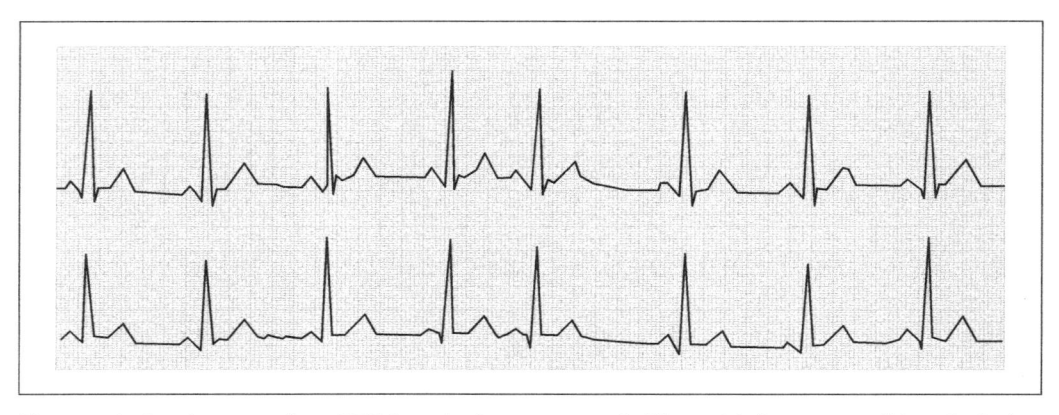

Figura 7.1. O quinto complexo QRS é um batimento extrassistólico atrial. (Imagem cedida pelo Ambulatório de Arritmia do InCor.)

As *extrassístoles juncionais (EJ)* podem ter origem nó atrioventricular (NAV), no início do feixe de His ou na região baixa dos átrios. Dependendo do local de origem, a onda P pode coincidir com o QRS e não ser visível. Quando não há onda P precedendo a extrassístole supraventricular, admite-se que ela é juncional. A onda P pode aparecer precedendo o QRS, coincidindo com o QRS, podendo não ser visível ou pode suceder o QRS. Quando a onda P aparece após o QRS, negativa nas derivações inferiores, é chamada onda P retrógrada, porque o estímulo nasce na origem do feixe de His, atravessa o nó AV e ativa os átrios em sentido inverso (de baixo para cima), mudando o eixo de orientação do vetor atrial no plano vertical.

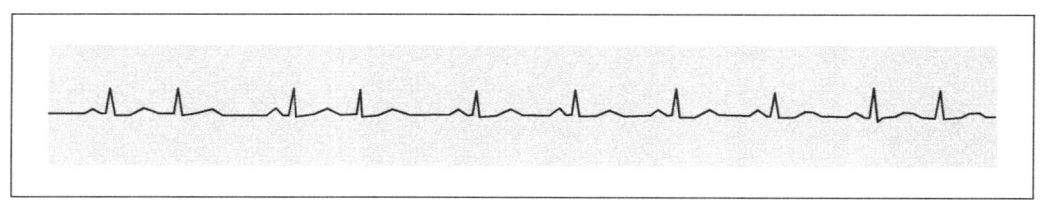

Figura 7.2. O segundo, o quarto e o décimo complexos QRS são extrassístoles juncionais. QRS da mesma morfologia que o batimento sinusal e sem onda P. (Imagem cedida pelo Ambulatório de Arritmia do InCor.)

As *extrassístoles ventriculares (EV)* são batimentos precoces reconhecidos ao eletrocardiograma (ECG) pela presença de complexo QRS diferente do ritmo de base, largo (maior do que 120 ms), desviado em orientação espacial. A onda T é grande e oposta à deflexão do QRS (por origem da despolarização fora do sistema de condução especializado). Em geral não se observa onda P; porém, quando é visível, encontra-se dissociada do QRS ou após o QRS (onda P retrógrada). Podem ser encontradas ondas P negativas em derivações inferiores (onda P retrógrada). Raramente, essa atividade atrial retrógrada pode ser seguida de QRS estreito com morfologia supraventricular, sendo o fenômeno chamado de batimento recíproco, no qual um único batimento extrassistólico despolariza os ventrículos, retrogradamente os átrios e novamente os ventrículos.

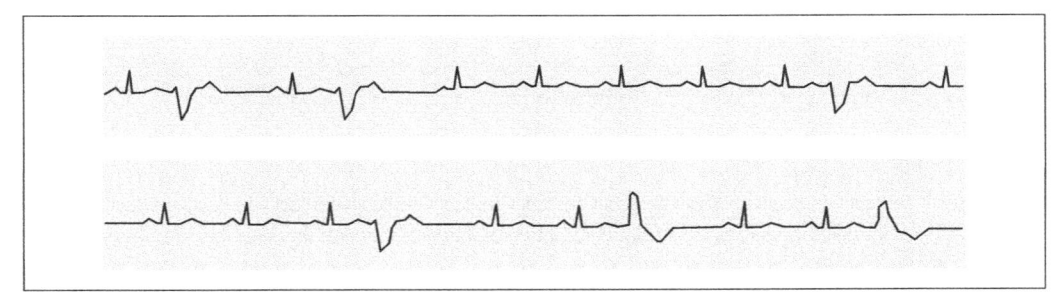

Figura 7.3. No primeiro traçado, observamos o segundo, o quarto e o décimo complexos QRS, que são extrassístoles ventriculares monomórficas. QRS alargado e mesma morfologia. (Imagem cedida pelo Ambulatório de Arritmia do InCor.) No segundo traçado, observamos o quarto, o sétimo e o décimo complexos QRS, que são extrassístoles ventriculares polimórficas.

Classificação

Quanto à morfologia, são classificadas em *monomórficas*, quando têm a mesma morfologia ou *polimórficas*, quando têm morfologias diferentes. As extrassístoles polimórficas pressupõem múltiplos focos de origem, sendo também denominadas polifocais.

Em geral, a extrassístole é sucedida pela presença de uma pausa compensatória cuja duração corresponde ao dobro do ciclo RR. Quando não ocorre pausa, denomina-se extrassístole *interpolada*.

Quanto à frequência, as extrassístoles podem ser:

- ✓ **Isoladas:** apenas 1 batimento precoce.
- ✓ **Agrupadas:** mais de um batimento precoce.
- ✓ **Geminadas:** aparecem em ciclos repetitivos.
- ✓ **Bigeminismo:** a cada batimento sinusal ocorre uma extrassístoles.
- ✓ **Trigeminismo:** a cada dois batimentos ocorre uma extrassístoles.
- ✓ **Quadrigeminismo:** a cada três batimentos ocorre uma extrassístoles.
- ✓ **Salvas:** extrassístoles consecutivas.
- ✓ **Pareadas:** 2 extrassístoles consecutivas.
- ✓ **Triplets:** 3 extrassístoles consecutivas.
- ✓ **Taquicardia atrial não sustentada (TANS):** mais de 3 extrassístoles atriais consecutivas, porém com duração menor do que 30 segundos.
- ✓ **Taquicardia ventricular não sustentada (TVNS):** mais de 3 extrassístoles ventriculares consecutivas, porém com duração menor do que 30 segundos.
- ✓ **Taquicardia atrial ou ventricular sustentada:** extrassístoles consecutivas com duração maior do que 30 segundos ou comprometimento hemodinâmico.

Aprofundando: tipos especiais de extrassístoles

ES com condução aberrante (QRS largo)

A extrassístole supraventricular pode apresentar um QRS alargado, como exceção à regra anterior, devido a uma condução aberrante. Isso ocorre quando o batimento precoce encontra um dos ramos no seu período refratário e o conduz pelo outro ramo. O ramo direito tem um período refratário mais longo do que o ramo esquerdo e por isso é mais comum que a aberrância ocorra por bloqueio do ramo direito.

Efeito de fusão

A fusão é o resultado de uma ativação ventricular híbrida que ocorre quando uma EV despolariza o ventrículo simultaneamente à ativação ventricular do nó atrioventricular pela condução normal de um batimento sinusal conduzido. A morfologia do QRS resultante é uma mistura do QRS do batimento do ritmo de base (sinusal) com o QRS da extrassístole, ocasionalmente podendo gerar batimento de QRS mais estreito.

Extrassístoles fasciculares

Quando a extrassístole se originar dentro do sistema de condução na região dos fascículos, o complexo QRS será mais estreito e poderá se assemelhar a uma extrassístole supraventricular. Porém, muitas vezes se pode observar onda P dissociada, o que define a extrassístole como ventricular.

Batimento de escape

As extrassístoles são sempre batimentos precoces. Os batimentos tardios de origem não sinusal (ectópico atrial, juncional ou ventricular) são os denominados escapes.

Parassístole

A parassistolia ocorre quando existe um foco ectópico de disparo automático que funciona simultaneamente, porém de forma independente do nó sinusal. O foco pode estar localizado tanto nos átrios ventriculares, como na junção AV. Os batimentos surgem em intervalos iguais ou múltiplos entre si, sem relação com a frequência sinusal, e o intervalo de acoplamento que separa as parassístoles do batimento precedente é variável, com o seu mecanismo envolvendo dois tipos de bloqueio unidirecional: o bloqueio de entrada que protege o foco extrassistólico de ser despolarizado pelo estímulo sinusal e bloqueio de saída, fazendo os impulsos aparecerem ocasionalmente.

Como definir em qual região do ventrículo se origina a EV?

A morfologia do QRS ectópico varia conforme o foco de origem. Dessa forma, pode-se inferir a região do ventrículo em que está localizado o foco de EV.

Morfologia de BRE: origem no VD

As EVs com morfologia de bloqueio de ramo esquerdo (BRE) tem o QRS negativo nas derivações precordiais direitas (V1, V2 e V3) e, portanto, o vetor eletrocardiográfico tem origem no VD.

Em casos em que a EV não tem morfologia de BRE típico, quando o QRS é negativo em V1, mas com transição mais precoce em V2 ou V3, ela pode ter origem tanto no VD quanto no VE.

Morfologia de BRD: origem no VE

As EVs com morfologia de bloqueio do ramo direito (BRD) têm o QRS positivo nas derivações precordiais direitas (V1, V2 e V3) e, portanto, o vetor eletrocardiográfico tem origem no VE.

Para determinar se as extrassístoles têm origem no trato de saída ou na parede livre do ventrículo, deve-se orientar através das derivações DII, DIII e aVF. Quando negativas, indicam que o vetor eletrocardiográfico tem origem na parede livre ou base (região mais baixa) do ventrículo e, quando positivas, indicam a origem na via de saída do ventrículo (região mais alta).

DII, III, aVF (+) origem na via de saída

DII, III e aVF (–) origem na parede livre

Exemplo: uma EV positiva em DII, DIII e aVF e negativa de V1-3 tem origem no trato de saída do VD. Essa é a região mais comum de arritmias ventriculares idiopáticas.

Características clínicas

As extrassístoles podem ocorrer em diversas circunstâncias, como infecção, inflamação, isquemia miocárdica, alterações endócrinas (hipotireoidismo e hipertireoidismo), metabólicas (hipocalemia, hipomagnesemia, hipercalcemia e hipocalcemia), e ser provovadas pelo uso de medicações (intoxicação digitálica, por exemplo), tabaco e álcool. No entanto, frequentemente são observadas em pacientes sem cardiopatia e na ausência de casas reversíveis, sendo consideradas idiopáticas e benignas.

As extrassístoles ventriculares monomórficas idiopáticas ocorrem em indivíduos com coração normal. Nesse grupo, o risco de evento cardiovascular é semelhante ao da população em geral e as EV apresentam remissão espontânea em até dois terços dos casos ao longo dos anos.

Os pacientes podem ser assintomáticos ou referir palpitações, dor torácica, dispneia, tontura e síncope.

Avaliação detalhada do ECG pode sugerir a cardiopatia de base, como: sinais de doença coronariana (inversão de onda T, infra de ST), cardiopatia hipertensiva (sobrecarga atrial ou ventricular), cardiomiopatia arritmogênica de ventrículo direito (DAVD – onda épsilon em V1 e inversão de onda T de V1 a V3) e canalopatias específicas (QT longo, QT curto, supra de V1-V3, padrão de Brugada).

A avaliação da radiografia do tórax deve ser sempre valorizada na busca de sinais de congestão e aumento de câmaras cardíacas.

Alguns dos exemplos de condições patológicas nas quais as EV são frequentemente vistas: cardiopatia valvar, cardiomiopatia hipertensiva, cardiomiopatia hipertrófica, cardiomiopatia dilatada, cardiomiopatia isquêmica, Doença de Chagas com ou sem disfunção ventricular, pós-operatório tardio de Tetralogia de Fallot, DAVD, Síndrome de Brugada, taquicardia ventricular polimórfica catecolaminérgica.

Tratamento

Em geral, não é necessário tratamento medicamentoso. Não há evidências claras de que a supressão de extrassístoles melhore a sobrevida em pacientes que não tiveram evento arrítmico importante. O tratamento é indicado em pacientes sintomáticos ou quando há risco de taquicardiomiopatia pela alta densidade EV (>20% em 24 horas). Deve-se escolher a medicação mais adequada ao perfil clínico do paciente, e de acordo com sua tolerância. Podem ser utilizados betabloqueadores (propranolol, metoprolol, atenolol), bloqueadores de canal de cálcio (verapamil, diltiazen), ou antiarrítmicos (propafenona, sotalol ou amiodarona). Em casos selecionados de EVs monomórficas, sintomáticas e refratárias, pode ser proposta a ablação por radiofrequência.

De modo geral, pacientes com cardiopatia estrutural e/ou genética necessitam de acompanhamento com especialista e, em alguns casos, precisam ser avaliados para dispositivo cardiodesfibrilador implantável (CDI).

Bibliografia

Braunwald, E, Libby P, Bonow RO, Mann DL, Zipes DP. Tratado de doenças cardiovasculares. 8.ed. Rio de Janeiro: Elsevier. 2010; 733-61.

Brodsky M, Wu D, Denes P, Kanakis C, Rosen KM. Arrhythmias documented by 24 hour continuous electrocardiographic monitoring in 50 male medical students without apparent heart disease. Am J Cardiol. 1977; 39(3):390.

Falco CN, Grupi C, Sosa E, Scanavacca M, Hachul D, Lara S et al. Successful improvement of frequency and symptoms of premature complexes after oral magnesium administration. Arq Bras Cardiol. 2012; 98(6):480-7.

Giles K, Green MS. Workup and management of patients with frequent premature ventricular contractions. Can J Cardiol. 2013; 29(11):1512-5.

Gupta S, Figueiredo VM. Tachycardia mediated cardiomyopathy: Pathophysiology, mechanisms, clinical features and management. Int J Cardiology. 2014; 172(1):40-6.

Ling Z, Liu Z, Su L, Zipunnikov V, Wu J, Du H et al. Radiofrequency ablation vs. antiarrhythmic medication for treatment of ventricular premature beats from the right ventricular outflow tract: A prospective randomized study. Circ Arrhythm Electrophysiol, 2014.

Martinelli M, Zimerman LI. Bases fisiopatológicas das arritmias cardíacas. Vol. 1. São Paulo: Atheneu. 2008; 87-96.

Sobotka PA, Mayer JH, Bauernfeind RA, Kanakis C Jr, Rosen KM. Arrhythmias documented by 24-hour continuous ambulatory electrocardiographic monitoring in young women without apparent heart disease. Am Heart J. 1981; 101(6):753.

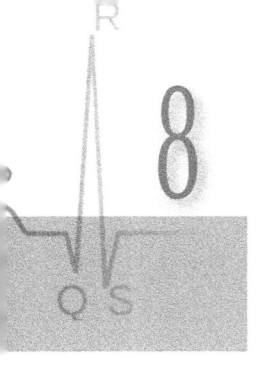

Arritmias: Taquicardia Supraventricular

Natália Quintella Sangiorgi Olivetti

Introdução

As taquicardias supraventriculares (TSVs), que são caracterizadas pela participação ou pela origem da arritmia na região acima da bifurcação do feixe de His, podem ser dependentes ou independentes do feixe de His para o seu circuito crítico. São classicamente taquicardias de QRS estreito e ritmo regular, mas podem eventualmente se apresentar com complexos QRS alargados, sendo necessário o diagnóstico diferencial com as taquicardias ventriculares. A principal apresentação clínica é a palpitação taquicárdica, na maioria das vezes com início e término súbitos, especialmente quando relacionadas ao mecanismo de reentrada. O eletrocardiograma (ECG) registrado no dia e na hora dos sintomas (ECG de 12 derivações) é fundamental para a diferenciação entre os tipos de TSVs e para orientação da conduta e do prognóstico. O paciente deve ser orientado para registrar e documentar as crises de palpitações sustentadas sempre que possível.

Para diagnosticar o tipo de TSV, além da regularidade e do QRS estreito, deve-se tentar identificar a onda P. Elas podem ser regulares, como na taquicardia sinusal e nas taquicardias paroxísticas por reentrada. Podem ser pouco regulares, como no flutter atrial e na taquicardia atrial, ou muito irregulares como na fibrilação atrial e na taquicardia atrial multifocal. Nas TSV, a onda P pode não ser visível dificultando a diferenciação entre as arritmias.

Taquicardia sinusal

Aumento da frequência cardíaca (FC) acima de 100 bpm com onda P de origem sinusal precedendo cada batimento. A orientação vetorial da onda P sinusal é positiva nas derivações inferiores (DII, III e aVF), negativa em aVR. Na maioria das vezes a taquicardia sinusal é um mecanismo compensatório para maior demanda de débito cardíaco, como estados inflamatórios (pós-operatórios), infecciosos (sepses), hipovolemia, estados hiperdinâmicos (p. ex., tireotoxicoses). Portanto, o tratamento deve ser direcionado para a correção da causa de base da taquicardia.

Taquicardia sinusal inapropriada

FC > 100 bpm persistente ou FC média > 90 bpm no Holter, sendo afastadas condições clínicas como uma resposta fisiológica adrenérgica, estado de anemia ou hipertireoidismo.

Taquicardia atrial perisinusal

Essa taquicardia é um tipo específico no qual ocorre reentrada no nó sinusal.

Tem início e término abruptos e as ondas P são indistinguíveis das ondas P sinusais, ao ECG pois sua origem é muito próxima à do nó sinusal.

Características eletrocardiográficas da taquicardia sinusal

✓ Ritmo regular.
✓ Todo QRS é precedido por onda P.
✓ Orientação vetorial da onda P indica origem sinusal.

Taquicardia juncional

A taquicardia juncional é uma arritmia originada na junção atrioventricular (AV) que pode ocorrer por um automatismo anormal exacerbado ou por atividade deflagrada (pós-potencial tardio) na intoxicação digitálica. Observa-se um ritmo regular de QRS estreito que não é precedido por onda P. A FC varia de 100 a 150 bpm.

Taquicardia de reentrada nodal (TRN)

Uma condição necessária para que ocorra uma TRN é que o paciente tenha dupla via nodal, ou seja, o nó atrioventricular (NAV) tenha 2 vias: uma lenta e uma rápida. Cerca de 20% a 30% da população tem dupla via nodal e a TRN é considerada a TSV regular mais comum. Em geral, o estímulo elétrico proveniente do nó sinusal ao atingir o nó atrioventricular utiliza a via rápida para despolarizar os ventrículos. No entanto, um batimento precoce, como uma extrassístole, pode encontrar a via rápida em período refratário e se conduzir pela via lenta. Esse estímulo, então, vai ativar o ventrículo e, logo após, pode encontrar a via rápida em seu período excitável e se conduzir retrogradamente pela via rápida, ativando os átrios.

O mecanismo desse circuito é uma reentrada no NAV. A sequência de ativação elétrica assim descrita é a forma mais frequente de reentrada na TRN e é chamada de TRN comum, na qual a ativação ventricular anterógrada ocorre pela via lenta e a ativação atrial retrógrada pela via rápida (TRN lenta-rápida). Porém, raramente, o circuito pode ter um sentido contrário, ou seja, a ativação ventricular anterógrada pela via rápida e ativação atrial retrógrada pela via lenta (TRN rápida-lenta), sendo então denominada TRN incomum. O tempo de ativação atrial retrógrada está diretamente relacionado à duração do intervalo RP', que é justamente o tempo desde a ativação ventricular até a ativação atrial retrógrada.

Assim, na TRN comum, como a ativação atrial é feita pela via rápida, o RP' é curto e na TRN incomum, via lenta, o RP' é longo. Na TRN, a ativação atrial gera uma deformidade no final do QRS que pode ser mais bem observada em V1 na qual ela é positiva (pseudo r') e nas derivações inferiores na qual ela é negativa (pseudo s). Para se ter certeza de que essas deflexões no QRS (pseudo s e pseudo r') representam a atividade atrial retrógrada, deve-se comparar o QRS da taquicardia com o do ritmo sinusal. O surgimento dessas ondas apenas durante a taquicardia corrobora o diagnóstico de TRN.

Características eletrocardiográficas da TRN comum (lenta-rápida)

✓ RP' curto (RP' < P'R)

✓ RP′ < 80 ms

✓ Pseudo r′ em V1, pseudo s em DII, III, aVF.

Características eletrocardiográficas da TRN incomum (rápida-lenta)

✓ RP longo (RP′ > P′R)

✓ RP′ longo, geralmente maior do que o P′R seguinte.

Características clínicas da TRN

A TRN ocorre com maior frequência em mulheres de meia-idade, população em que as extrassístoles atriais são mais frequentes. O "sinal de *frog*" se caracteriza pela sensação de palpitações no pescoço e se dá pela contração atrial sobre a valva atrioventricular fechada. Isso acontece pois, como ativação atrial retrógrada, é muito rápida e as sístoles atrial e ventricular são quase simultâneas. Pode ocorrer poliúria por aumento do peptídeo natriurético atrial. Geralmente as crises são bem toleradas, sem instabilidade hemodinâmica, e a taquicardia é facilmente interrompida com adenosina devido à dependência do NAV no circuito. O ECG de base é normal.

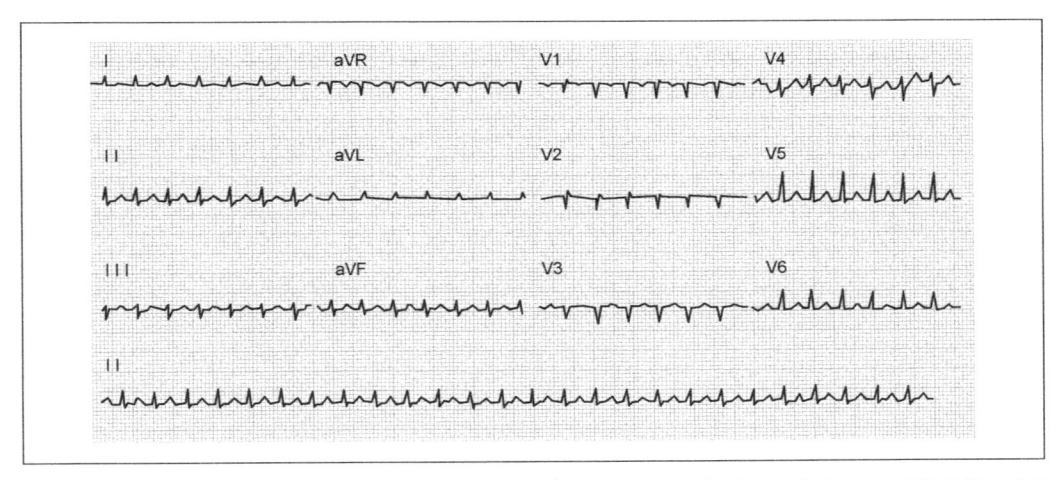

Figura 8.1. Taquicardia de reentrada nodal (TRN). Observe o pseudo s′ nas derivações DII, DIII e aVF, bem como o pseudo r′ na derivação V1. (Imagem cedida pelo Ambulatório de Arritmia do InCor.)

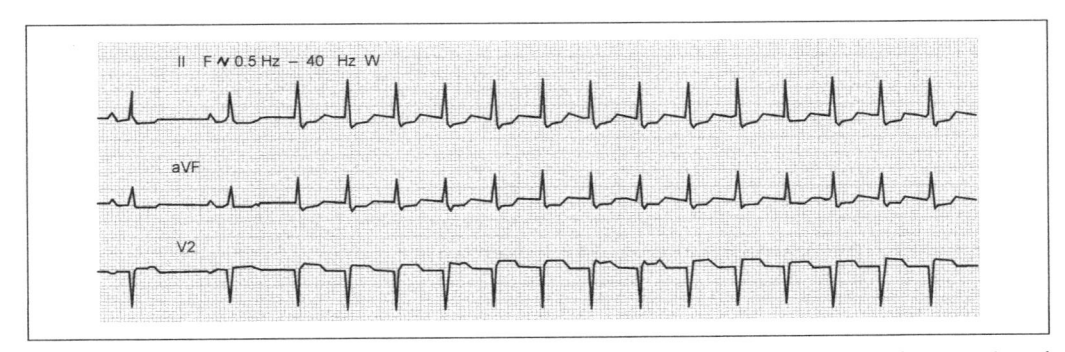

Figura 8.2. Taquicardia de reentrada nodal (TRN). Observe no início do traçado o QRS do ritmo sinusal e compare ao iniciar a taquicardia: aparecimento de s′ em DII. (Imagem cedida pelo Ambulatório de Arritmia do InCor.)

Taquicardia atrioventricular (TAV)

A condição necessária para que ocorra uma TAV é a presença de uma via acessória (VA), ou seja, um feixe de condução elétrica comunicando o átrio e o ventrículo que está fora do sistema normal de condução (NAV). A VA, em geral não apresenta as mesmas propriedades decrementais que o nó atrioventricular e pode estar em diversas localizações do anel mitral ou tricúspide, sendo a mais comum a via lateral esquerda. Um batimento precoce, uma extrassístole, pode encontrar o NAV em período refratário se conduzir retrogradamente pela via acessória. Ao ativar os átrios, então, esse estímulo encontra o NAV em seu período de vulnerabilidade e se conduz por ele reativando os ventrículos. Esse é o circuito de TAV ortodrômica, no qual a ativação ventricular ocorre pelo nó sinusal e, por isso, o QRS é estreito.

Na maioria das vezes, a TAV tem QRS estreito, mas, ocasionalmente, pode ter complexo QRS largo. Se durante a ativação ventricular pelo NAV o estímulo elétrico encontra um dos ramos em seu período refratário, ocorre um bloqueio por aberrância e, com isso, o QRS da taquicardia fica largo e como morfologia de BRD ou BRE típicos. Raramente pode acontecer o circuito inverso de ativação, ou seja, uma ativação atrial anterógrada pela VA e retrógrada pelo NAV (TAV antidrômica) e, como a ativação ventricular ocorre pela VA, o QRS resultante será largo. O mecanismo da TAV é por reentrada atrioventricular, e o NAV é parte do circuito. A ativação atrial retrógrada faz um caminho maior na TAV (circuito de reentrada atrioventricular) do que na TRN (circuito de reentrada intranodal) e, por isso, o RP' da TAV é um pouco maior do que o da TRN comum; porém, ainda é considerado um RP' curto, pois o RP' é menor do que o P'R. Na TAV a ativação atrial gera uma deformidade no segmento ST, determinando um infradesnivelamento do segmento ST descendente, mais bem visualizado em derivações laterais V5-V6. A ativação atrial pode levar ao aparecimento de uma onda P negativa em DI, sinal de Puesh, quando a via é a lateral esquerda.

Características eletrocardiográficas da TAV ortodrômica

- ✓ RP' curto (RP' < P'R).
- ✓ RP' mais longo de que TRN (120 ms), porém menor do que P'R seguinte.
- ✓ Alternância elétrica mais marcante.
- ✓ Infradesnivelamento do segmento ST em parede lateral ou inferior (corresponde à ativação atrial retrógrada que ocorre no segmento ST).
- ✓ Sinal de Puesh (onda P negativa em DI).
- ✓ ECG de base em geral apresenta pré-excitação ventricular.

Características eletrocardiográficas da TAV antidrômica

- ✓ Taquicardia de QRS largo e regular.
- ✓ Diagnóstico diferencial com taquicardia ventricular (TV).
- ✓ Início de ativação rápido.
- ✓ Padrão inicial do QRS de aspecto deltoide (entalhe inicial).

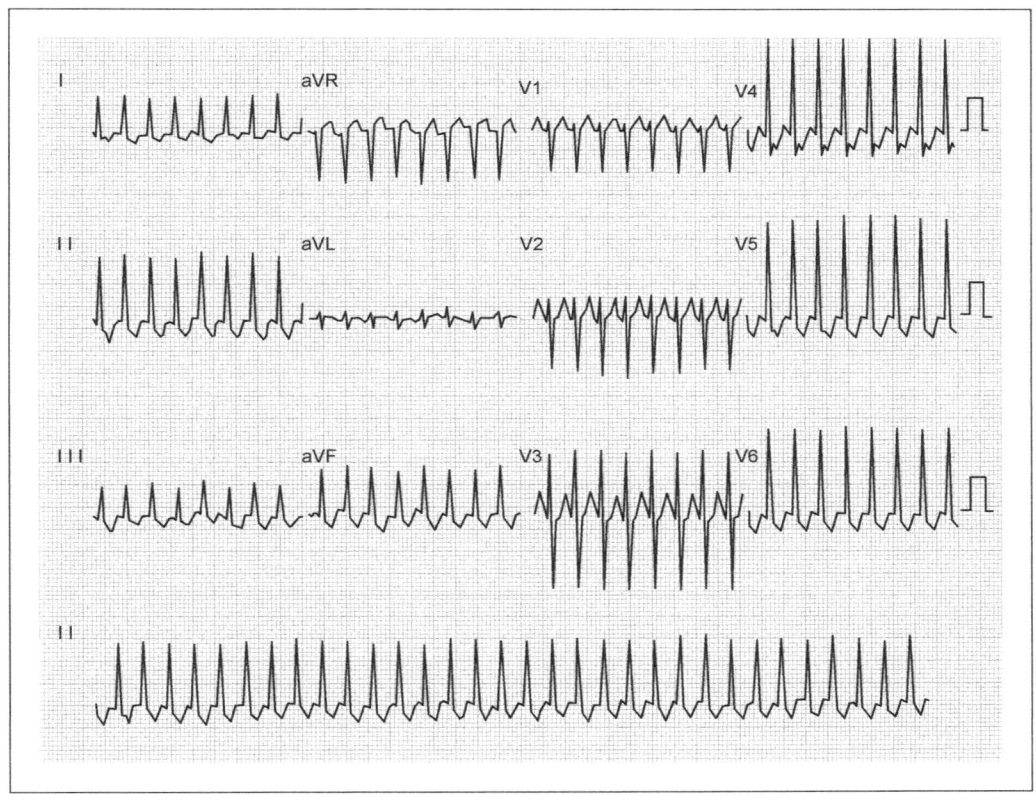

Figura 8.3. Taquicardia atrioventricular (TAV). Observe a alternância elétrica e o infradesnivelamento do segmento ST. (Imagem cedida pelo Ambulatório de Arritmia do InCor.)

Características eletrocardiográficas da fibrilação atrial pré-excitada

Taquicardia de QRS largo e irregular, rápida. QRS assume diversas morfologias na mesma derivação.

Características clínicas da síndrome de Wolff-Parkinson-White (WPW)

É mais comum em homens. A TAV pode aparecer na primeira infância e tem um pico de maior incidência em adultos jovens (20 a 30 anos). Durante os episódios de taquicardia, o paciente pode relatar sensação de dor em pontada na região precordial. As palpitações são referidas na região precordial. As crises em geral são bem toleradas, mas, a depender do período refratário da via e do circuito utilizado, a frequência da taquicardia pode ser muito alta, gerando sintomas de pré-síncope por comprometimento hemodinâmico. A TAV é facilmente interrompida com adenosina devido à dependência do NAV no circuito. Na maioria dos casos, o ECG de base, em ritmo sinusal, é pré-excitado. A pré-excitação pode ter intensidades diferentes, de acordo com a maior ou menor participação da via acessória na despolarização ventricular. O ECG pode ter pré-excitação manifesta, inaparente, intermitente ou ser normal (oculto). A VA de período refratário muito curto (< 250 ms) pode conduzir todos estímulos atriais da FA, fazendo com que degenere em FV.

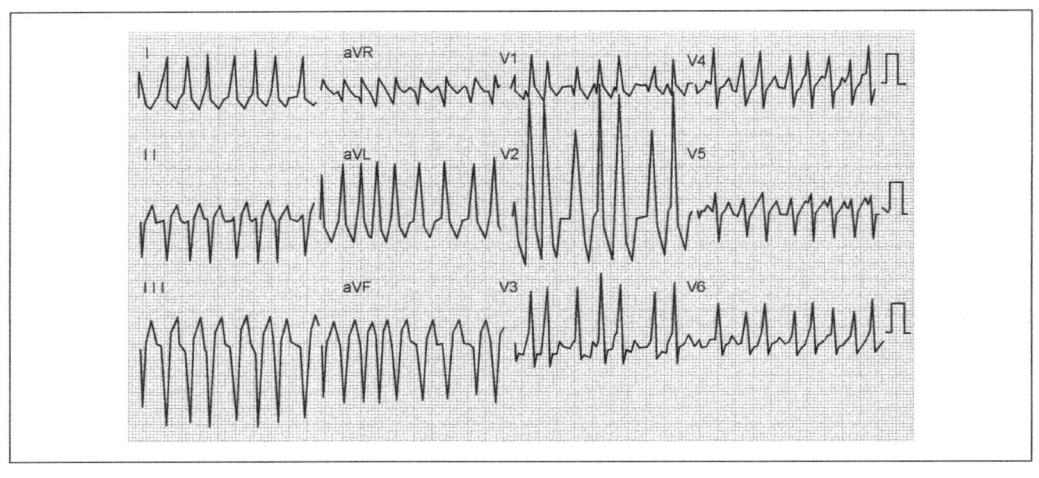

Figura 8.4. Fibrilação atrial pré-excitada. Observe a irregularidade dos QRSs e a mudança de morfologia do QRS na mesma derivação. (Imagem cedida pelo Ambulatório de Arritmia do InCor.)

Características eletrocardiográficas da síndrome de Wolff-Parkinson-White (WPW)

✓ PR curto.
✓ Onda delta.
✓ QRS alargado.
✓ Alterações de repolarização ventricular.

Taquicardias relacionadas a vias acessórias complexas: Mahaim e Coumel

Taquicardia de Mahaim

✓ Taquicardia de QRS largo e regular.
✓ Morfologia de BRE atípico (onda R apenas em V6).

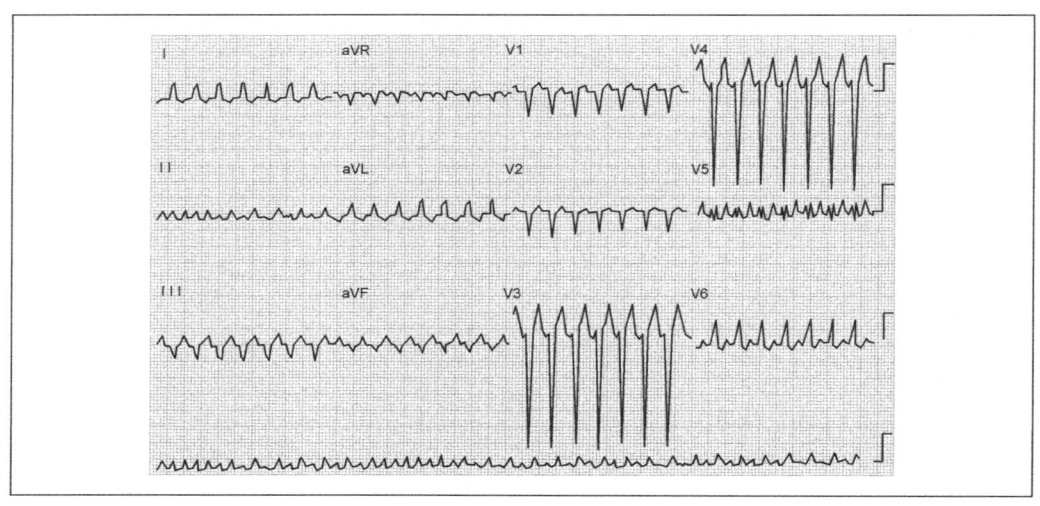

Figura 8.5. Taquicardia supraventricular com morfologia de BRE. Sugere taquicardia com pré-excitação tipo Mahaim. (Imagem cedida pelo Ambulatório de Arritmia do InCor.)

Por ter QRS largo, a taquicardia de Mahaim faz diagnóstico diferencial com taquicardia ventricular. As vias de Mahaim são as vias acessórias nodoventriculares ou nodofasciculares, que comunicam o átrio e ventrículo direito.

Taquicardia de Coumel

✓ Taquicardia de QRS estreito e regular.

✓ Onda P negativa "em gota" nas derivações inferiores.

Via acessória de condução retrógrada decremental, geralmente localização póstero septal.

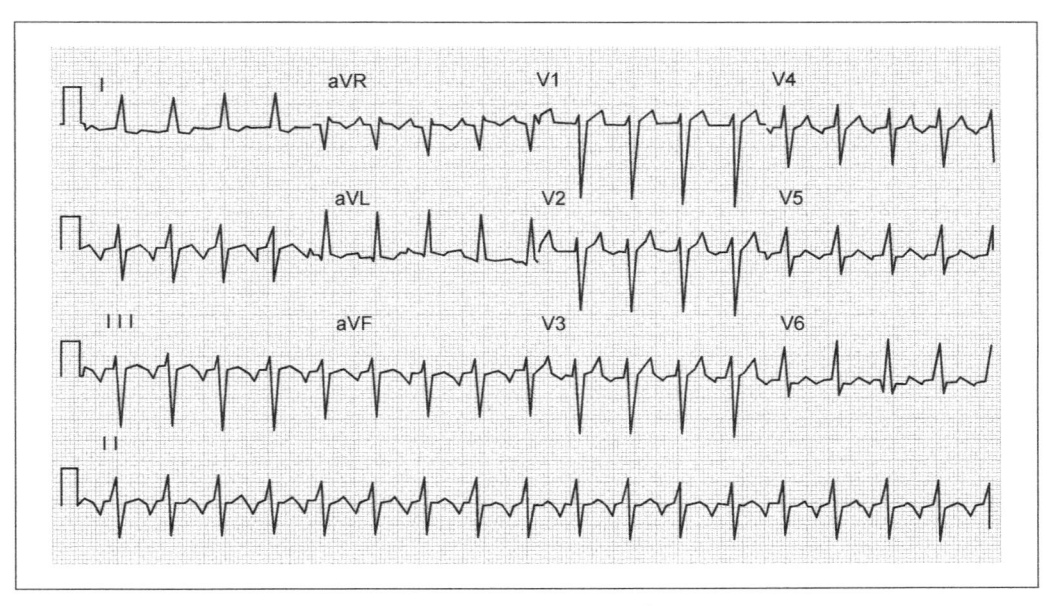

Figura 8.6. Taquicardia de RP' longo (RP'>P'R). Observe as ondas P negativas em DII, DIII e aVF. Nesse caso, trata-se de taquicardia mediada por via acessória com condução retrógrada lenta (taquicardia de Coumel). (Imagem cedida pelo Ambulatório de Arritmia do InCor.)

Arritmias atriais

As arritmias atriais são aquelas nas quais existem um ou mais focos atriais de hiperautomatismo ou reentrada, gerando uma atividade atrial de comando diferentemente do ritmo sinusal que passa a conduzir para os ventrículos predominantemente e desencadeando uma arritmia sustentada com origem atrial.

Os possíveis mecanismos associados são automatismo exacerbado, reentrada e atividade deflagrada. A atividade atrial pode ser representada eletrocardiograficamente por uma onda P com orientação vetorial diferente da onda P sinusal (taquicardia atrial), por uma onda F com serrilhado típico (*flutter* atrial), por pequenas ondas F caóticas ou pela ausência de representação atrial (fibrilação atrial).

Nessas arritmias atriais, o circuito da taquicardia não é dependente do NAV,. O qual apenas o utiliza para conduzir a atividade elétrica atrial para os ventrículos, mas o bloqueio do NAV não interrompe o circuito da arritmia pois os "trilhos" do circuito estão apenas no átrio. Porém, sua utilização pode ser muito útil para o diagnóstico eletrocardiográfico das arritmias quando as ondas atriais não estão muito evidentes, pois, ao bloquear o NAV, a adenosina pode "desmascarar" o padrão eletrocardiográfico, tornando as ondas P mais evidentes.

Características clínicas das arritmias atriais

São mais comuns em mulheres de meia-idade, relacionando-se a extrassístoles atriais frequentes. Observam-se na monitorização eletrocardiográfica contínua (Holter) uma densidade alta de extrassístoles atriais e períodos de taquicardia atrial não sustentada (TANS). Na TA multifocal, há vários focos de disparo, no ECG se observam ondas P, variando de morfologia na mesma derivação, sendo mais comumente encontrada em pacientes com doença pulmonar obstrutiva crônica.

O *flutter* atrial (FLA) pode ocorrer nas mesmas situações clínicas que a TA, estando mais relacionado a cardiopatias de remodelamento atrial, pneumopatias, cardiopatias congênitas e cirúrgicas corrigidas.

A adenosina não interrompe as taquicardias atriais, já que seu circuito não depende do NAV, mas reduz a frequência cardíaca momentaneamente, facilitando a visualização das ondas P, na taquicardia atrial, ou de ondas F no flutter atrial.

Taquicardia atrial (TA)

A TA é uma taquicardia na qual se observa a onda P precedendo o QRS, porém com orientação vetorial diferente da onda P sinusal. Pode haver uma onda P para cada QRS ou mais de uma para cada QRS, a depender de a condução dos estímulos atriais pelo NAV sofrer ou não um bloqueio funcional pela frequência. A frequência atrial varia entre 150 e 250 bpm. A TA pode ocorrer por diversos mecanismos. Os dois principais são o aumento do automatismo de um foco atrial e por reentrada em área de fibrose atrial. A TA por hiperautomatismo pode ter fenômeno de aquecimento (*worm up*) e desaquecimento (*cool down*). Diferentemente da taquicardia sinusal, o aquecimento da TA ocorre em 3 ou 4 batimentos, sendo mais rápido do que o mesmo fenômeno mediado pelo ritmo sinusal. O circuito da taquicardia não é dependente do NAV e, portanto, não se interrompa pela adenosina.

Taquicardia atrial (TA) por foco atrial ectópico

Atividade atrial com múltiplos focos. Apresenta ondas P organizadas de origem diferente do nó sinusal com linha de base normal.

Características eletrocardiográficas da taquicardia atrial focal

✓ Onda P (orientação diferente da P sinusal) precedendo QRS.
✓ Pode ter mais de uma onda P para cada QRS.
✓ Ritmo regular, se condução 1:1, ou irregular, se condução variável.

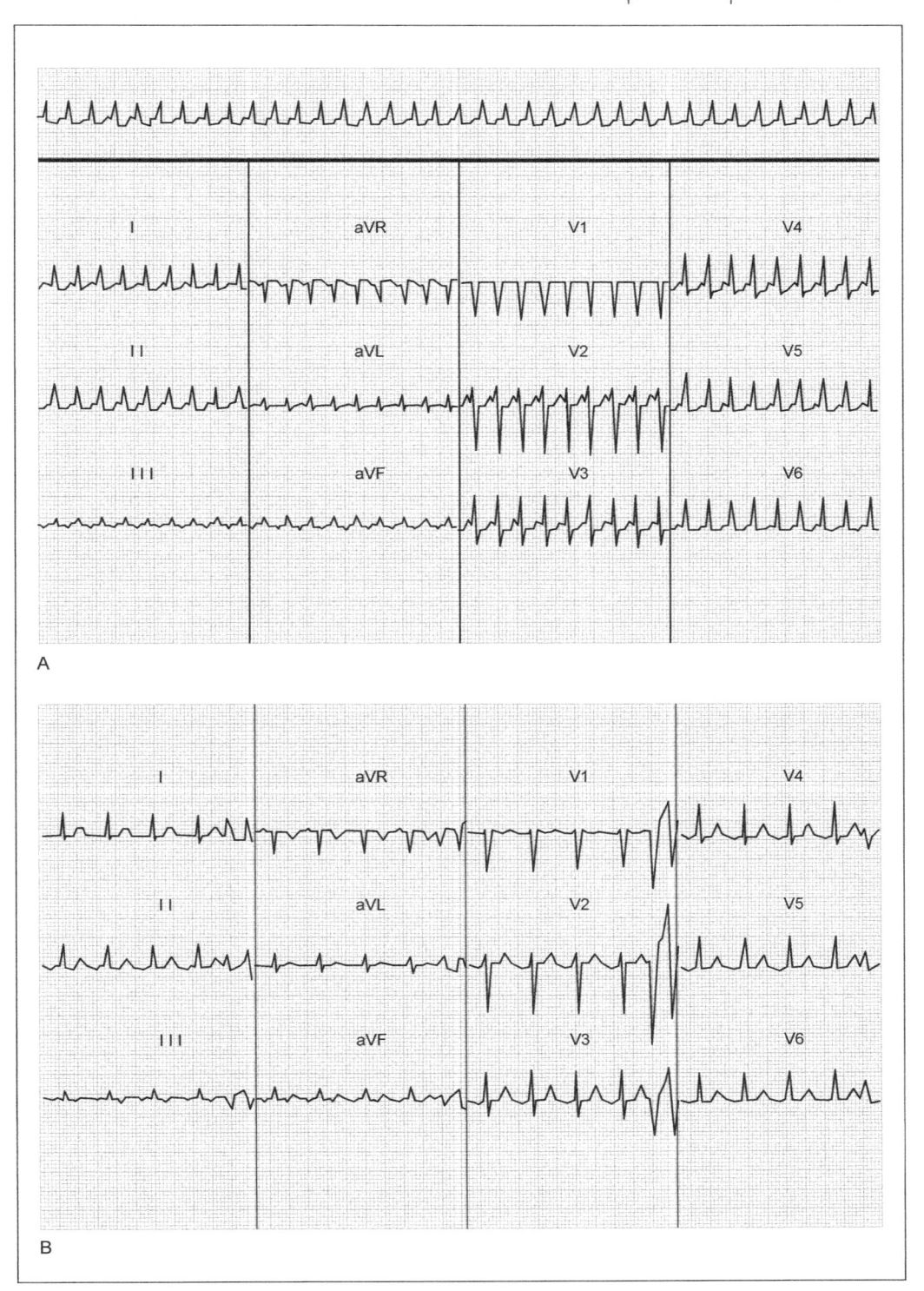

Figuras 8.7A e **B**. Taquicardia atrial. Observe o RP' longo e maior do que P'R. Após manobra de bloqueio AV (manobra vagal ou adenosina), confirma-se a TA, com linhas isoelétricas entre as ondas P (segunda figura). (Imagem cedida pelo Ambulatório de Arritmia do InCor.)

TA multifocal

Atividade atrial apresentando onda P com diferentes morfologias (mais de três), variando na mesma derivação e com tempos de ativação diferentes, resultando em um ritmo irregular.

Características eletrocardiográficas da taquicardia atrial multifocal

✓ Várias morfologias de onda P na mesma derivação.

✓ Onda P precedendo QRS.

✓ Intervalos PR, RR e PP variáveis a cada batimento.

✓ Ritmo irregular.

A TA multifocal está associada a pneumopatias, como DPOC e com o uso de broncodilatadores inalatórios (p. ex., teofilina).

Flutter atrial (FLA) típico

O FLA é uma macrorreentrada no átrio direito (AD) em decorrência de uma frente de onda que circunda o anel da valva tricúspide em sentido anti-horário, despolarizando sequencialmente o septo interatrial, a parede livre do átrio direito e o istmo cavotricuspídeo (ICV) em uma frequência atrial de cerca de 300 bpm.

Essa sequência de ativação gera ondas F em serrilhado predominantemente negativas em derivações inferiores. Quando o FLA usa o ICV, é chamado de flutter típico. Quando a sequência de ativação segue no sentido contrário, é chamado de típico reverso e tem ondas F positivas nas derivações inferiores. Quando o FLA não utiliza o ICT, é chamado de atípico. O mecanismo da arritmia é macrorreentrada no átrio direito. O circuito da taquicardia não é dependente do NAV, que apenas conduz a atividade atrial para o ventrículo. Felizmente, o NAV não conduz essa frequência tão alta para os ventrículos e, portanto, geralmente há um grau de bloqueio da condução que pode ser de 2:1 (FC: 150 bpm), 3:1 (FC: 100 bpm) ou 4:1 (75 bpm). O BAV pode ser variável, gerando um ritmo irregular.

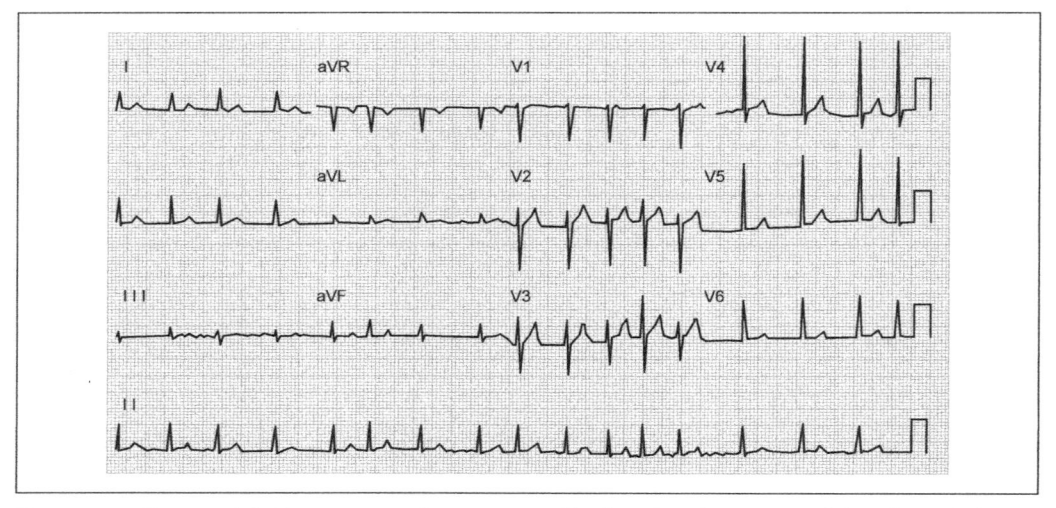

Figura 8.8. *Flutter* atrial. Observe as ondas F com serrilhado típico. (Imagem cedida pelo Ambulatório de Arritmia do InCor.)

Características eletrocardiográficas do FLA típico (anti-horário)

- ✓ Ondas F de *flutter*.
- ✓ Atividade atrial regular e frequência entre 250 e 350 bpm.
- ✓ Apresenta um serrilhado negativo em DII, DIII e aVF.
- ✓ Ausência de linha de base isoelétrica.
- ✓ BAV funcional, mais comum 2:1.

Fibrilação atrial (FA)

A FA é a arritmia sustentada mais comum, e sua incidência aumenta com a idade. Pode estar relacionada a cardiopatias (hipertensiva, valvar, isquêmica), pneumopatias (DPOC, cor *pulmonale*) ou ser uma forma isolada, podendo ter componente genético. A FA é caracterizada por focos arritmogênicos que se iniciam nas veias pulmonares e são transmitidos para os átrios, causando múltiplas microrreentradas com atividade atrial desorganizada e de alta frequência, acima de 350 bpm. Essa atividade atrial caótica não é totalmente conduzida ao ventrículo em razão do potencial decremental do NAV, que permite a passagem de alguns batimentos de forma irregular. A resposta ventricular da FA será, então, totalmente dependente da condução pelo NAV, podendo ser de alta resposta, resposta controlada (pelo próprio NAV ou por medicação), de baixa resposta, com bloqueio de ramo frequência dependente, ou até FA com bloqueio atrioventricular total.

Características eletrocardiográficas da FA

- ✓ Ausência de onda P.
- ✓ Ondas F (ondas fibrilatórias); atividade atrial e baixa amplitude e irregular, mais bem visível em V1.
- ✓ Ritmo irregular.

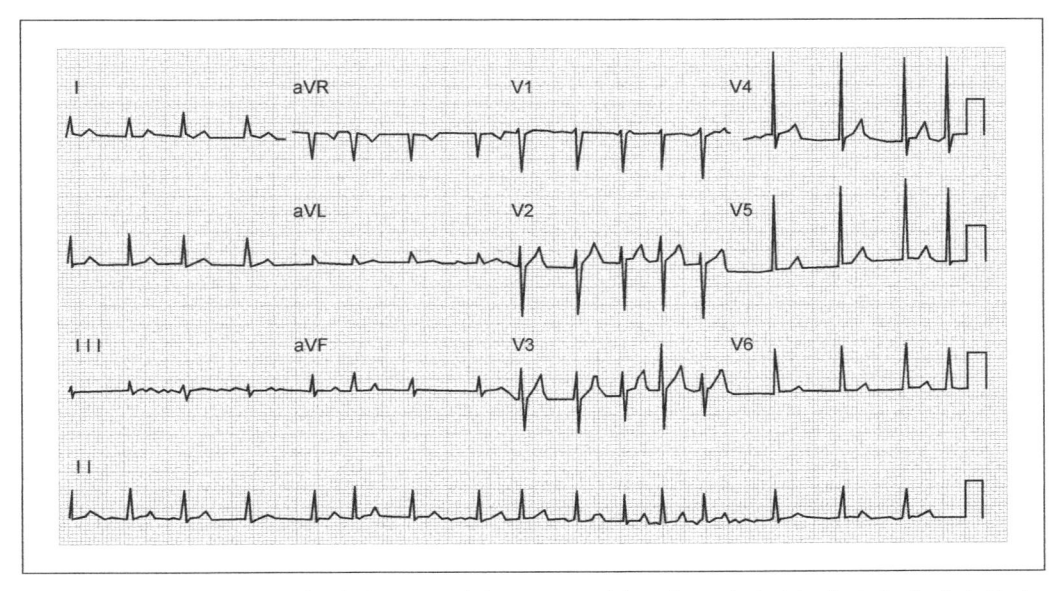

Figura 8.9. ECG com ritmo de fibrilação atrial. (Imagem cedida pelo Ambulatório de Arritmia do InCor.)

Tratamento

As TSVs, em especial as taquicardias atriais e sinusais, podem ter como fatores deflagradores: distúrbios metabólicos descompensados (HAS, DM, DLP, isquemia, disfunções tireoidianas), distúrbios hidroeletrolíticos (hipocalemia e hipomagnesemia) ou condições inflamatórias (infecção, pós-operatórios). Dessa forma, a redução dos episódios de arritmia e melhora sintomática requer o tratamento dessas condições associadas, devendo-se priorizar o controle metabólico--inflamatório antes de se propor um tratamento invasivo.

Em geral, o tratamento ambulatorial das TSVs objetiva reduzir os sintomas de palpitações e as idas ao pronto-socorro (PS) para atendimento, em especial na taquicardia de reentrada nodal (TRN). Por sua vez, na taquicardia atrioventricular (TAV), relacionada à síndrome de Wolff-Parkinson-White (WPW), o tratamento se baseia não apenas no alívio dos sintomas, mas principalmente na estratificação de risco de morte súbita cardíaca (MSC). Nas arritmias atriais, como o flutter atrial (FLA) e a fibrilação atrial (FA), deve-se estratificar o risco tromboembólico pelo CHA_2DS_2VASC, e o risco hemorrágico pelo HAS-BLED para decisão clínica sobre anticoagulação.

Bibliografia

Carina B-L, Melvin MS et al. ACC/AHA/ESC Guidelines for the Management of Patient with Supraventricular Arrhythmias. A Report of the American College of Cardiology/American Heart Association Task Force and the European Society of Cardiology Committee for Practice Guidelines. European Heart Journal. 2003.

Hein JW, Mary C. O Eletrocardiograma na tomada de decisões na emergência. Editora Revinter. 2007.

Pappone C1, Radinovic A, Santinelli V. Sudden death and ventricular preexcitation: is it necessary to treat the asymptomatic patients? Curr Pharm Des. 2008; 14(8):762-5.

Richard LP, José AJ et al. 2015 ACC/AHA/HRS Guideline for the Management of Adult Patients With Supraventricular Tachycardia. A Report of the American College of Cardiology/American Heart Association Task Force on Clinical Practice Guidelines and the Heart Rhythm Society.

Robert OB, Douglas LM, Douglas PZPL. Braunwald: Tratado de medicina cardiovascular. 9 ed. São Paulo.

Silvia G. Priori, Carina B-L, Andrea M et al. ESC Guidelines for the management of patients with ventricular arrhythmias and the prevention of sudden cardiac death. European Heart Journal. 2015; 36:2793-867.

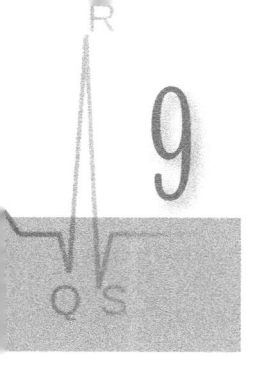

Arritmias: Taquicardia Ventricular

Jorge Mangabeira de Souza Junior • Thiago Aragão Leite

Introdução

As taquicardias ventriculares (TVs) são definidas como arritmias com mais de 3 batimentos extrassistólicos com frequência acima de 100 batimentos por minuto (bpm), cujo circuito de condução ou foco se origina no tecido ventricular ou nas fibras de Purkinje (Figura 9.1). Os mecanismos de formação incluem alterações na formação do impulso (aumento do automatismo) ou em sua condução (reentrada). São taquicardias com prognóstico potencialmente grave e que requerem atenção e tratamento adequado, podendo representar risco de morte súbita.

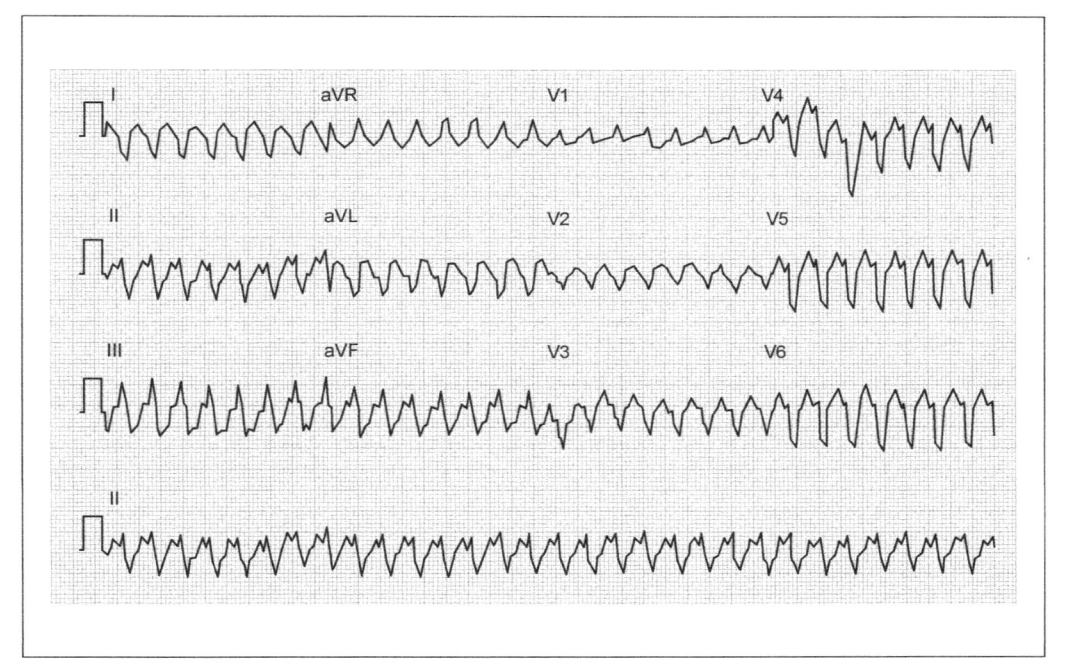

Figura 9.1. Taquicardia ventricular em ECG de 12 derivações. (Imagem cedida pelo Instituto do Coração do Hospital das Clínicas da Faculdade de Medicina da Universidade do Estado de São Paulo.)

Etiologia

A etiologia da TV é um fator prognóstico, podendo ser primária, sem uma condição clínica que justifique sua ocorrência, ou secundária, como a isquemia miocárdica, distúrbios metabólicos e eletrolíticos, circuitos de reentrada em função das cicatrizes miocárdicas nas cardiopatias estruturais (infarto, cardiopatia chagásica, dilatada, hipertrófica, entre outras), distúrbios genéticos que ocasionam alterações nas trocas iônicas em nível celular (síndrome do QT longo, síndrome de Brugada, TV catecolaminérgica e outras).

A redução da fração de ejeção (FE) é outro importante fator prognóstico nas cardiopatias estruturais, sendo proporcional ao risco de morte súbita.

Apresentação clínica

Os sintomas são variáveis e os pacientes podem apresentar palpitação, dispneia, descompensação de insuficiência cardíaca, dor torácica, fadiga, tontura, pré-sincope, síncope sem sintomas premonitórios e parada cardíaca. Nas síncopes que ocorrem durante exercício, em posição supina ou sentada, deve-se levantar a suspeita de causa cardíaca.

Diagnóstico

No exame físico de um paciente com suspeita de TV devem ser procurados sinais de instabilidade hemodinâmica, como rebaixamento do nível de consciência, hipotensão, ausência de pulso central, edema agudo de pulmão e angina, os quais indicam a necessidade de reversão imediata ao ritmo sinusal. Após a reversão nesses casos, é fundamental buscar o fator etiológico relacionado ao aparecimento da arritmia.

O eletrocardiograma de 12 derivações é fundamental durante a avaliação na sala de emergência, e o achado de taquicardia com QRS largo e dissociação atrioventricular (Figura 9.2), os batimentos de fusão (ativação do ventrículo a partir de dois focos diferentes, com implicação de que um dos focos é de origem ventricular) ou a captura da atividade ventricular pelo ritmo sinusal confirmam o diagnóstico de TV (Figura 9.3).

As TVs com morfologia de bloqueio de ramo esquerdo (BRE) sugerem origem ventricular direita (Figura 9.4), e as TVs com padrão de bloqueio de ramo direito (BRD) sugerem origem ventricular esquerda (Figura 9.5).

A frequência cardíaca pode chegar a valores de 250 bpm, e o intervalo R-R pode ser regular ou irregular, podendo haver TVs com morfologias únicas ou variadas, originando-se no mesmo sítio ou em sítio adjacentes, possivelmente com diferentes vias de saída; outras, porém, com múltiplos sítios de origem. Em razão de diferentes mecanismos de formação, a morfologia do QRS pode variar de paciente para paciente, podendo ser uniforme com complexos semelhantes ao anterior (monomórfica); variar de forma inespecífica, alterando a aparência a cada batimento (polimórfica); variar de forma repetitiva (*Torsades de Pointes* – Torção de Pontos); apresentar mais de uma morfologia de QRS durante a taquicardia, mas sem ser continuamente modificada (pleomórfica) (Figura 9.6). Existem ainda taquicardias ventriculares com complexos alternantes (TV bidirecional) ou variações de forma estável (alternando morfologia de BRD com BRE).

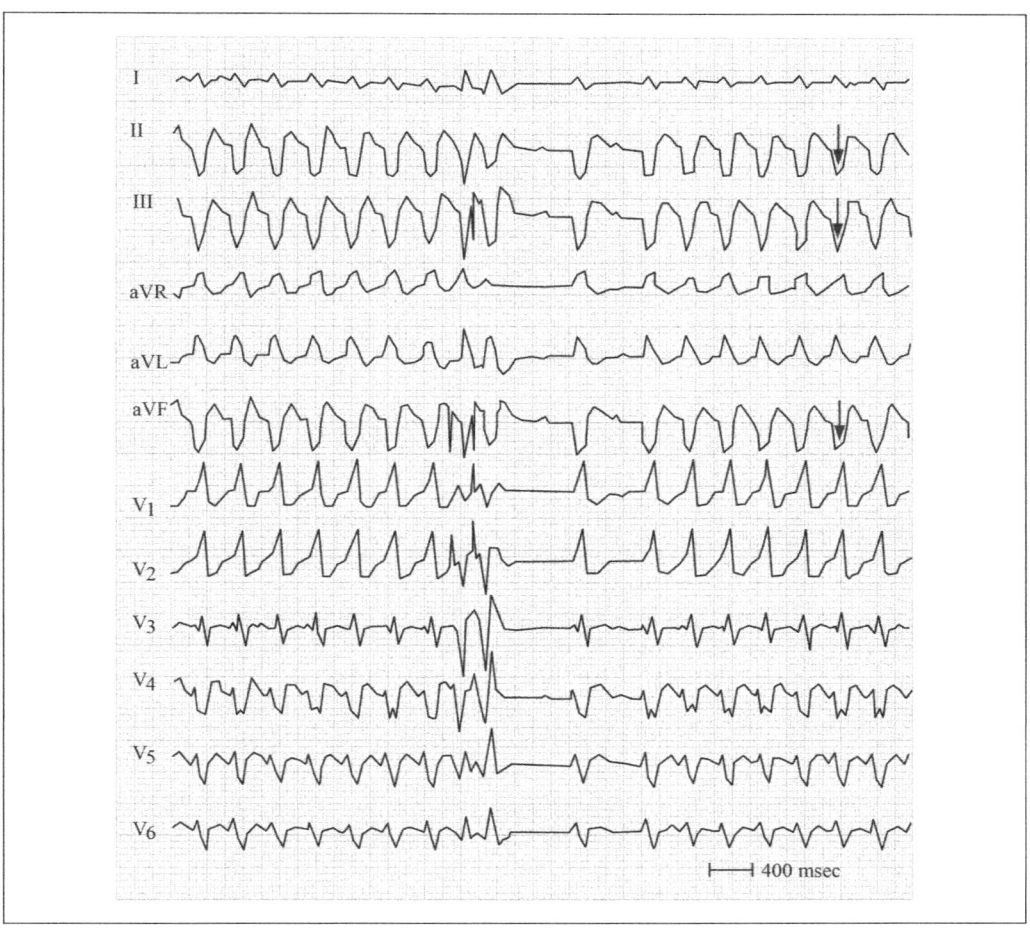

Figura 9.2. Dissociação atrioventricular em um ECG de taquicardia ventricular. Imagens de onda P (*setas*) sem relação com complexos QRS. (Imagem adaptada de Wellens HJJ.Fi.)

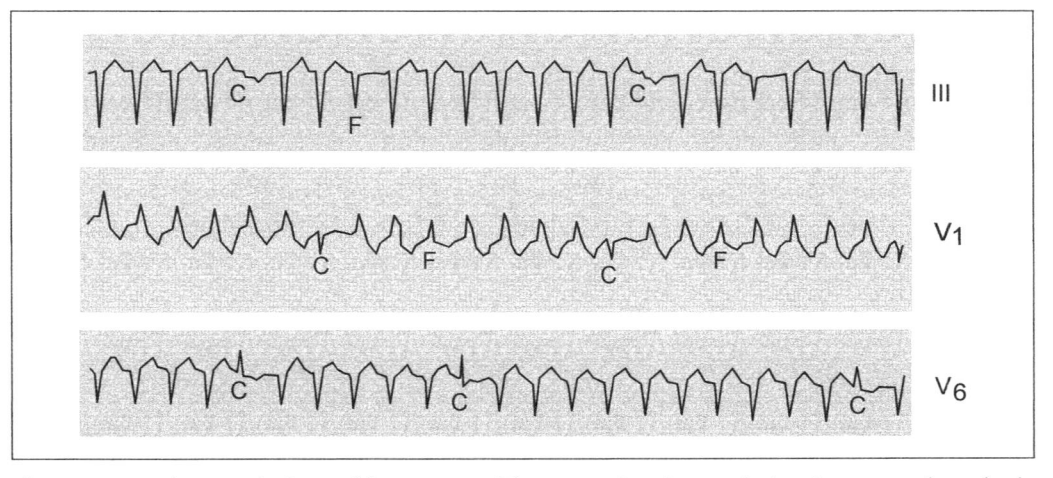

Figura 9.3. Batimento de fusão (F) e captura (C) em taquicardia ventricular. (Imagem adaptada de Mann DL, Zipes DP, Libby P, Bonow RO.)

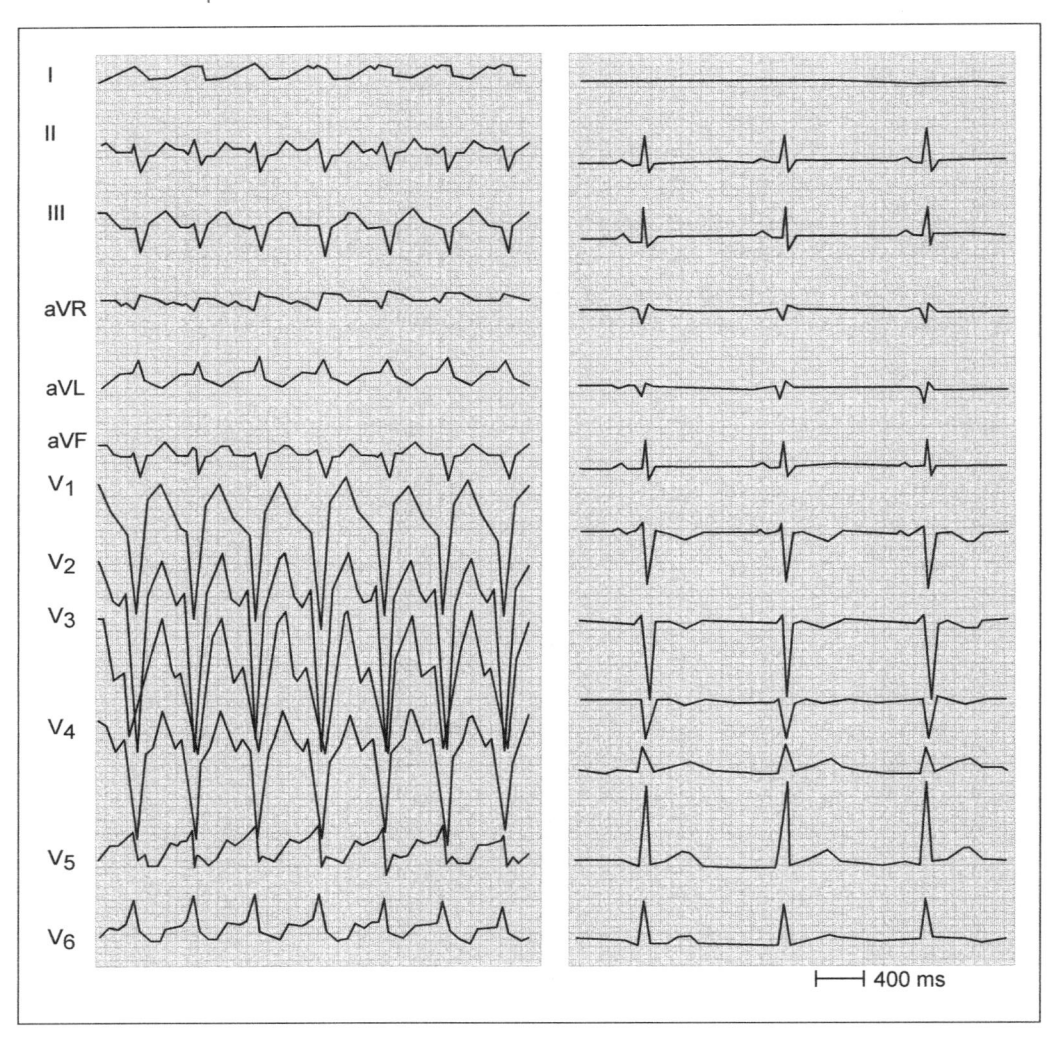

Figura 9.4. Taquicardia ventricular com padrão de bloqueio de ramo esquerdo (ECG A). ECG do mesmo paciente em ritmo sinusal (ECG B). Observe o QRS estreito fora do momento da taquicardia. (Imagens adaptadas de Wellens HJJ.Fi.)

A TV monomórfica é mais visível em pacientes com infartos cicatrizados, pois o miocárdio com cicatriz fornece o substrato para TV reentrante. A TV polimórfica, por sua vez, se associa mais frequentemente à isquemia coronariana aguda, distúrbios hidroeletrolíticos e condições que prolongam o intervalo QT. *Torsades de pointes* é uma forma de taquicardia ventricular na qual os complexos QRS giram em torno da linha de base, modificando o eixo e a amplitude e se correlacionam com intervalos QT prolongados. O intervalo QT prolongado pode ter origem congênita (devido a alterações nos canais iônicos cardíacos), alterações eletrolíticas (hipocalcemia, hipomagnesemia e hipocalemia) ou estar relacionado ao infarto agudo do miocárdio. Existem, ainda, alguns fármacos que prolongam o intervalo QT, como antidepressivos tricíclicos, fenotiazinas, antifúngicos, anti-histamínicos, quinolonas e eritromicina.

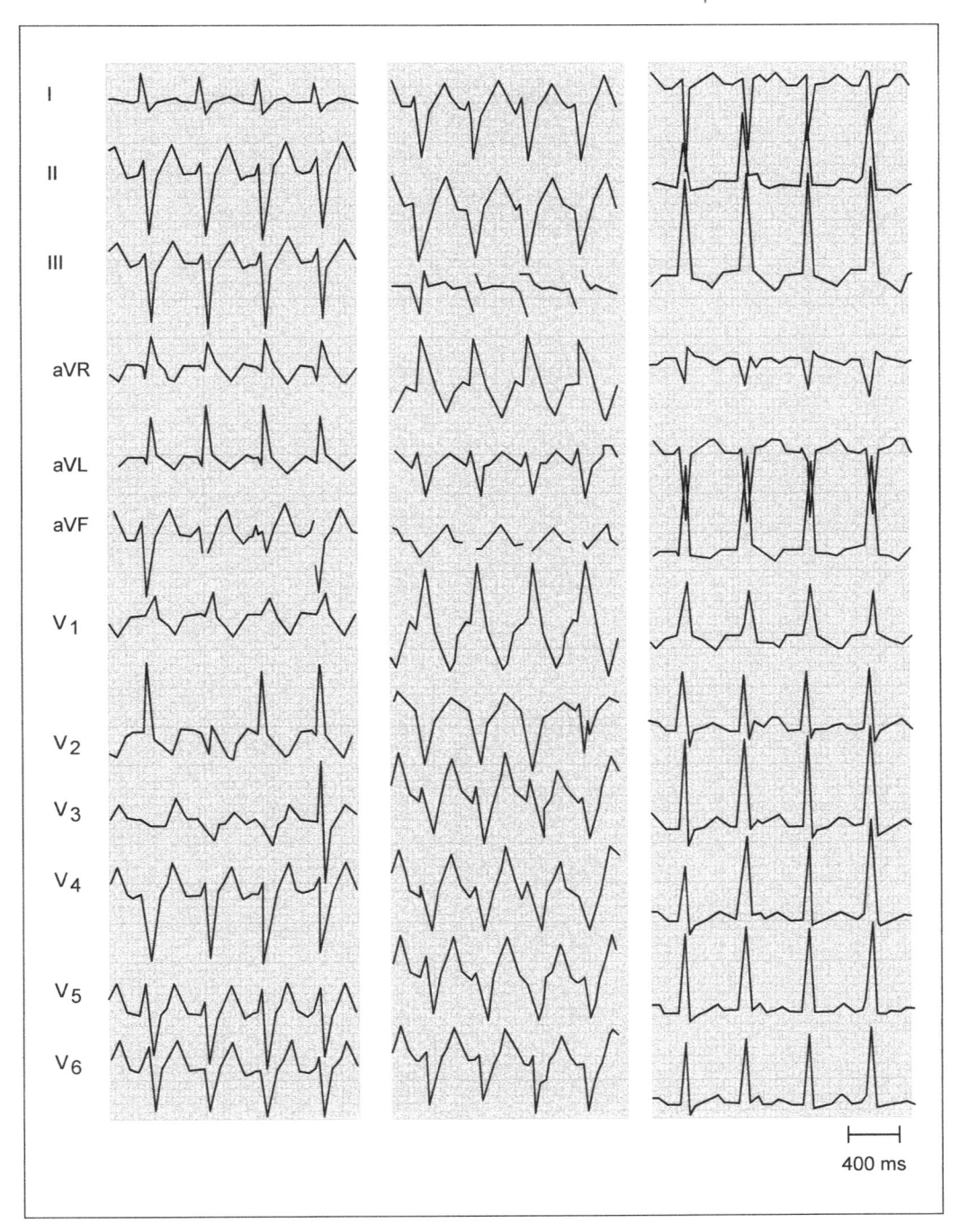

Figura 9.5. Taquicardias ventriculares com padrões de bloqueio de ramo direito. (Imagens adaptadas de Wellens HJJ.Fi.)

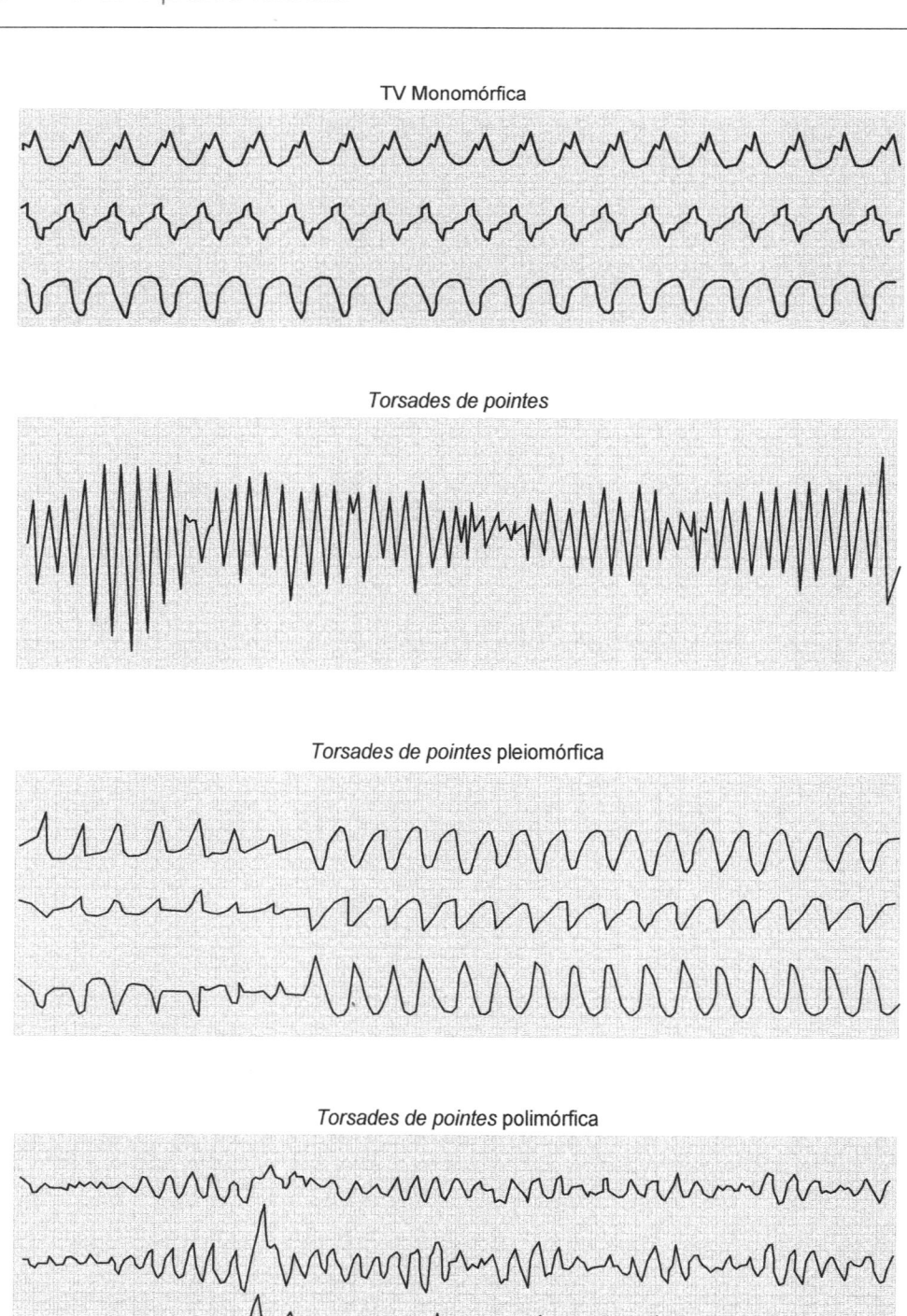

Figura 9.6. Principais padrões de taquicardia ventricular. (Imagens adaptadas de Kalil Filho R e Fuster V.)

Diagnóstico diferencial

Algumas taquicardias de origem supraventricular podem apresentar QRS largo quando em associação a um bloqueio de ramo, a um distúrbio de condução intraventricular ou a uma pré-excitação. Para essa diferenciação foram criados diversos algoritmos diagnósticos, e os mais utilizados são os critérios de Brugada (Figuras 9.7 e 9.8, e Tabela 9.1) e de Vereckei (Figura 9.9). É válido observar que os eletrocardiogramas das Figura 9.10A e B não fecham critérios para TV.

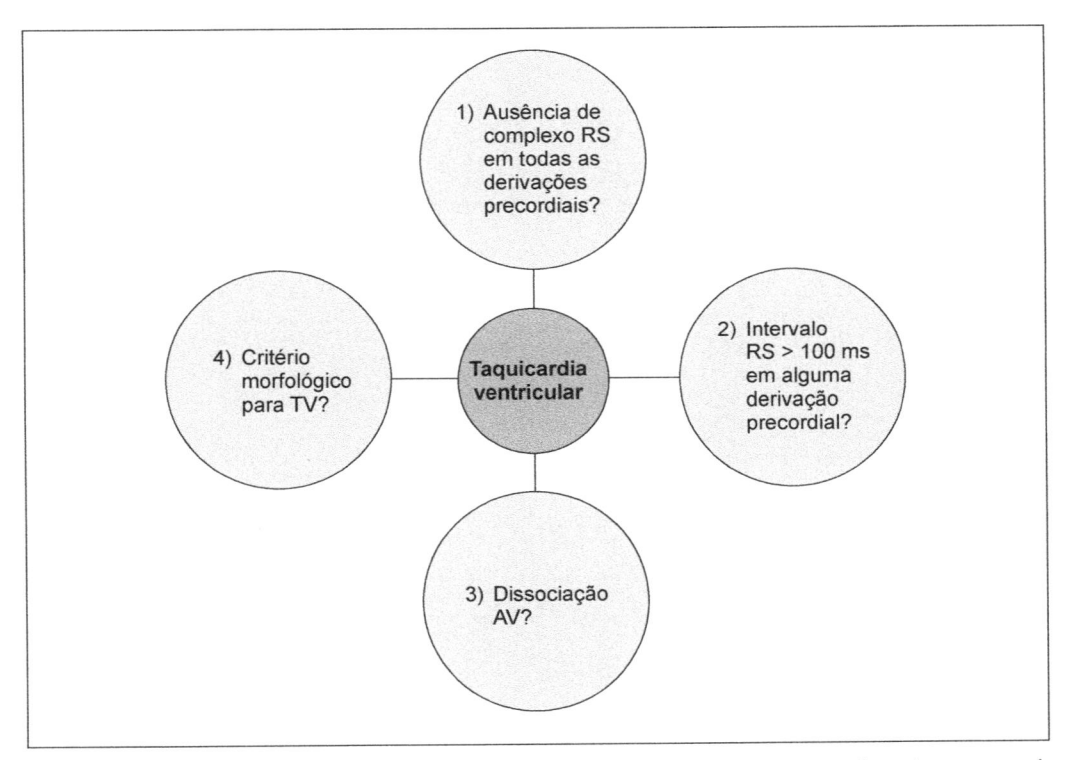

Figura 9.7. Algoritmo diagnóstico com base nos critérios de Brugada. Resposta afirmativa para qualquer um dos questionamentos configura taquicardia ventricular. AV: atrioventricular; TV: taquicardia ventricular.

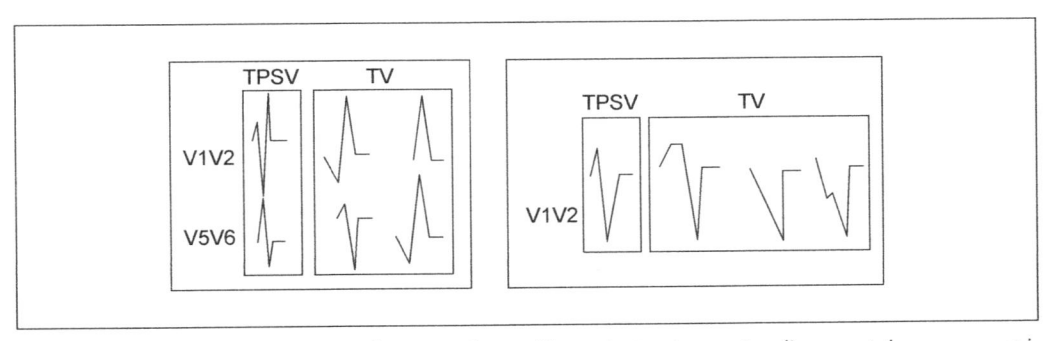

Figura 9.8. Critérios morfológicos de Brugrada na diferenciação de taquicardia paroxística supraventricular (TPSV) e taquicardia ventricular (TV). (Imagens adaptadas de Souza DF e Scanavacca.MI.)

Tabela 9.1. Critérios morfológicos de Brugada para diferenciação de taquicardia ventricular (TV) e de taquicardia supraventricular (TSV) com aberrância

Taquicardias com morfologia de BRD	
TV	**TSV**
V1: R monofásico (R puro), bifásico (qR ou RS)	**V1**: complexo QRS trifásico (rSR')
V6: complexos rS, QS ou QR, relação R/S < 1. Complexos fundamentalmente negativos	**V6:** padrão Rs. Relação R/S >1
Taquicardias com morfologia de BRE	
TV	**TSV**
V1 ou V2: onda r ≥ 40 ms ou intervalo RS ≥ 70 ms	**V1:** padrão rS, onda r < 40 ms e intervalo RS < 70 ms
V6: presença de onda Q (QR, qR ou QS)	**V6:** R puro (sem onda Q)

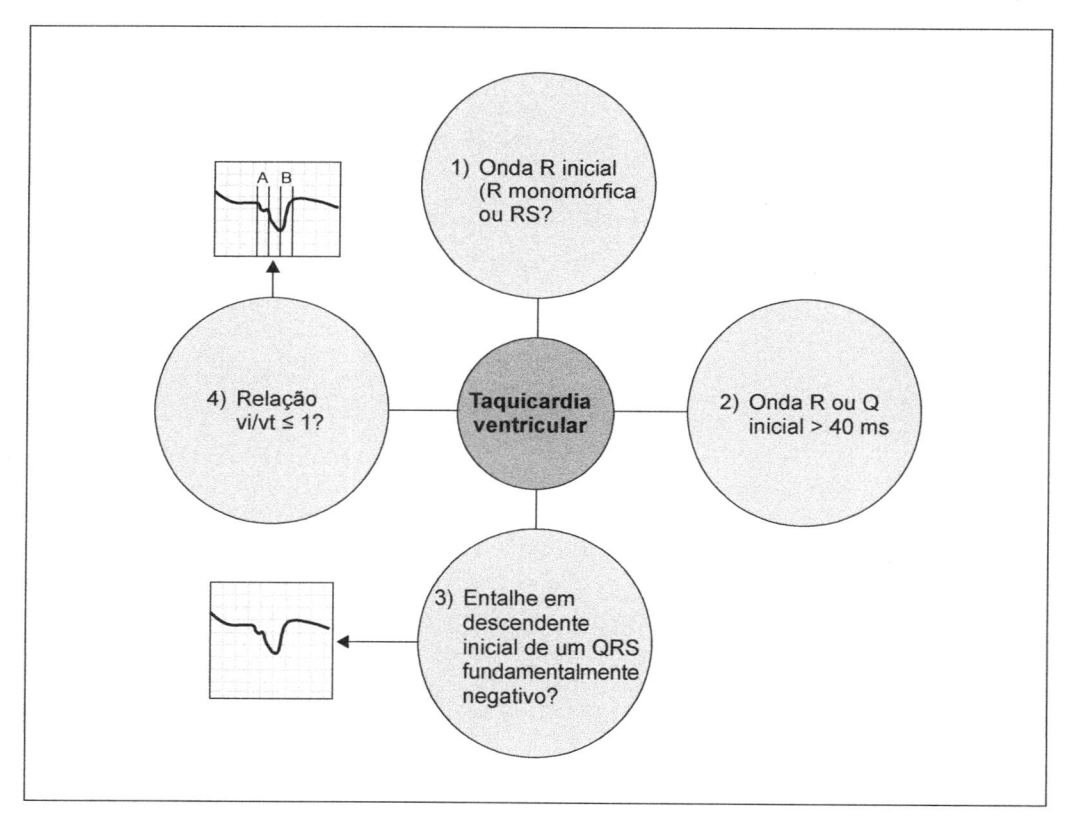

Figura 9.9. Algoritmo diagnóstico com base nos critérios de Vereckei, no qual é analisada somente a derivação aVR. Vi: velocidade inicial da ativação ventricular; vt: velocidade terminal da ativação ventricular. As velocidades são dadas conforme variação em mV das voltagens nos 40 ms iniciais e finais do QRS. A presença de qualquer um dos critérios fecha o diagnóstico de taquicardia ventricular. (Imagens adaptadas de Alzand BSN e Grijns HJGM. Retiradas do artigo internacional: 1. Alzand BSN, Crijns HJGM. Diagnostic criteria of broad QRS complex tachycardia: decades of evolution. Europace 2011; 13:465-72.)

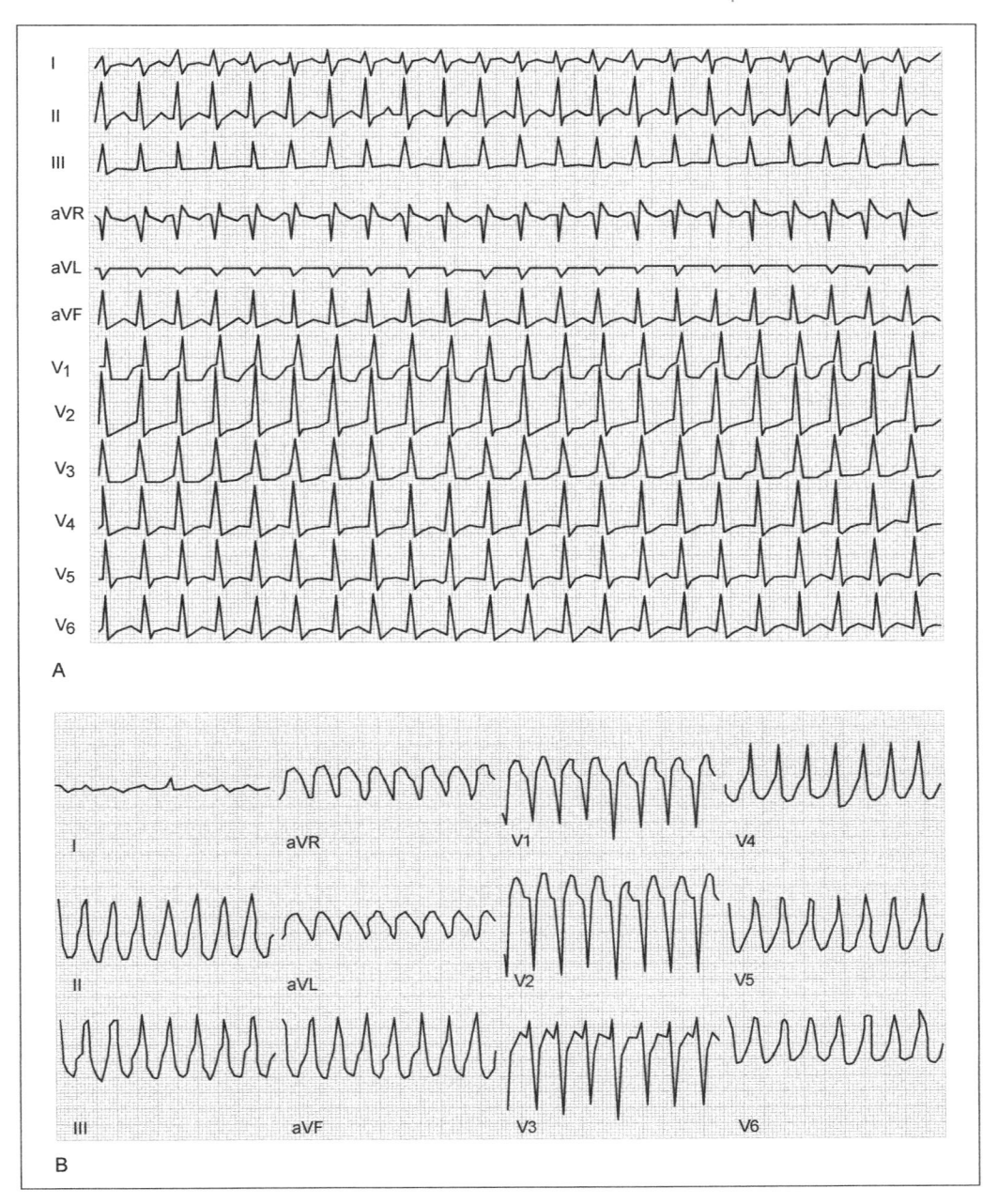

Figura 9.10A e **B.** Taquicardias supraventriculares com bloqueio dos ramos direito e esquerdo. (Imagens adaptadas de Souza DF e Scanavacca MI.)

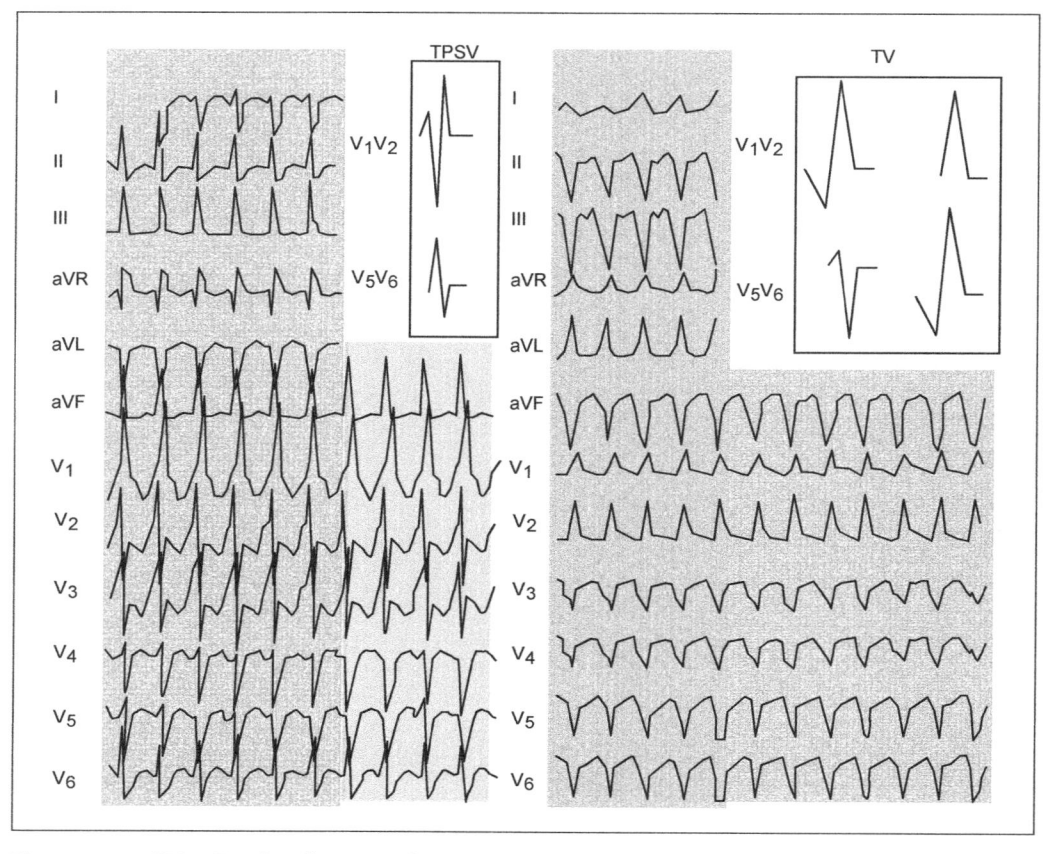

Figura 9.11. *TPSV:* Taquicardia paroxística supraventricular. *TV:* Taquicardia ventricular. (Adaptadas de Kalil Filho R e Fuster V.)

Conclusão

A taquicardia ventricular é uma arritmia frequente e se apresenta no eletrocardiograma como uma taquicardia com complexo QRS alargado. Habitualmente está associada às miocardiopatias isquêmica ou chagásica, mas pode ocorrer em pacientes sem cardiopatia estrutural, como a TV idiopática. É uma condição que pode ocasionar a morte súbita. Portanto, sempre que for dado o diagnóstico da mesma em um paciente com instabilidade hemodinâmica, deve-se prontamente realizar o tratamento com cardioversão elétrica. Nos casos estáveis, as drogas antiarrítmicas são a primeira opção.

A condução de um paciente com essa patologia tem por base a documentação eletrocardiográfica, na investigação de cardiopatia estrutural, na identificação de pacientes com maior risco de morte súbita para implante de cardiodesfibrilador e no tratamento farmacológico ou ablação por cateter para prevenção de novos episódios.

Bibliografia

Alzand BSN, Crijns HJGM. Diagnostic criteria of broad QRS complex tachycardia: decades of evolution. Europace. 2011; 13:465-72.

Brugada P, Brugada J, Mont L et al. A new approach to the differential diagnosis of a regular tachycardia with a wide QRS complex. Circulation. 1991; 83:1649-59.

Elizabeth SMD, Navarro K. Suporte avançado de vida cardiovascular. Guarulhos: Sesil Ltda. 2014.

Fuganti CJ, Melo CS, Moraes Jr AV et al. Diretrizes brasileiras de dispositivos cardíacos eletrônicos implantáveis do departamento de estimulação cardíaca artificial (DECA) da Sociedade Brasileira de Cirurgia Cardiovascular (SBCCV), 2015.

Kalil Filho R, Fuster V. Medicina cardiovascular reduzindo o impacto das doenças. São Paulo: Atheneu, 2016.

Khatib SMA, Stevenson WG, Ackerman MJ et al. AHA/ACC/HRS Guideline for management of patients with ventricular arrhythmias and the prevention of sudden cardiac death. Circulation, 2017.

Mann DL, Zipes DP, Libby P, Bonow RO. Braunwald tratado de doenças cardiovasculares. 10ª ed. Rio de Janeiro: Elsevier, 2018.

Moreira MCV, Montenegro ST, de Paola AAV. Livro texto da sociedade brasileira de cardiologia. 2ª ed. Barueri: Manole, 2015.

Pastore CA, Pinho JA, Pinho C et al. III Diretriz da sociedade brasileira de cardiologia sobre análise e emissão de laudos eletrocardiográficos. Arq Bras Cardiol. 2016; 106(4 Supl.1):1-23.

Priori SG, Lundqvist CB, Mazzanti A et al. 2015 ESC Guidelines for the management of patients with ventricular arrhythmias and the prevention of sudden cardiac death. European Heart Journal. 2015; 36:2793-867.

Souza OF, Scanavacca MI. Arritmias cardíacas. Rio de Janeiro: Rubio, 2016.

Thaler MS. ECG essencial. 7ª ed. Porto Alegre: Artmed, 2013.

Wellens HJJ. Ventricular tachycardia: diagnosis of broad QRS complex tachycardia. Heart. 2001; 86:578-85.

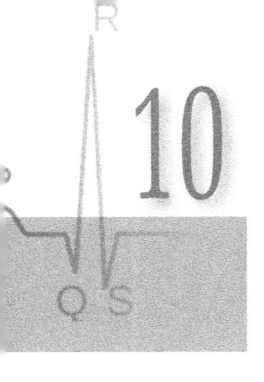

Pré-Excitação Ventricular

Rodrigo Grinberg

Introdução

Na eletrofisiologia do coração normal, o estímulo elétrico tem um caminho a percorrer para garantir a estimulação do miocárdio, conhecido como sistema excitocondutor do coração. Alguns indivíduos serão portadores de vias diferentes daquelas conhecidas, chamadas então de anômalas, fato que poderá modificar a condução dos estímulos e gerar ou não sintomas em seus portadores. Este capítulo visa à introdução ao estudo da eletrofisiologia das vias anômalas e de sua expressão eletrocardiográfica.

Bases anatomofisiológicas

O processo de condução elétrica habitual pelo sistema excito-condutor do coração normal é esquematizado na Figura 10.1.

A condução dos estímulos elétricos que foram gerados no nó sinusal através do sistema de condução inicia-se no átrio direito através dos tratos internodais, esses estímulos ganharão todo o tecido atrial. O feixe de Bachmann permite que eles cheguem ao átrio esquerdo e, de forma sincicial, ambos os átrios serão estimulados, e o conjunto desses estímulos deverá ganhar o nó atrioventricular (NAV) e o feixe de His, únicas estruturas pelas quais se dará a comunicação elétrica entre átrios e ventrículos. Dentro dos ventrículos, os estímulos que ali chegarem serão divididos entre ventrículos direito e esquerdo, respectivamente, através dos ramos direito, que não se subdivide, e esquerdo, que se subdivide em fascículos posteroinferior, anterossuperior e mediosseptal*, até ganharem a intimidade da musculatura ventricular, distalmente a esses ramos/fascículos, em um sistema chamado de fibras de Purkinje.

Alguns corações terão comunicações elétricas entre átrios e ventrículos fora da via normal através de vias anômalas. Essas vias, também denominadas feixes anômalos, fazem a conexão entre átrios e ventrículos sem que os estímulos passem todos pelo nó atrioventricular, excitando os ventrículos; portanto, de forma também anômala. No geral, esses feixes têm propriedades elétricas** diferentes

---

*O leitor poderá encontrar, em outras fontes, somente duas subdivisões para o ramo esquerdo (fascículos posteroinferior, anterossuperior e médiosseptal).

**Tal divergência tem diversas interpretações para outros fenômenos elétricos em diferentes escolas de cardiologia, cuja importância vai além dos objetivos deste capítulo.

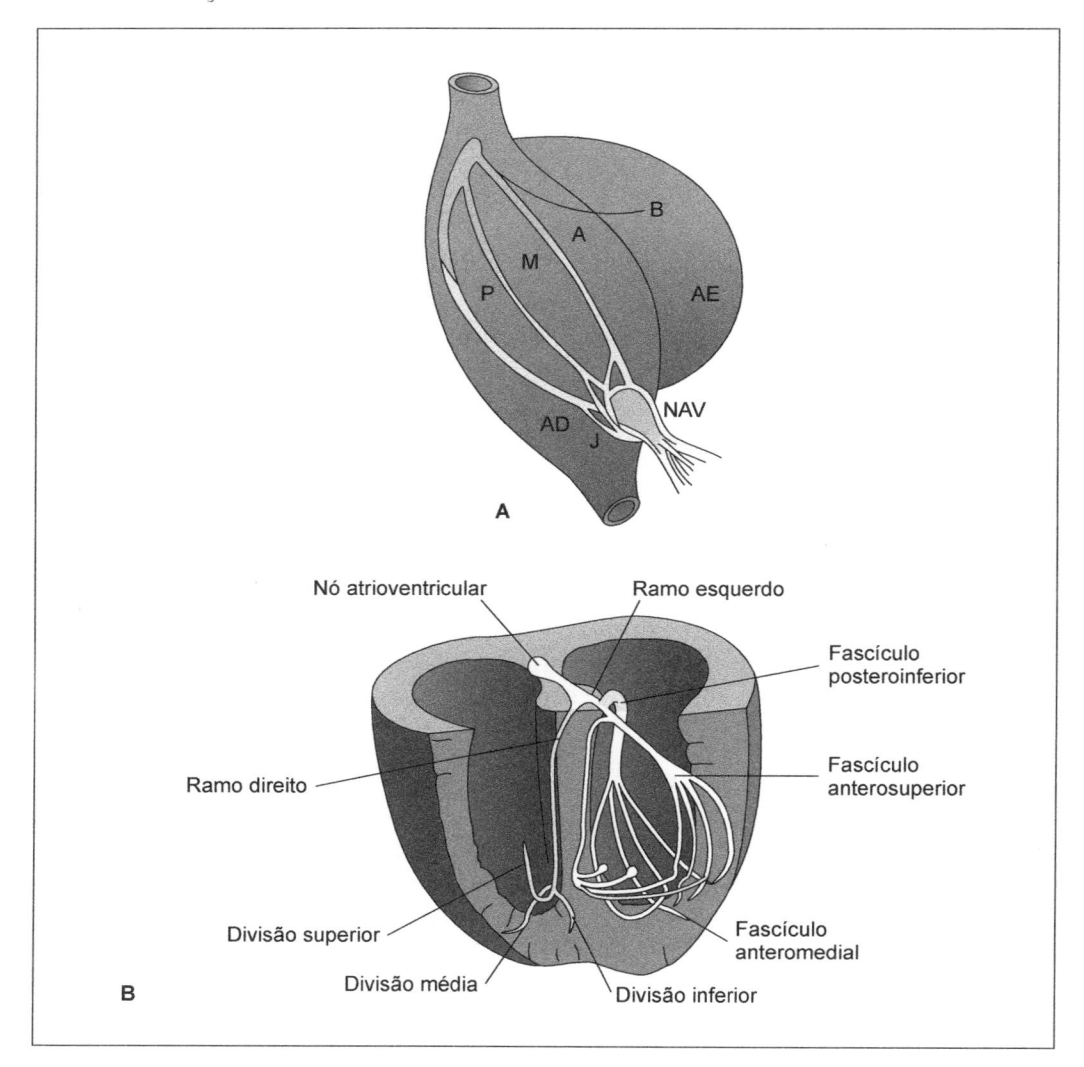

Figura 10.1. Sistema excito-condutor do coração. Na figura A, observa-se o sistema no nível atrial — tratos intermodais anterior (**A**), médio (M) e posterior (P), além do feixe de Bachmann (**B**). Na figura B, no nível ventricular, observa-se o nó atrioventricular, o feixe de His se bifurcando em ramos direito e esquerdo; esse último se trifurca em fascículos posteroinferior, anterossuperior e mediosseptal. (Modificada de Moffa, PJ et Sanches PC. Atividade Elétrica Normal do Coração. In *Moffa, PJ et Sanches PC*[1]. *Eletrocardiograma Normal e Patológico. 7ª ed. São Paulo: Roca, 2001*. Vide texto com a descrição da sequência fisiológica da estimulação sequencial atrioventricular correspondente.)

do sistema excito-condutor, habitualmente sendo dotados de maior velocidade na condução elétrica. Como os estímulos que descem dos átrios excitam os ventrículos pela via normal, alguns estímulos também excitarão os ventrículos pela via anômala e, dada essa capacidade de condução mais velozmente do que a via normal, levará, de forma mais precoce, os estímulos aos ventrículos. A esse fenômeno se dá o nome de pré-excitação ventricular, cuja via responsável pode se encontrar em qualquer posição no coração, desde que conecte eletricamente átrios a ventrículos, como ilustra a Figura 10.2.

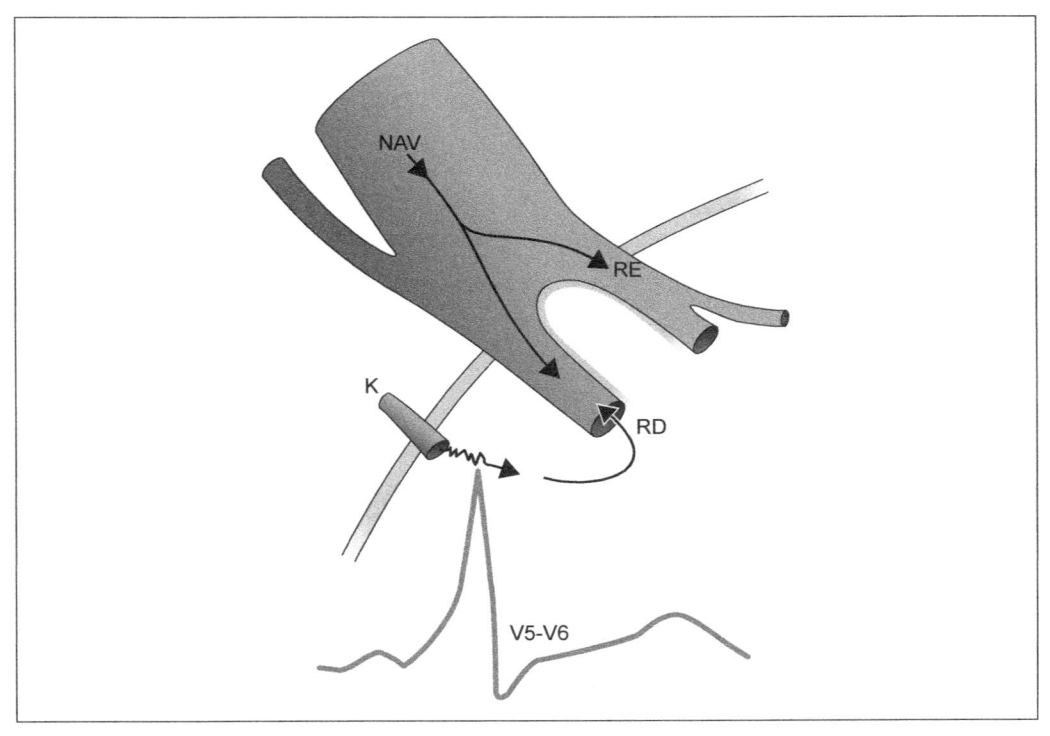

Figura 10.2. Base anatomofisiológica da pré-excitação ventricular. Exemplo esquemático de via anômala próximo ao sistema de condução normal do coração. *NAV:* nó atrioventricular; *RD:* ramo direito; *RE:* ramo esquerdo; *VA:* via anômala. (Modificada de Moffa PJ. Síndrome de Wolf-Parkinson-White. *In Moffa, PJ et Sanches PC. Eletrocardiograma Normal e Patológico. 7ª ed. São Paulo: Roca, 2001.*)

Bases eletrofisiológicas e suas relações com o traçado do ECG

Conforme já descrito, o estímulo gerado no nó sinusal será aquele que trafegará por todo o tecido atrial e chegará aos ventrículos pela via normal, ou seja, pelo nó atrioventricular. Na presença de via anômala, o estímulo poderá chegar ao ventrículo através desta via também, até mesmo, de forma concomitante ao que ocorre pela via normal (Figura 10.3).

A inscrição de um traçado eletrocardiográfico normal ao eletrocardiograma nada mais é do que o acompanhamento do comportamento de uma frente de onda: a progressão de um estímulo atrial despolarizando os átrios, gerando a onda P, e seu deslocamento através do nó atrioventricular, onde sofre um discreto atraso fisiológico (motivo da inscrição de um intervalo PR); dali, ganha, então, o sistema His-Purkinje e, na ausência de bloqueios de ramo ou de distúrbios de condução intraventriculares, gera a inscrição de um QRS estreito. Para tanto, ressalte-se, ainda, a necessidade de que haja deslocamento da energia de forma concomitante por ambos os ramos (direito e esquerdo), bem como das subdivisões do ramo esquerdo. Dessa forma, só ocorrerá QRS estreito quando o trajeto da energia que despolariza os ventrículos correr dentro do sistema de condução até as fibras de Purkinje (Figura 10.4A).

Quando os estímulos têm trajeto fora desse sistema, ocorre inscrição de QRS largo, cuja explicação é que o estímulo deverá ser transportado através do próprio

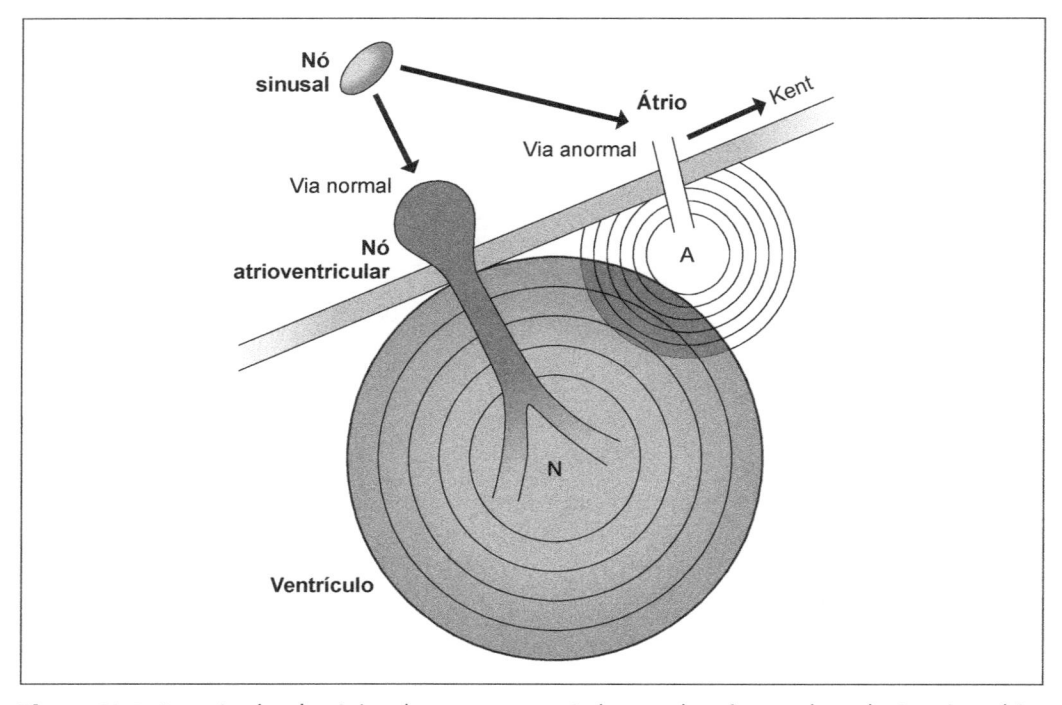

Figura 10.3. Os estímulos dos átrios chegam aos ventrículos por duas frentes de onda. A maior, advinda da via normal, passando pelo nó atrioventricular; a menor, passando pela via anômala. Dessa forma, os estímulos para a despolarização ventricular advêm dos átrios, ganhando, simultaneamente, os ventrículos através das duas vias mencionadas. (Modificada de Moffa PJ. Síndrome de Wolff-Parkinson-White. *In Moffa, PJ et Sanches PC. Eletrocardiograma Normal e Patológico. 7ª ed. São Paulo: Roca, 2001.*)

miocárdio, cuja velocidade de condução é menor, gerando lentidão na inscrição da despolarização ventricular ao ECG (QRS). Os exemplos mais claros dessa ideia são os bloqueios de ramo. No bloqueio do ramo direito, por exemplo, o ramo esquerdo deve conduzir todo o estímulo que vem dos átrios a todo o território ventricular; no entanto, ele está perto das células miocárdicas do lado esquerdo e terá, portanto, rapidez de condução, enquanto, para poderem estimular todo o coração direito, os estímulos deverão se propagar através do miocárdio ventricular esquerdo, por via transeptal, até ganhar a massa ventricular direita e então poder despolarizar o ventrículo direito. Dessa maneira, inscreve-se um QRS largo com as morfologias típicas dos bloqueios do ramo direito.

Na presença de via anômala, estímulos descem pela via normal e também pela via anômala de forma concomitante. Aqueles estímulos que chegam aos ventrículos pela via anômala têm duas características que os diferem dos outros: (1) saem dos átrios e chegam aos ventrículos mais rapidamente, pois as vias anômalas, como já mencionado, conduzem os estímulos de forma mais rápida e (2) ao chegarem nos ventrículos deixam seus estímulos em áreas de miocárdio e fora do sistema de condução normal do coração. Sendo assim, será inscrito um intervalo PR mais curto do que os daqueles estímulos que passam pelo nó atrioventricular, já que esse tem condução mais lenta do que a via anômala; o QRS advindo da via anômala será mais largo do que o da via normal, já que os estímulos que a via anômala trouxe aos ventrículos chegam a eles fora do sistema de condução, no miocárdio e, dali, deverá despolarizar o músculo. Como a descida do estímulo, tanto pela via normal quanto pela anômala, ocorre de forma concomitante, mesmo se sabendo da diferença de velocidade das vias, gerará um QRS que é fruto do somatório daquele inscrito pela via anômala com o inscrito pela via normal. O resultado é um QRS alargado, em especial na sua fase inicial, com uma chanfradura na inscrição desse complexo, a chamada onda delta (Figura 10.4B e C). Para caracterizar a pré-excitação é importante que se encontre a onda delta ao menos em duas derivações contíguas, de forma semelhante ao que se faz na análise de segmento ST em isquemias, por exemplo. Sendo assim, nunca se deve valorizar um achado de onda delta em derivação única.

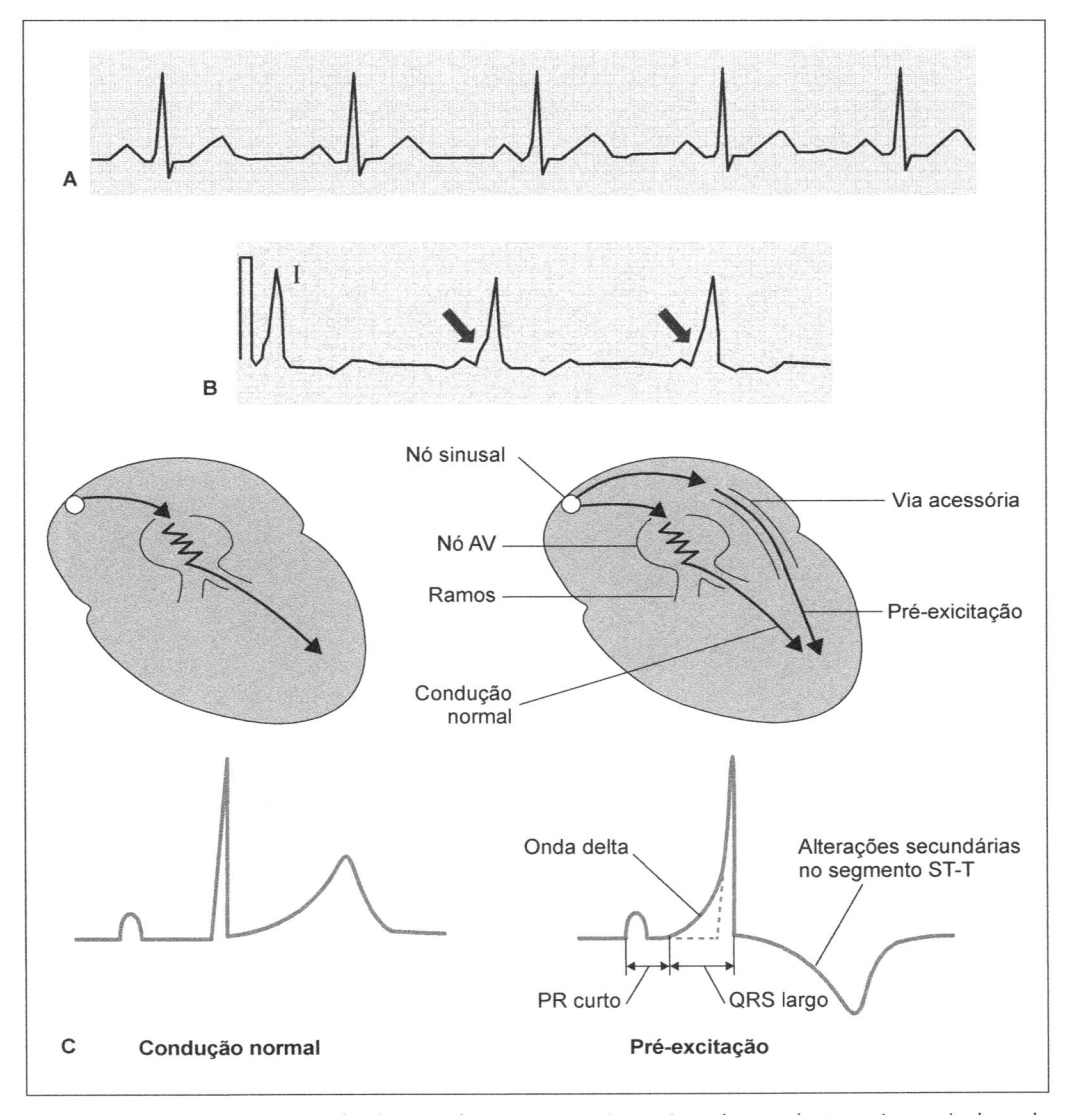

Figura 10.4. Em **A**, segmento de eletrocardiograma com ritmo sinusal e condução atrioventricular pela via normal (note o intervalo PR normal). Em **B**, o mesmo ritmo é conduzido aos ventrículos através da via normal e anômala de forma concomitante. Ver texto para outros detalhes. Em **C**, o resumo esquemático da explicação do texto sobre como se forma a onda delta. (*Fonte:* tese de doutorado – https://is.muni.cz/th/xvjef/WPW_V3.pdf.)

A uma despolarização não habitual dar-se-á uma repolarização também não habitual, ou seja, na vigência de uma via anômala a despolarizar o miocárdico, espera-se uma repolarização anômala também. (Vide a onda T da Figura 10.4B, bem diferente daquela representada no traçado da Figura 10.4A.)

E com base nesses conhecimentos é que classicamente se descreve o ECG de uma pré-excitação ventricular como tendo quatro características principais: (1) PR curto, (2) onda delta, (3) QRS alargado e (4) alteração de repolarização ventricular.

É com base neste raciocínio que o leitor poderá comparar os ECGs abaixo e identificar em cada derivação as características que definem o traçado normal, diferenciando-se, assim, de um traçado com pré-excitação (Figuras 10.5 e 10.6).

Por vezes, como se pode ver na Figura 10.7, existe somente a presença de um PR curto, não se identificando onda delta em nenhuma derivação. Dessa forma, não se pode falar em pré-excitação e, portanto, somente se deve descrever o ECG como PR curto. No passado, esse achado foi chamado de Síndrome de Lown-Ganong-Levine; no entanto, atualmente, esse termo está em desuso uma vez que ter PR curto não é um achado patológico já que somente significa a capacidade de condução mais rápida através do nó atrioventricular, não trazendo nenhuma possibilidade de, isoladamente, ser substrato funcional para a origem de arritmias sintomáticas que causariam uma síndrome como é o caso do Wolf-Parkinson-White, que abordaremos adiante.

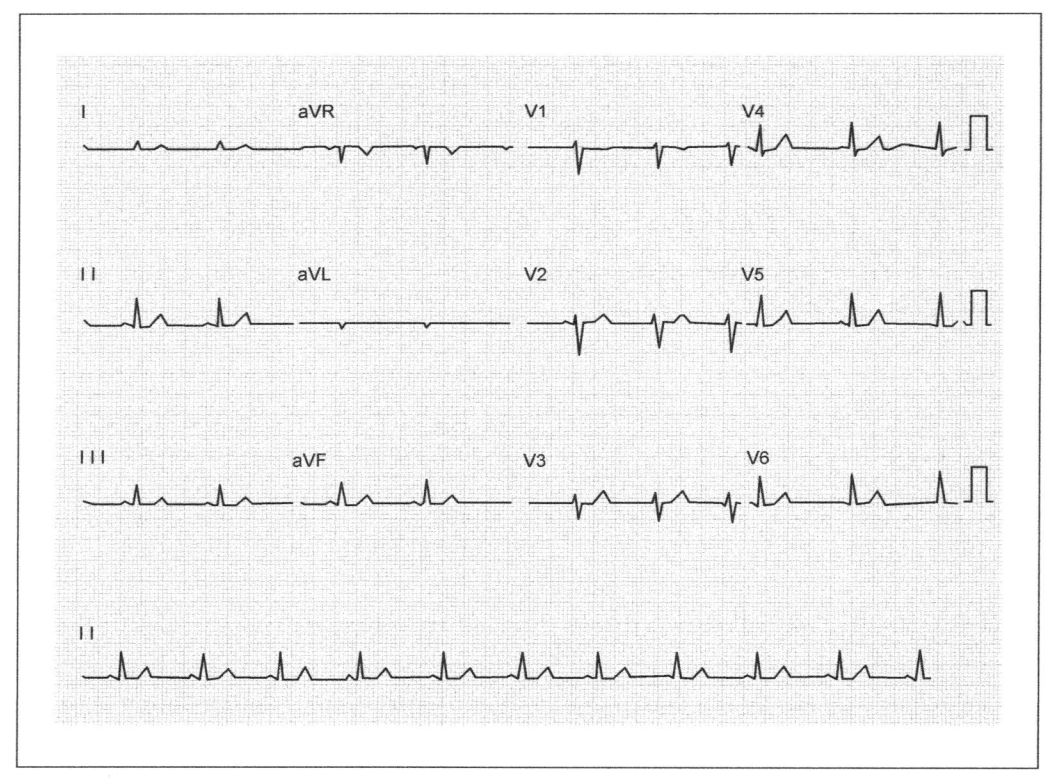

Figura 10.5. ECG normal. Ritmo sinusal com condução atrioventricular normal (PR normal), QRS estreito e repolarização ventricular também normal.

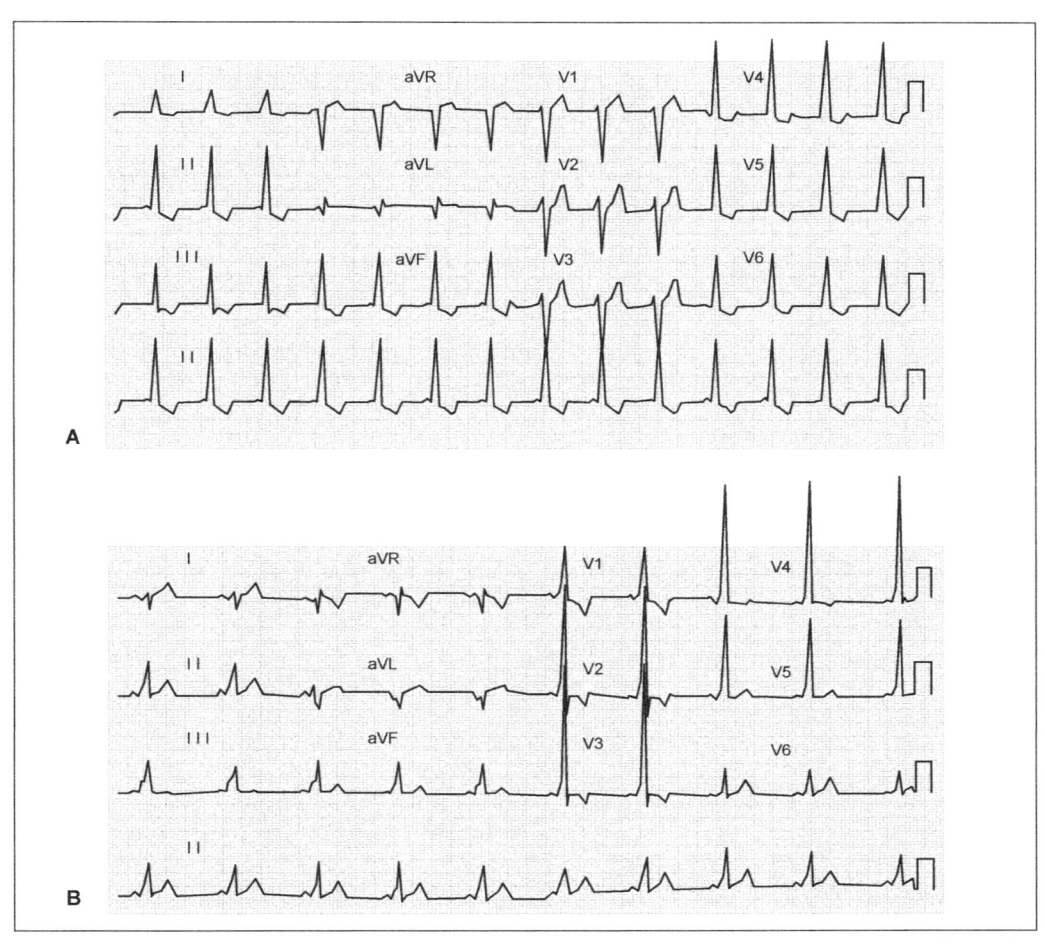

Figura 10.6. Dois exemplos de ECG com pré-excitação ventricular. Note que, em ambos, são observadas quatro características básicas do processo de pré-excitação: PR curto, onda delta, QRS mais alargado em relação ao normal e alteração de repolarização ventricular. (Vide texto para informações complementares.)

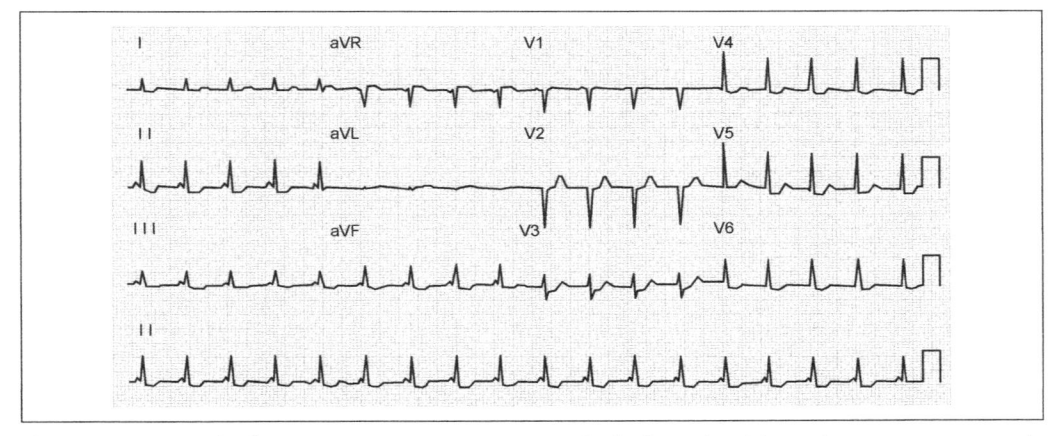

Figura 10.7. Exemplo de ECG com PR curto. Note a ausência de ondas deltas subsequentes, apesar de algum distúrbio de repolarização ventricular difuso (infradesnivelamento do segmento ST de V3 a V6 e nas derivações D2, D3 e aVF, além de alterações na inscrição das ondas T, nestas derivações, secundariamente).

Pré-excitação ventricular e arritmias

A pré-excitação ventricular, por si só, não gera arritmias. É somente a estimulação das câmaras ventriculares advinda dos átrios e chegando aos ventrículos tanto pela via normal quanto pela anômala.

Dois conceitos de eletrofisiologia cardíaca precisam ser revisados para entendimento do que será assim explanado:

- ✓ O primeiro conceito é o que uma estrutura elétrica cardíaca conduz, habitualmente, os estímulos de cima para baixo, ou seja, de um ponto hipotético A, nos átrios, a um outro ponto hipotético B, nos ventrículos. No entanto, esta estrutura pode ainda conduzir estímulos na direção contrária, ou seja, de B para A. Para a condução no sentido habitual, dizemos que houve *condução anterógrada*. Para a condução no sentido inverso chamamos de *condução retrógrada*.

- ✓ O segundo conceito é o de *período refratário*, que nada mais é do que o tempo que uma determinada estrutura após ter sido despolarizada leva para poder se repolarizar e estar pronta para voltar a se despolarizar. A Figura 10.8 mostra os possíves mecanismos de arritmia por via acessória.

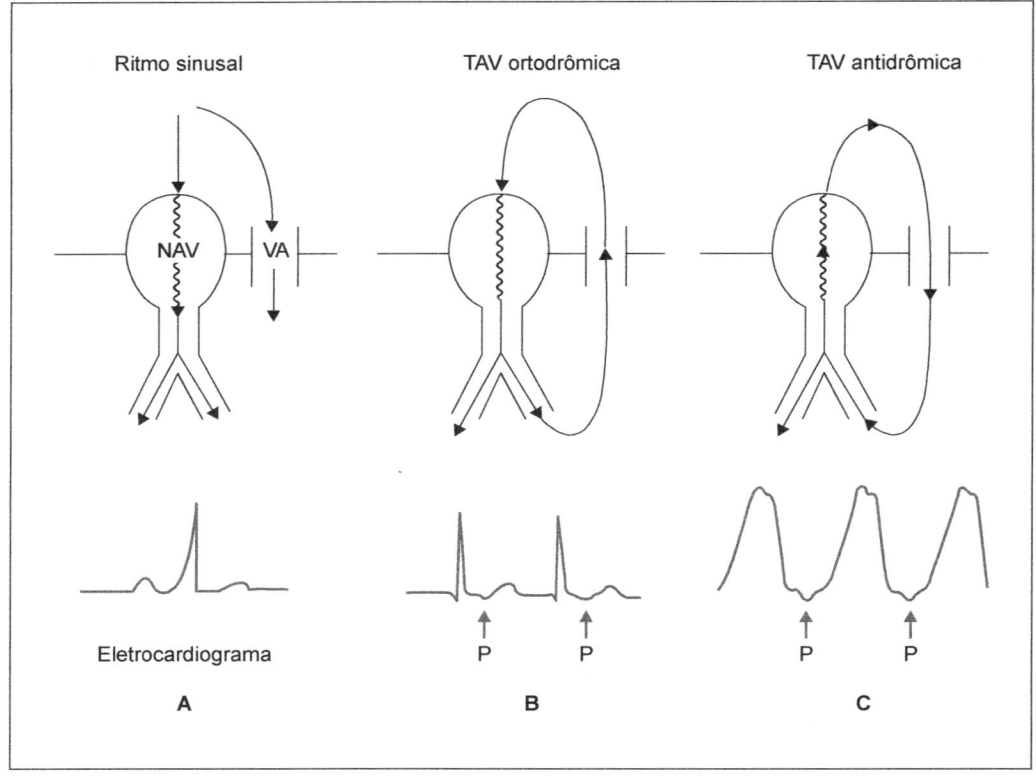

Figura 10.8A. Ritmo sinusal apesar de ter a via anômala. **B.** Condução anterógrada com QRS estreito e ativação atrial após QRS. **C.** Condução retrógrada com QRS largo. (NAV: nó atrioventricular. VA: via anômala)

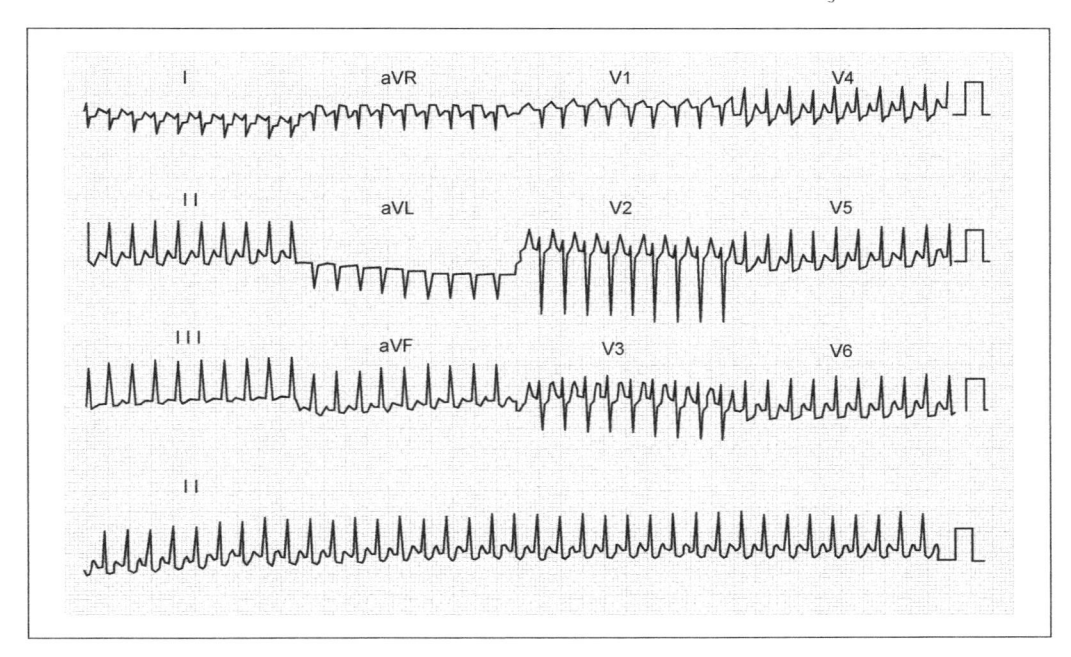

Figura 10.9. Taquicardia por via anômala ortodrômica. Esquema B, condução anterógrada com QRS estreito.

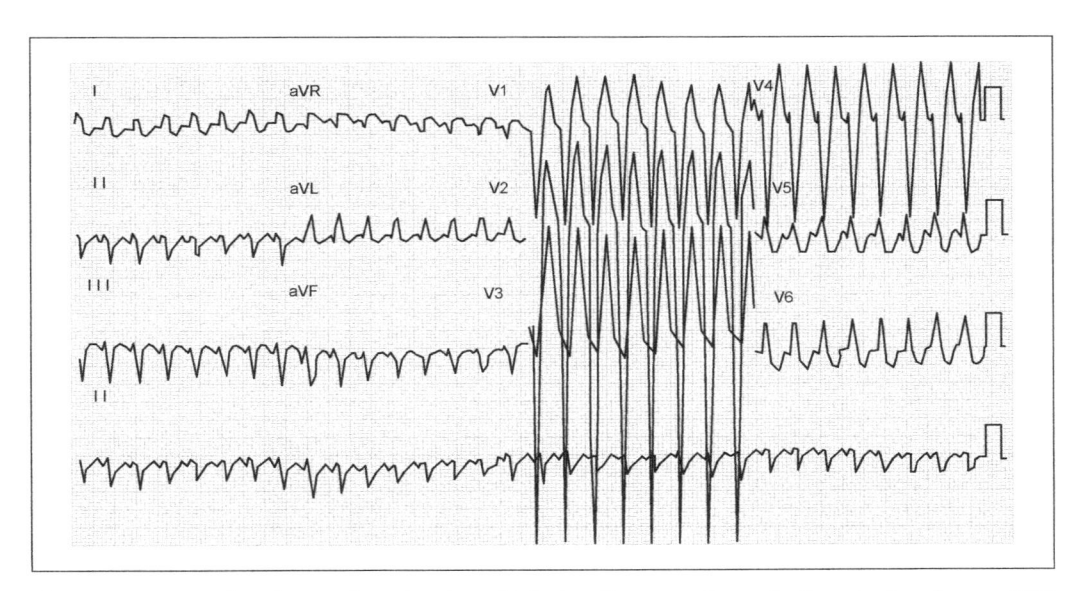

Figura 10.10. Taquicardia por via anômala antidrômica. Esquema C, condução anterógrada com QRS estreito.

Bibliografia

Moffa, PJ et Sanches PC. Eletrocardiograma Normal e Patológico. 7ª ed. São Paulo: Roca, 2001.

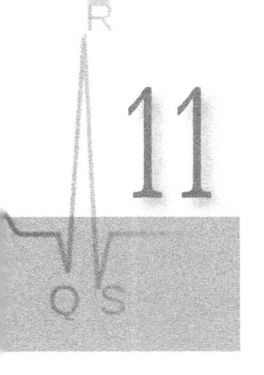

Arritmias Genéticas e Risco de Morte Súbita

Rodrigo Grinberg

Introdução

As doenças cardíacas poderiam, do ponto de vista da estrutura do coração, ser divididas em *doenças cardíacas estruturais* e *não estruturais*.

Quando falamos de doenças cuja estrutura do coração se encontra alterada, referimo-nos a alterações anatômicas, modificações facilmente notadas através do exame clínico ou da própria manifestação clínica da doença ou, ainda, por meio dos inúmeros métodos complementares, gráficos ou de imagem disponíveis. Seriam definidos sítios específicos cuja anatomia alterada geraria déficits na fisiologia do coração macroscopicamente falando. Um excelente exemplo seria a insuficiência mitral reumática, que, apesar de a fisiopatologia contemplar lesões imunomediadas à valva, o resultado é a lesão do tecido valvar e do aparelho subvalvar com incompetência do conjunto, gerando refluxo de sangue do ventrículo esquerdo ao átrio esquerdo com congestão pulmonar em diferentes graus ao longo da evolução clínica. Nesse caso, um ecocardiograma transtorácico poderia definir o sítio anatômico, já com diagnóstico presumido pela clínica e/ou exame físico. Em nosso caso, como já discutido em outros capítulos desta obra, poderíamos notar sobrecarga atrial esquerda ao eletrocardiograma.

O outro extremo da classificação supramencionada é o das cardiopatias sem comprometimento da estrutura do coração, ou seja, primariamente, a anatomia habitual do órgão não é afetada pela fisiopatologia da doença. Quando tal conceito é utilizado, é preciso ter em mente que se trata da estrutura microscópica do órgão, pois em algum nível haverá alguma alteração. Essas doenças carregam uma característica comum que estaria na ultraestrutura do coração – em última análise, na estrutura do miócito–, quer seja em sua base citológica, biomolecular, bioquímica ou ainda em alguma combinação desses elementos em diferentes graus. Fundamentalmente, a base destas alterações está nas informações genéticas, cromossômicas. Basta uma alteração de um determinado gene, através de mecanismos específicos, como deleção ou mutação, entre outros, para gerar codificações de proteínas diferentes das habituais que poderão culminar na modificação proteica da célula, promovendo alterações morfológicas ou funcionais compatíveis com as assim chamadas cardiopatias não estruturais. Para cada uma delas, comportamentos eletrocardiográficos, típicos ou não, podem ser flagrados, geralmente sob a forma de arritmias.

Ao conjunto dessas doenças costuma-se chamar de arritmias genéticas, que são, em maior ou menor grau, responsáveis por risco de morte súbita em diversas faixas etárias, sob diferentes interferências ambientais, de gênero, de ciclo circadiano, entre tantos outros fatores que poderiam interferir no seu comportamento clínico. Este capítulo trata de apresentar, com fins de análise eletrocardiográfica, aspectos de várias doenças genéticas, abrindo um vasto capítulo do conhecimento médico moderno e que tanto terá a evoluir nos próximos anos com o rápido avanço da genética médica.

No entanto, a divisão entre patologia estrutural ou não estrutural do coração, como praticamente tudo em Medicina, contempla uma classificação cujo emprego é útil no dia a dia, mas que tem suas falhas, pois existe uma área cinzenta entre ambas. Algumas alterações genéticas podem ser restritas à ultraestrutura do coração e resultar na doença em si, como é o caso da síndrome de Brugada, que abordaremos a seguir. Outras podem se restringir à ultraestrutura por algum período, mas, com o evoluir do tempo, a estrutura anatômica também poderá sofrer modificações, como é o caso da cardiomiopatia arritmogênica do ventrículo direito, que também será abordada nos próximos parágrafos deste capítulo.

Com isso em mente, a abordagem de cada doença em particular se faz necessária, pois cada alteração genética resulta em padrões eletrocardiográficos, mais ou menos típicos, que será de grande valia na interpretação de traçados no cotidiano de qualquer profissional que lide com patologia cardíaca.

Síndrome do QT longo (LQTS)

A LQTS é caracterizada por um prolongamento anormal do intervalo QT e anormalidades morfológicas da onda T, gerando a possibilidade de síncopes, convulsivas ou não, arritmias letais, tipicamente *torsades de pointes*, e morte súbita, em indivíduos jovens com coração estruturalmente normal.

A característica eletrocardiográfica básica da síndrome é o alargamento do intervalo QT, mas existem muitas exceções a esse fato, algo que vai além dos interesses de discussão deste capítulo.

A análise do intervalo QT e sua aferição já foram motivos de discussão em outros capítulos desta obra, mas cabe lembrar que o intervalo QT normal, em adultos, varia de 0,34 a 0,44s, sendo os limites máximos do QTc de 0,45s para homens e 0,46s para mulheres. Em várias publicações também são vistos esses valores máximos até 0,46s e 0,47s, respectivamente, para homens e mulheres. O cálculo pode ser feito pela fórmula de Bazett como na Figura 11.1.

De forma esquemática, poderíamos observar dois exemplos de intervalos QT – um normal e outro prolongado – na Figura 11.2.

O cálculo do intervalo QTc, pode se tornar inviável, principalmente quando da necessidade de ser efetuado em cenários de urgência, envolvendo operações matemáticas mais complexas, como é o caso de extração de raiz quadrada. Como regra geral, o intervalo QTc normal deve estar compreendido no máximo até a metade do intervalo RR, que o compreende, o que facilita a aferição, mesmo sem papel milimetrado, calculadoras ou qualquer outra forma de auxílio. Na Figura 11.2, observa-se que, no primeiro traçado, o QT aferido é menor do que a metade do intervalo RR, que o compreende, enquanto no segundo traçado é maior. Independentemente do cálculo, essa relação induz o clínico a flagrar o intervalo QT longo no traçado quando pertinente.

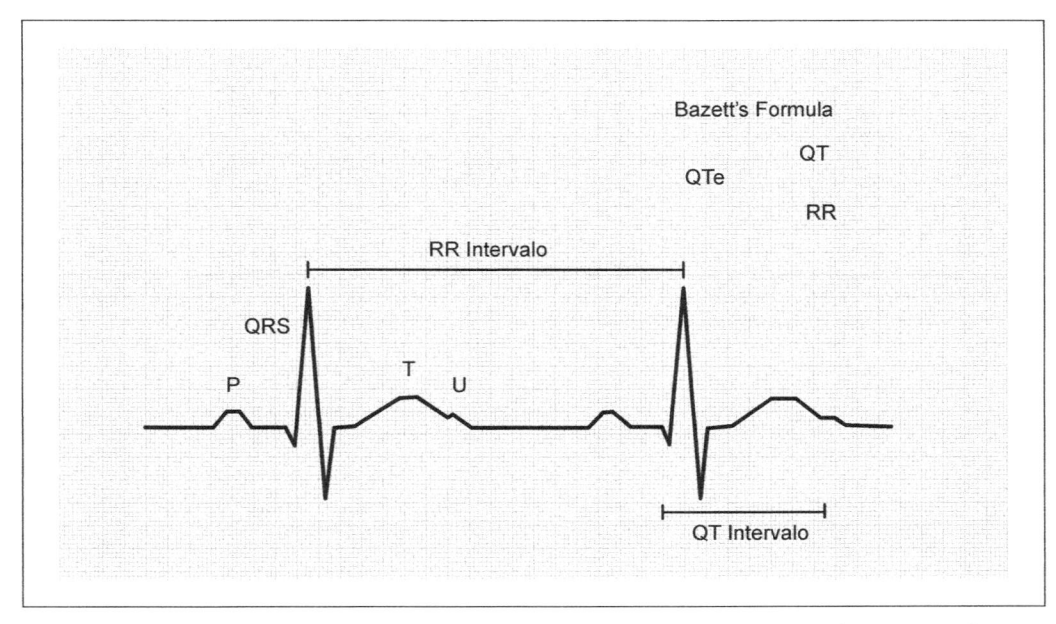

Figura 11.1. Aferição do intervalo QT corrigido pela fórmula de Bazett. (*Fonte:* Johnson JN, Ackerman MJ. Br J Sports Med. 2009; 43:657-62.)

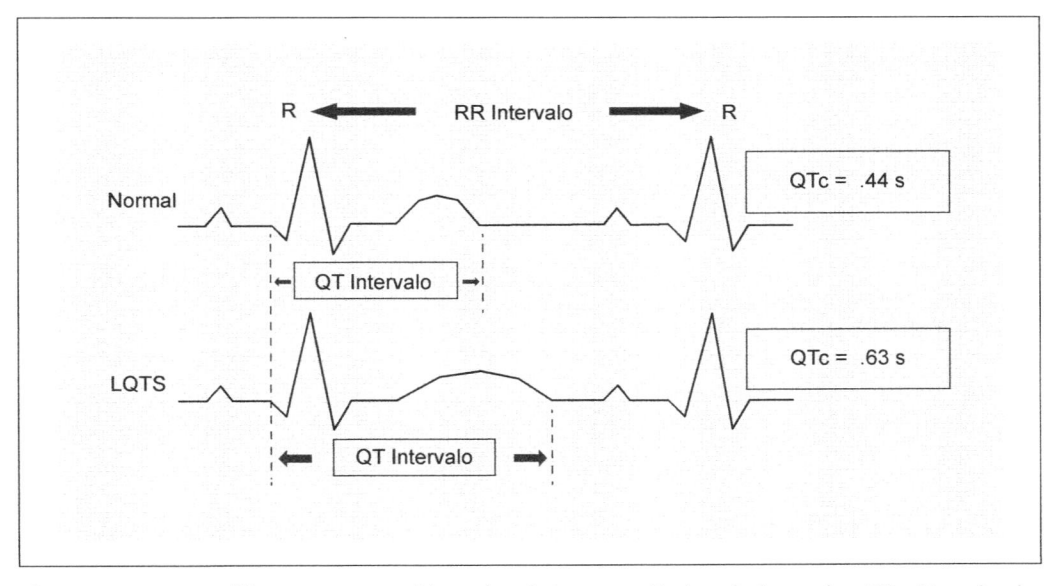

Figura 11.2. Exemplificações esquemáticas de aferições e cálculos de intervalos QTc. No primeiro exemplo o QTc foi de 0,44s, o que é normal. No segundo exemplo, seu valor é de 0,63s, o que é prolongado. (*Fonte:* https://www.sads.org/library/long-qt-syndrome#.XDHUJyMrK2w.)

Uma outra característica eletrocardiográfica, bastante bem conhecida e descrita nas síndromes de prolongamento do intervalo QT, é a presença de onda T alternante, ou seja, a polaridade da onda T se alterna, muitas vezes, batimento a batimento, como na Figura 11.3.

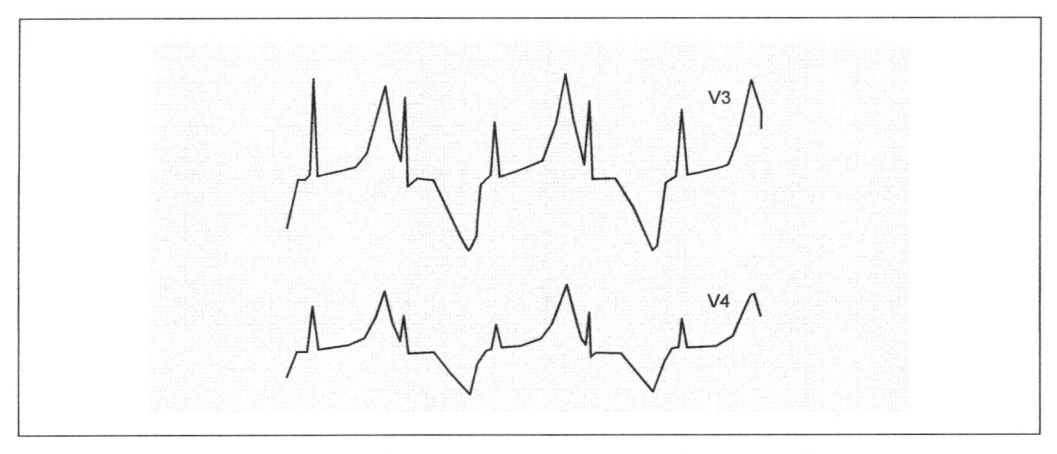

Figura 11.3. Ondas T alternantes – fragmento de ECG, onde se observam as derivações V3 e V4 concomitantes; observe que as ondas T são positiva e negativa, respectivamente, a cada novo batimento. Observe também que existe alargamento do intervalo QT. (*Fonte:* extraída de Peter J. Schwartz and Lia Crotti In: Zipes, Douglas P., MD; Jalife, José, MD – Cardiac Electrophysiology: From Cell to Bedside, Saunders, 6th edition 93, 935-946.)

Assim, prolongamentos de intervalo QT, ondas T alternantes, fenômenos esses que podem ou não se apresentar de forma concomitante, fazem parte do conhecimento que se deve ter para que se suspeite da síndrome do QT longo.

O intervalo QT longo, no que diz respeito a sua duração, já foi explanado. Todavia, existem três tipos morfológicos de prolongamento de intervalo QT que também devem ser conhecidos, como demonstrados na Figura 11.4.

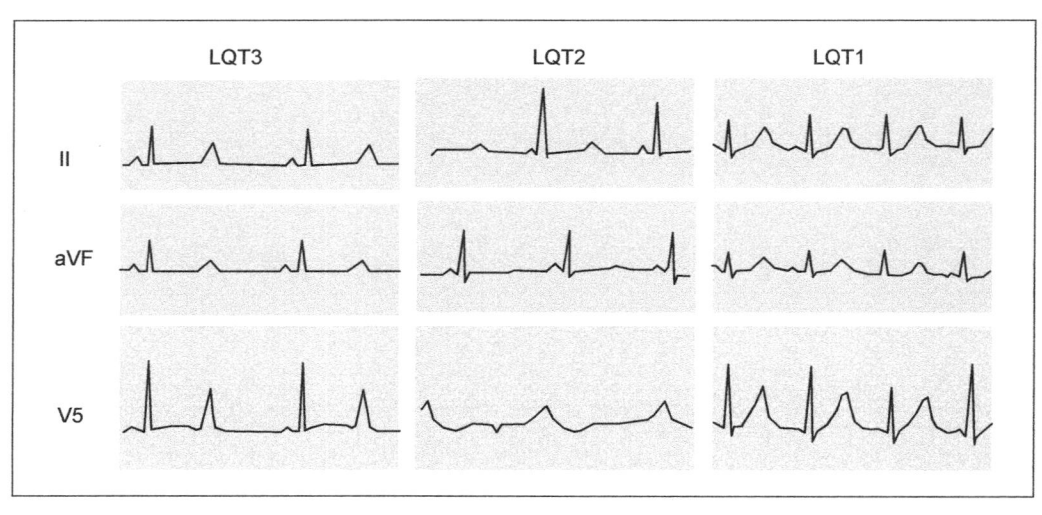

Figura 11.4. Diferentes tipos de inscrição de intervalo QT. Note que há três tipos de inscrição de QT prolongado. Da direita para a esquerda: – LQT3 (síndrome do QT longo tipo 3) – apresenta QT inscrito em duas etapas distintas: a primeira, com ST isoelétrico e onda T ampla ao final do intervalo QT. – LQT2 (síndrome do QT longo tipo 2) – apresenta QT inscrito com onda T bifásica (observe a fase positiva seguida de fase negativa na derivação V5) – LQT1 (síndrome do QT longo tipo 1) – apresenta QT inscrito como onda T em grande tenda, iniciada logo após a inscrição do QRS e finalizando somente ao término do intervalo QT propriamente dito.

Essas diferentes morfologias são frequentemente apresentadas em intervalos QT prolongados, mas também podem ocorrer na ausência do prolongamento do intervalo QT ou mesmo com discretas anormalidades na duração desse intervalo. Sendo assim, a análise morfológica da inscrição do segmento ST, bem como de seu intervalo, além da própria onda T, são fundamentais para a adequada interpretação de um eletrocardiograma. Às vezes, será através da morfologia da inscrição de ST e onda T que se definirão as anormalidades do intervalo QT, indo, portanto, muito além da análise exclusiva da sua duração como já mencionado. Essas definições de diferentes síndromes de QT longo são somente uma introdução ao estudo dessas alterações e que podem ser entendidas com consultas futuras a outros textos específicos.

Com base no que foi explanado consegue-se identificar o prolongamento do intervalo QT claramente na Figura 11.5.

O processo de prolongamento do intervalo QT propicia que algumas arritmias graves ocorram e a mais característica delas é a *torsades de pointes*, que é uma forma de taquicardia ventricular polimórfica de grande instabilidade miocárdica e com grande potencial de malignidade, bem representada na Figura 11.6.

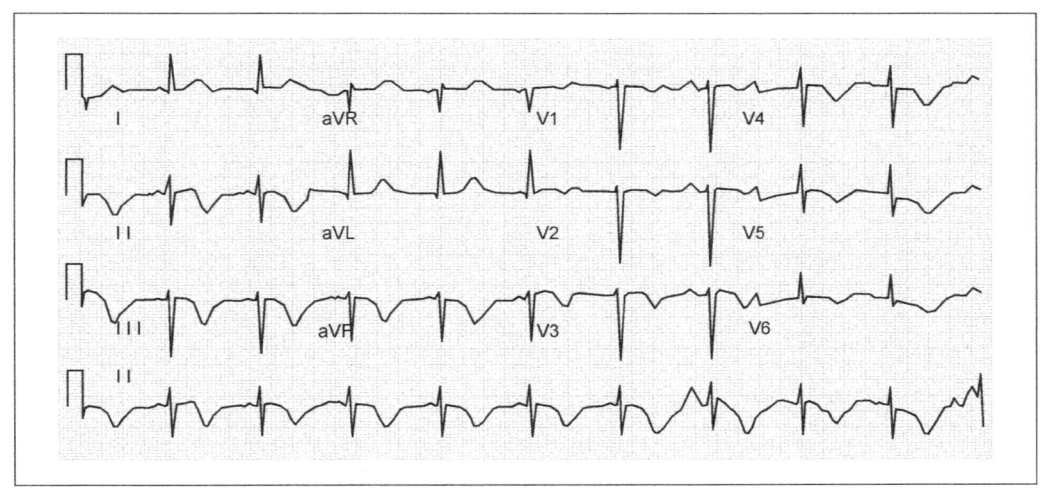

Figura 11.5. ECG de 12 derivações com intervalo QT prolongado, desvio do eixo elétrico para a esquerda (bloqueio da divisão anterossuperior do ramo esquerdo), lenta progressão de ondas R de V1 a V3 e V4 além das alterações de ondas T, a saber: inversão de T na parede inferior e em toda a parede anterior, acompanhada do prolongamento do intervalo QT. (*Fonte:* download de Dr. Smith ECG blog em http://hqmeded-ecg.blogspot.com.)

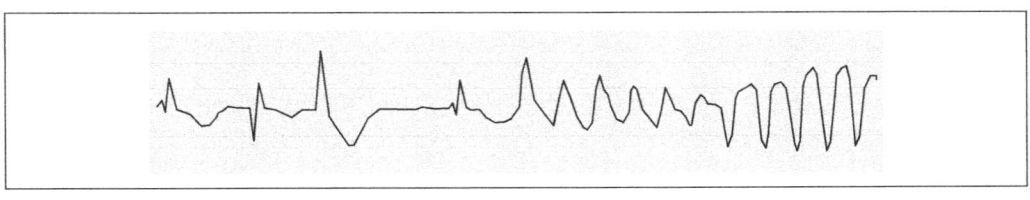

Figura 11.6. Arritmia ventricular na síndrome do QT longo – Note o prolongamento do intervalo QT no primeiro complexo QRS e, ao final do traçado, o aparecimento de taquicardia ventricular polimórfica nos primeiros batimentos com orientação do QRS com as pontas para cima e nos últimos QRS, essas pontas se voltam para baixo, trazendo a impressão espacial da *torsades de pointes*. (*Fonte:* imagem cedida por Butrous, G disponível para download em http://www.ecglibray.com.)

Síndrome de Brugada (SB)

A SB é caracterizada pela elevação do segmento ST nas derivações precordiais direitas (V1–V3) e risco aumentado de morte súbita cardíaca resultado de taquicardia ventricular polimórfica. Existem padrões eletrocardiográficos descritos (Figura 11.7A e B) , e seu conhecimento é de fundamental importância quando

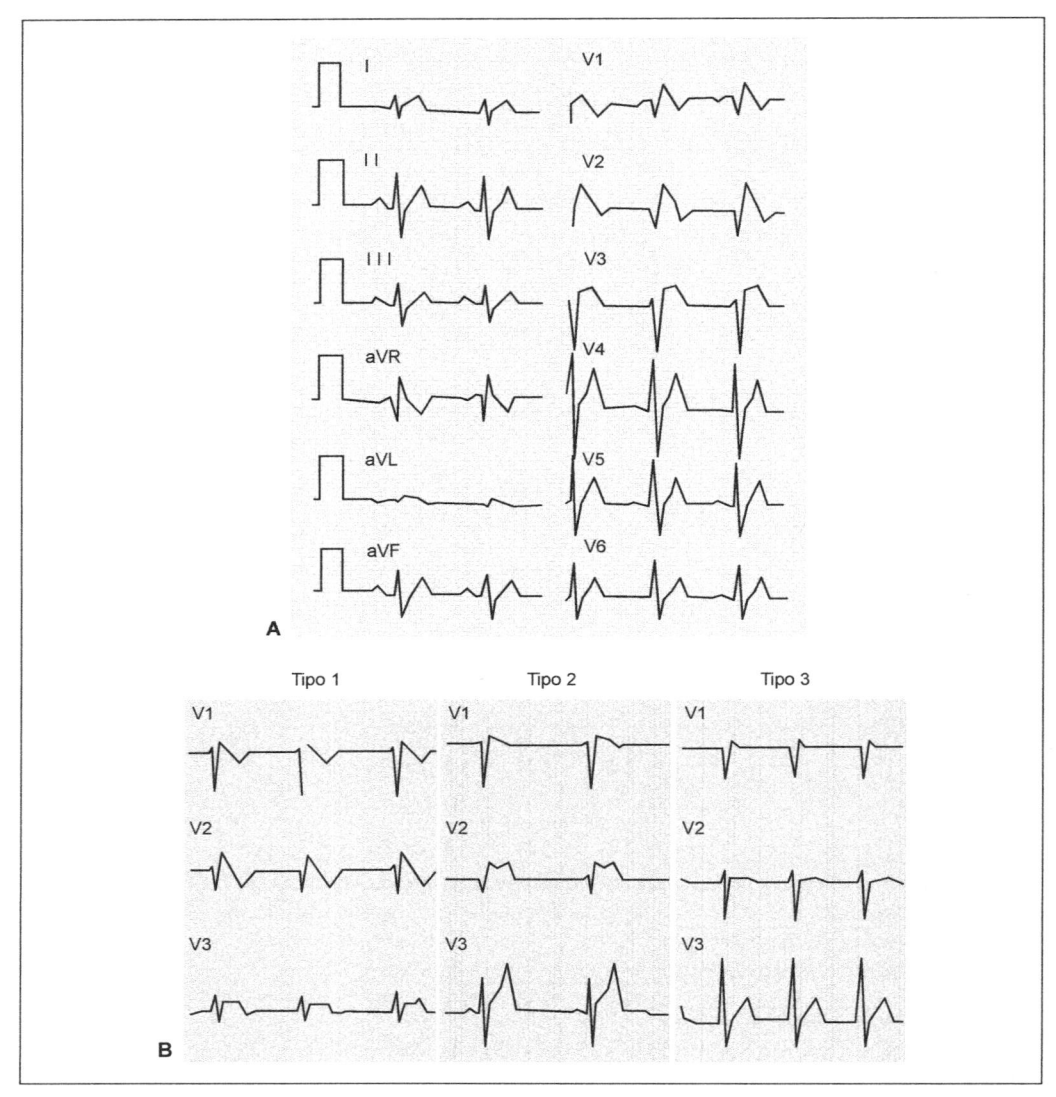

Figura 11.7. A. ECG típico da SB. Note o supradesnivelamento do segmento ST de V1 a V3 com onda T negativa. **B.** Três diferentes padrões eletrocardiográficos descritos em pacientes com SB: tipo 1 ou em "barbatana de golfinho", que apresenta segmentos ST descendentes seguidos por ondas T negativas, com valor para o diagnóstico definitivo e, também, prognóstico (vide texto e Figura A); tipo 2, conhecido também como morfologia "em sela", apresenta supradesnivelamento do segmento ST seguido por onda T positiva ou bifásica; tipo 3, morfologias em "barbatana de golfinho" ou "em sela", porém com supradesnível de ST menor do que 1mm. (*Fonte: in* Benito, B, Brugada, P, Brugada, J and Brugada, R. Genetic Diseases: Brugada Syndrome. Saksena, S, Camm, AJ (eds.). Electrophysiological Disorders of the Heart. 2ª ed. Philadelphia: Saunders, 2012: 885-901.)

se analisam pacientes com risco, ao menos teórico, de arritmias com origem genética. O tipo 1 é o padrão diagnóstico que apresenta, ainda, valor prognóstico, uma vez que é aquele correlacionado com a gênese das arritmias periclitantes à vida (habitualmente fibrilação ventricular). Os outros padrões (tipo 2 e 3), também conhecidos como não diagnósticos, devem levar à suspeita clínica, e os testes como o da infusão de bloqueadores de canais de sódio (p. ex., ajmalina) podem desmascarar um desses padrões, levando-os ao tipo 1, firmando o diagnóstico da SB e motivo de decisões clínicas futuras no indivíduo em questão. Esses pacientes podem apresentar morte súbita, frequentemente enquanto em repouso, quando ocorre fibrilação ventricular.

Dessa forma, a triagem clínica para a SB é dada pelo padrão eletrocardiográfico, que também marca o risco; a análise dos ECGs de pacientes suspeitos e de seus familiares de primeiro grau é de fundamental importância para a complementação da avaliação.

A Figura 11.8 completa o estudo do traçado compatível com a SB, em seu padrão tipo 1, em 12 derivações clássicas.

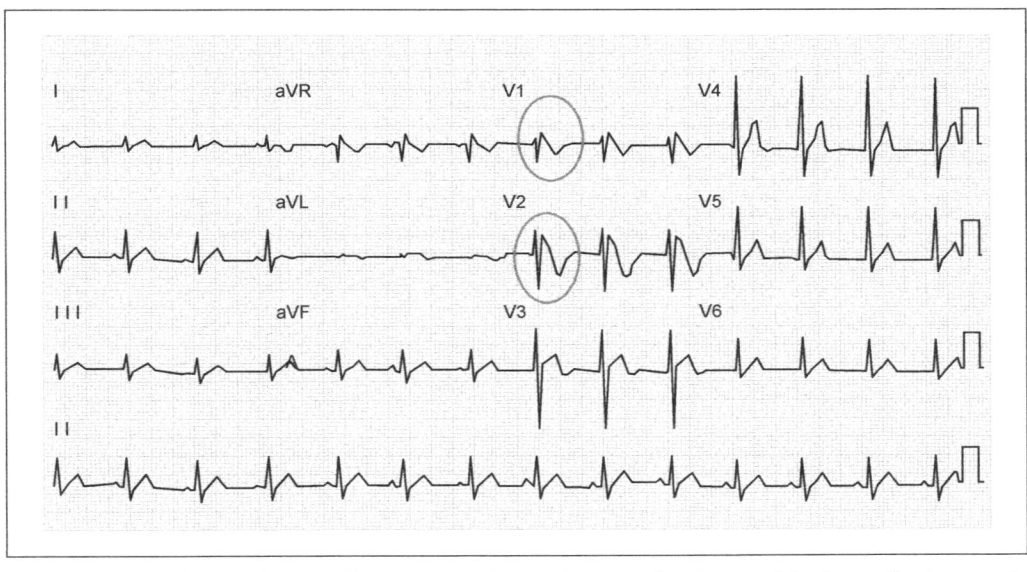

Figura 11.8. Síndrome de Brugada. Note o padrão rSr' com a clássica morfologia em "barbatana de golfinho", nas derivações V1 e V2, onde se observa supradesnivelamento do segmento ST seguido de onda T negativa. (*Fonte:* http://www.health-tutor.com/brugada-syndrome-ecg.html.)

Taquicardia ventricular polimórfica catecolaminérgica (TVPC)

Existem proteínas cuja função na célula está no controle da liberação de cálcio do retículo sarcoplasmático ao citosol com suas mutações promovendo alterações desse fluxo iônico capaz de trazer significativas alterações para a dinâmica do miócito. A biodisponibilidade de cálcio no citosol aumenta a contratilidade das miofibrilas, e sua expressão clínica é a presença de arritmias ventriculares mediadas por adrenalina, manifestação clínica frequentemente anterior aos 10 anos de idade (média de idade aos 8 anos).

Pacientes com TVPC podem apresentar somente extrassístoles ventriculares induzidas pelo esforço ou ainda bigeminismo ventricular com tal deflagrador. A fibrilação ventricular que ocorre durante o estresse físico ou emocional pode ser a primeira manifestação da doença na minoria dos pacientes. Arritmias supraventriculares, de extrassístoles atriais isoladas a taquicardias atriais, sustentadas ou não sustentadas, e períodos de fibrilação atrial são comuns em pacientes com TVPC, da mesma forma que para as arritmias ventriculares, desencadeadas por esforços ou emoções. A Figura 11.9 mostra eletrocardiogramas de um paciente com o diagnóstico de TVPC.

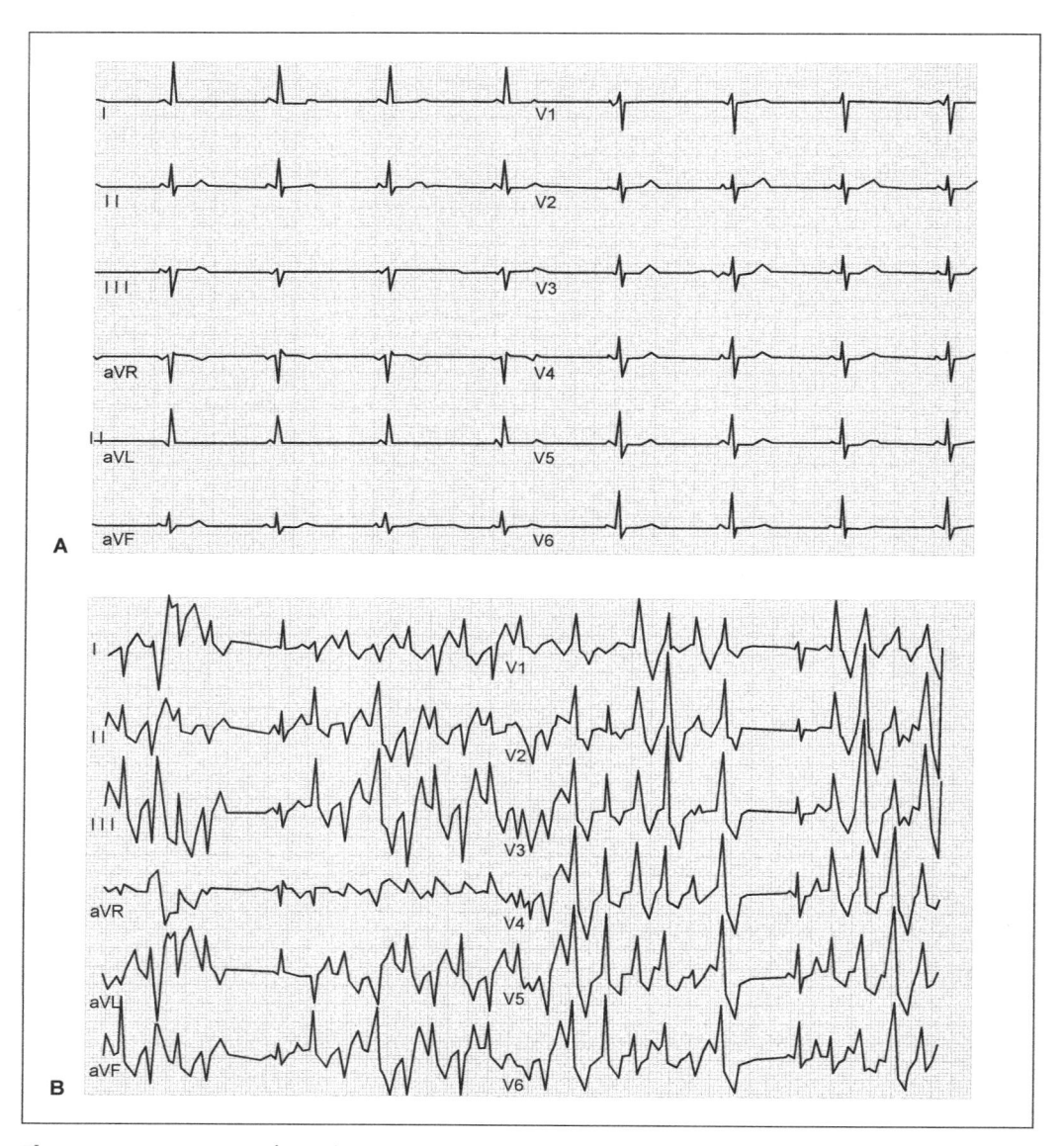

Figura 11.9A e **B.** ECG de paciente com TVPC no repouso (acima) e durante esforço (abaixo). Note o ECG de repouso normal e, durante esforço, surgimento de extrassístoles ventriculares polimórficas em bidirecionalidade (marcadas em asteriscos), ou seja, ora com QRS com polaridade positiva, ora negativa, em uma mesma derivação, caracterizando a taquicardia ventricular polimórfica. (*Fonte: in* Catecholaminergic Polymorphic Ventricular Tachycardia. ECGpedia.org.)

Cardiomiopatia hipertrófica

Uma série de proteínas do sarcômero, unidade funcional do miócito cardíaco, pode sofrer mutações, culminando em hipertrofia ventricular esquerda. O eletro-cardiograma, tal qual na Figura 11.10, pode acrescentar muitas informações à análise do caso clínico, somando-se e, até mesmo, antecipando-se à análise de imagens mais complexas e dispendiosas, como o ecocardiograma ou mesmo a ressonância magnética cardíaca.

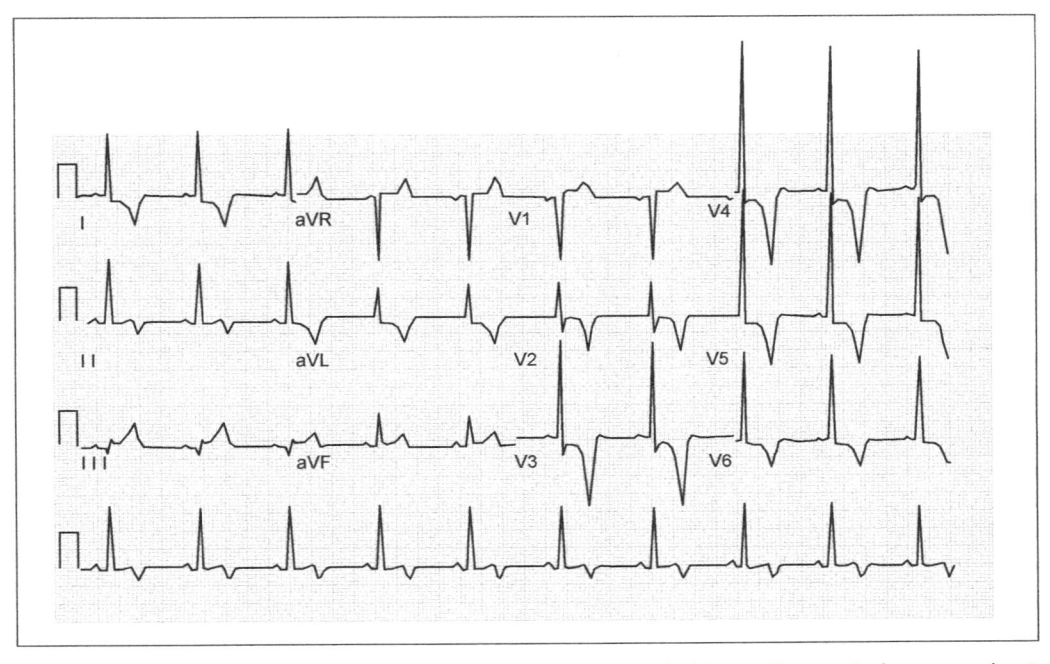

Figura 11.10. ECG de 12 derivações de paciente com marcada hipertrofia ventricular esquerda. O aumento da massa ventricular esquerda, determinado por mutações genéticas, é facilmente analisado, neste caso, através dos critérios para sobrecarga ventricular esquerda. (Ver critérios diagnósticos em capítulo específico desta obra.) (*Fonte: in* Otieno H, Vivas, Y, Traub D et al. Contrast Echocardiography in apical hypertrophyc cardiomyopathy. *Circulation.* 2006;114:e33-e34.)

Cardiomiopatia arritmogênica do ventrículo direito (CAVD)

A CAVD, a via final do distúrbio da estrutura anatomofuncional do desmosso-ma, é a causa mais comum de arritmias ventriculares e morte súbita cardíaca em indivíduos antes dos 35 anos.

O desmossoma é a estrutura celular responsável pela adesividade intercelular e pela facilitação de condução elétrica entre as células, regulando as *gap junctions* e a homeostase do cálcio localmente, e regula a transcrição de genes envolvidos em apoptose e adipogênese. O distúrbio genético da ação do desmossoma cul-mina na morte do miócito cardíaco e sua substituição por tecido fibroadiposo, em alguma porção do miocárdio, frequentemente acometendo a parede livre do ventrículo direito (VD), região subtricuspídea e trato de saída de VD (em cerca de 25% dos casos pode envolver o Ventrículo esquerdo também); formam-se ilhas de tecido normal imersas em tecido fibroadiposo, importante foco de distúrbios da função ventricular e da gênese e manutenção de arritmias ventriculares.

O diagnóstico da doença ainda é clínico e o ECG com inversão de onda T de V1 a V3, na ausência de bloqueio de ramo direito (ou de V1 a V4 na presença dele), normalmente é uma grande pista do diagnóstico, uma vez que marca lesões na parede anterior do VD e, eventualmente, também na parede anterosseptal/apical do VE deveras significante para o diagnóstico. O importante atraso da condução do estímulo nessa topografia pode gerar bloqueio de ramo direito e inscrever onda r' bem marcada ao final do complexo QRS em V1, V2 e V3, chamada onda épsilon, que é patognomônica e ainda marca prognóstico reservado na CAVD (Figura 11.11). É muito comum uma alta taxa de arritmias ventriculares com origem nas lesões já descritas no coração direito; portanto, com morfologia de bloqueio de ramo esquerdo ao ECG.

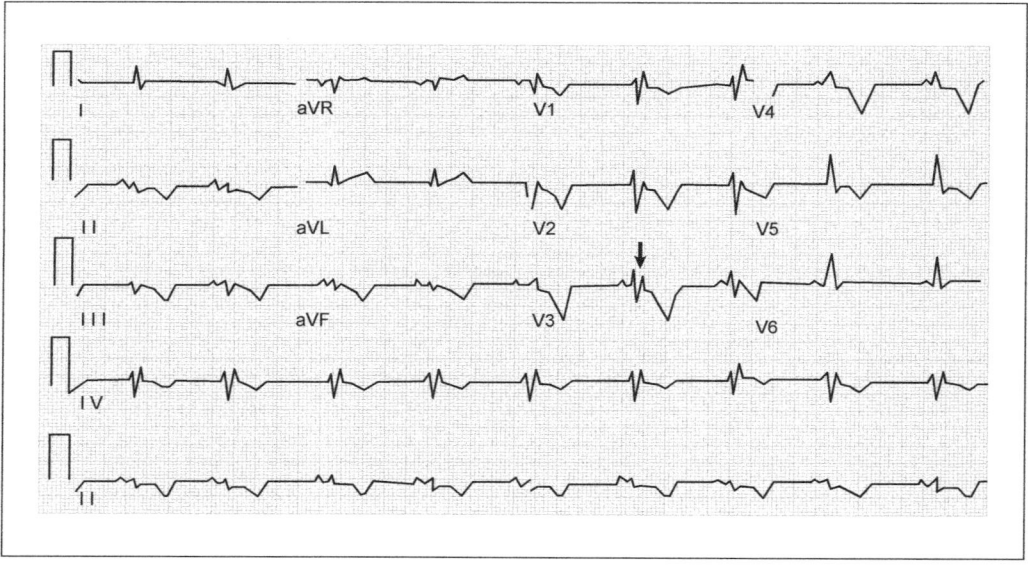

Figura 11.11. ECG de paciente de 21 anos com CAVD. Observe padrão de bloqueio de ramo direito, onda épsilon (*seta*) e inversões difusas de onda T. (*Fonte: in* Capulzini, L, Brugada, P, Brugada, J, Brugada, R. Arrhythmia and Right Heart Disease: From Genetic Basis to Clinical Practice. Rev Esp Cardiol. 2010; 63(8):963-83.)

Conclusão

O universo das doenças discutidas neste capítulo é muito amplo e a sua complexidade exigiria um estudo aprofundado das diferentes nuanças clinico-eletrocardiográficas possíveis para cada uma das doenças citadas. Além disso, algumas mutações possíveis de gerar uma única dessas doenças podem ser capazes de gerar "quimeras" genéticas, ou seja, junções de características de uma ou de outra doença, promovendo uma terceira, ou seja, uma mistura com características próprias. O avançar do conhecimento e a constante atenção no estudo desse assunto certamente trarão muita luz aos pacientes e a todos os profissionais com foco nesses indivíduos já em um futuro breve e vibrante.

Após a leitura cuidadosa deste texto, recomendam-se leituras adicionais listadas na bibliografia a seguir e também que se procure várias fontes distintas de traçados eletrocardiográficos que se refiram ao diagnóstico de arritmias geneticamente determinadas. Somente assim é que será possível avolumar conhecimento e facilidade diagnóstica com esse incrível dispositivo que é o eletrocardiograma.

Bibliografia

Goldenberg I, Moss AJ, Zareba W. QT interval: How to measure it and what is normal? J Cardiovas Electrophysiol. 2006; 17(3):333-6.

Grinberg R. Avaliação Genética em Arritmias Cardíacas. In Dumas Cintra Luiz. Arritmias Cardíacas – Rotinas do Centro de Arritmia do Hospital Israelita Albert Einstein, Manole, 2015; 57-77.

Schwartz PJ, and Crotti L: Long QT and short QT syndromes. In Zipes DP, and Jalife J (eds.): Cardiac electrophysiology: from cell to bedside, 5ª ed. Philadelphia: Elsevier–Saunders, 2009; 731-44

Steinberg DH, Staubach S, Franke J et al. Defining structural heart disease in the adult patient: current scope, inherent challenges and future directions. Eur Heart J Suppl (2010) 12 (suppl_E):E2-E9.

Viskin S. The QT interval: Too long, too short or just right. Heart Rhythm. 2009; 6:711-15.

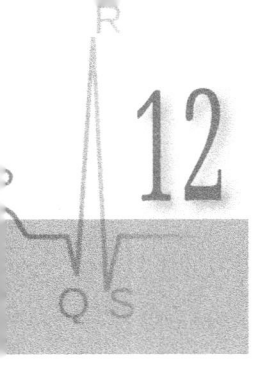

Bradicardias

Bruno Pereira Valdigem

Introdução

De acordo com as últimas diretrizes de interpretação do eletrocardiograma (ECG) em repouso, publicadas em 2016 pela Sociedade Brasileira de Cardiologia, a bradicardia é a frequência cardíaca inferior a 50 bpm (em adultos). As bradicardias podem ocorrer quando o ritmo sinusal se torna lento, mas a condução pelo sistema His-pukinje está preservada (bradicardia sinusal), quando o ritmo sinusal é tão lento que outro ritmo atrial assume, mas mantém a frequência abaixo do esperado (ritmo atrial ectópico ou bradicardia juncional), ou quando a condução do ritmo entre os átrios e ventrículos está prolongada ou interrompida (bloqueios atrioventriculares). Ainda que muito raros, existem os bloqueios sinoatriais, onde a condução de dentro do nó sinusal para os átrios se encontra prolongada, geralmente se apresentando como formas diversas de bradicardia sinusal.

Etiologia

Diante de uma bradicardia temos que pensar no uso de medicação da classe de betabloqueadores, antagonistas de cálcio (diltiazem ou verapamil), antiarrítmicos, derivados opioides. Outras causas frequentes são o hipotireoidismo, pacientes que praticam atividades físicas pelo tônus parassimpático, doença isquêmica, miocardiopatias, como chagas, assim como medicações e doenças sistêmicas que podem inibir o cronotropismo estimulando o tônus parassimpático.

Ritmo sinusal

O ritmo sinusal, por definição, nasce no nó sinusal localizado no átrio direito alto e próximo à veia cava superior e crista *terminalis*. Assim, a onda P sinusal segue orientação craniocaudal (sendo positiva em DII, aVF e geralmente DIII) e do dimídio direito para o esquerdo (sendo então positiva em DI). As ondas P que não preencham esses critérios não devem ser consideradas sinusais, e sim ritmo atrial ectópico (e isso vale para as taquicardias também).

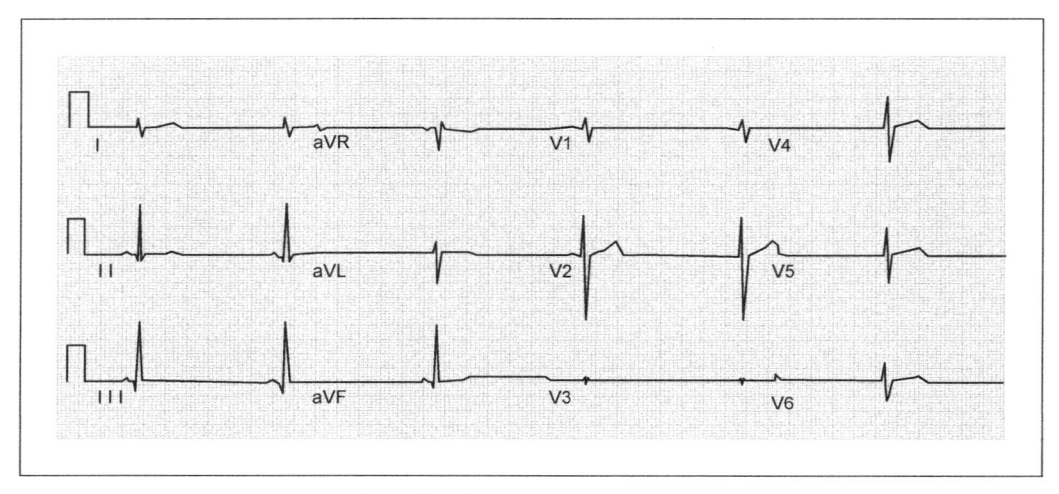

Figura 12.1. ECG em ritmo sinusal bradicardico. (*Fonte:* ECG do banco de dados pessoal do autor.)

O ritmo atrial pode variar em sua origem. Em alguns casos, a morfologia da onda P pode mudar durante o mesmo traçado.

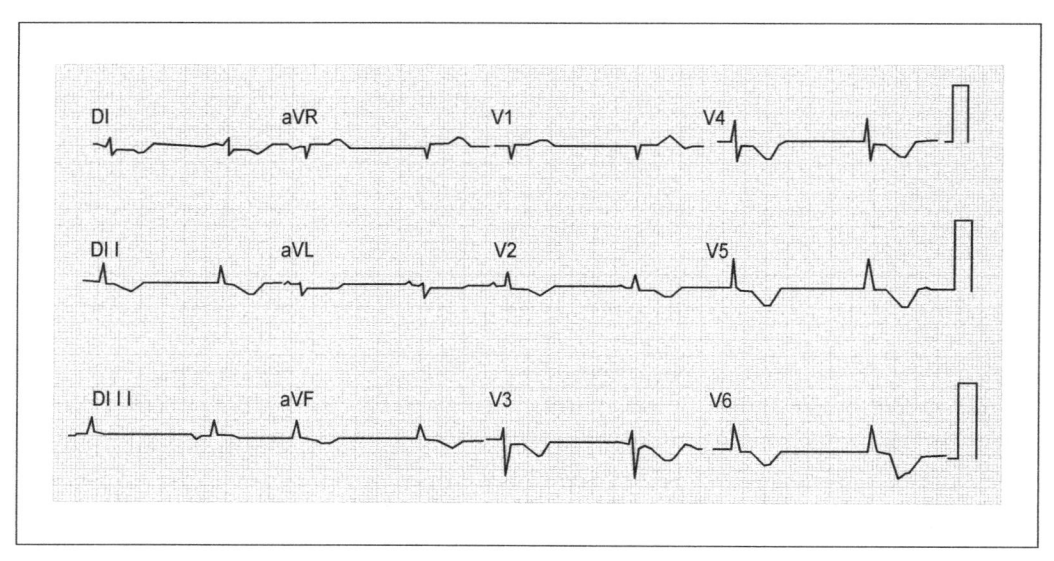

Figura 12.2. Ritmo atrial ectópico bradicárdico. (*Fonte:* ECG do banco de dados pessoal do autor.)

O ritmo juncional acontece na ausência de atividade atrial definida ou quando existe bloqueio atrioventricular acima ou dentro do nó atrioventricular. As características do ritmo juncional são morfologia do QRS igual à do ritmo sinusal (na ausência de ECG prévio para comparação podemos considerar intervalo QRS estreito como provável ritmo semelhante ao basal). Se a frequência for inferior a 50 bpm, chamamos de ritmo juncional de escape. Entre 50 e 100 bpm, ritmo juncional ativo, e acima de 100 bpm, taquicardia juncional. Com frequência observamos a inscrição da onda P junto ao QRS ou no final desse (onda P retrógrada).

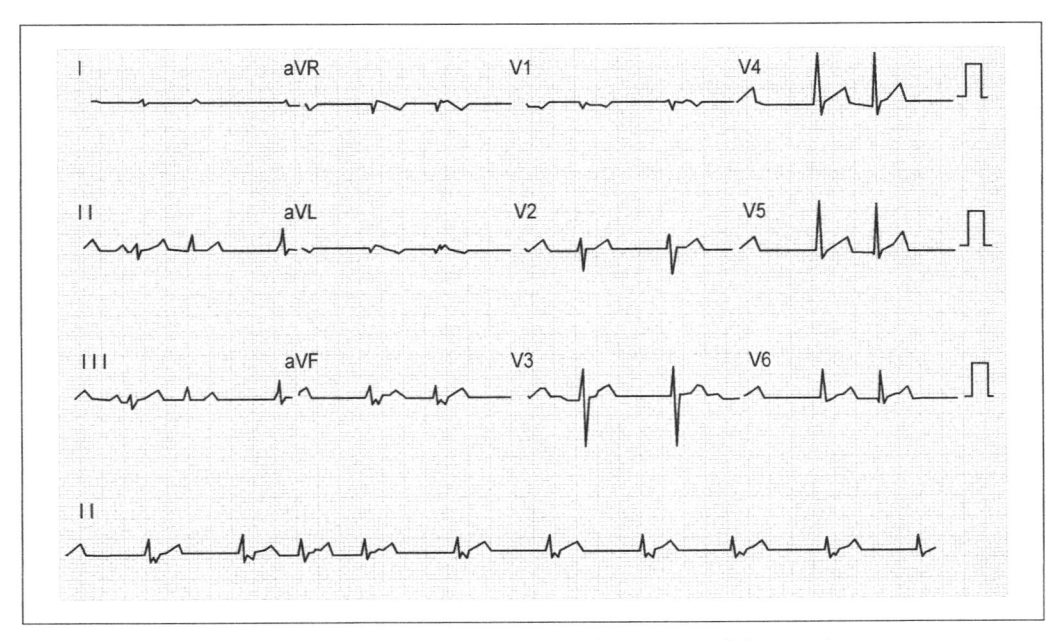

Figura 12.3. Ritmo juncional. (*Fonte:* ECG do banco de dados pessoal do autor.)

Bloqueios atrioventriculares (BAVs)

Os bloqueios atrioventriculares são todos os distúrbios da condução atrioventricular, seja como prolongamento da duração do intervalo PR até a descontinuidade total da condução atrioventricular. Não raro, esta interrupção se dá de forma dinâmica, com o paciente alternando vários graus de bloqueio ao longo do mesmo dia. O grau de bloqueio está relacionado com a gravidade do quadro e a necessidade de intervenção. A classificação está na Figura 12.4.

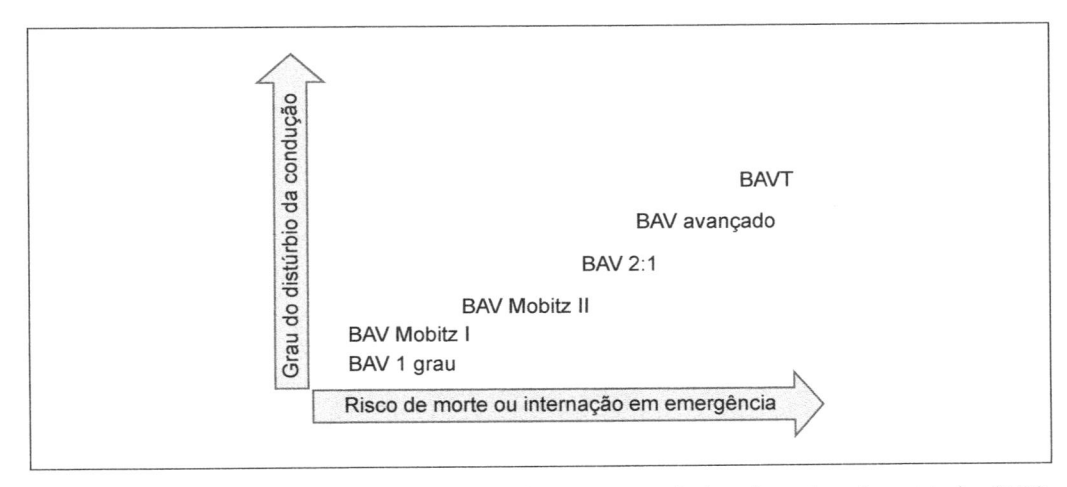

Figura 12.4. Classificação dos distúrbios da condução atrioventricular. Bloqueio atrioventricular (BAV). O grau do distúrbio e o seu respectivo risco de complicação. BAV de primeiro grau, BAV de segundo grau, que se subdivide em Mobitz I e II, o BAV 2:1, BAV avançado, e o BAV total já foi chamado de terceiro grau.

A relação entre as ondas P e os intervalos QRS permite a classificação entre os tipos de bloqueio.

Relação entre a onda P e a ativação atrial. O intervalo PR acontece após ativação atrial, registrando a condução pelo nó AV e sistema His-Purkinje

A melhor maneira de compreender as classificações é entendendo os extremos:

Bloqueio atrioventricular de primeiro grau

Nesse distúrbio, cada onda P gera um QRS. Mas podemos observar que a condução através do nó atrioventricular e/ou do sistema His-Pukinje está lentificada. No ECG da Figura 12.5, podemos ver do que o intervalo PR dura mais que 200 ms (limite superior em adultos).

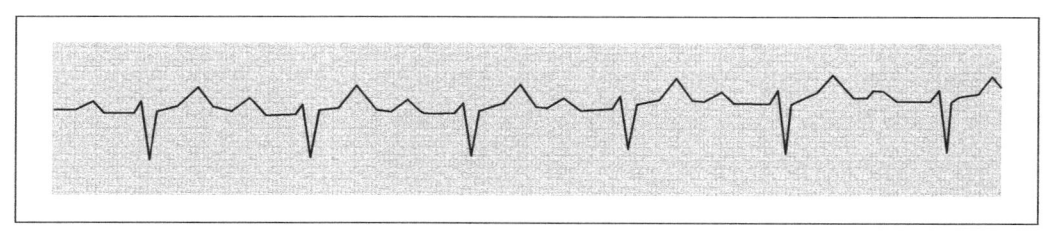

Figura 12.5. Bloqueio AV de primeiro grau. (*Fonte:* ECG do banco de dados pessoal do autor.)

O outro extremo: bloqueio atrioventricular total (BAVT) ou de terceiro grau

No BAVT, também conhecido como de terceiro grau, nenhuma onda P conduz até os ventrículos. Podemos confirmar isso no ECG da Figura 12.6, quando observamos que tanto as ondas P como os QRS têm ritmo regular e frequências diferentes (ou seja, um não interfere no outro).

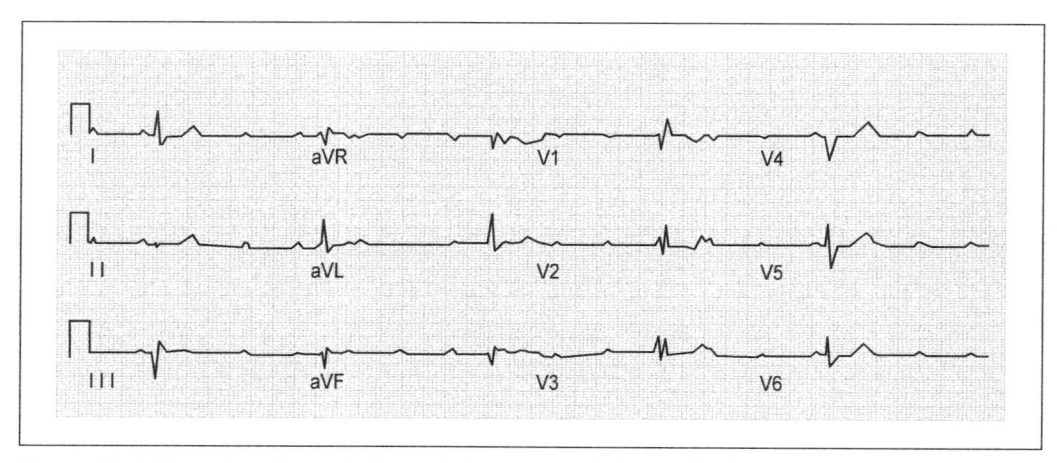

Figura 12.6. Bloqueio atrioventricular total. (*Fonte:* ECG do banco de dados pessoal do autor.)

Todas as outras formas de bloqueio estão entre um e outro, seguindo a sequência de gravidade de acordo com a forma de interrupção da condução (onda P bloqueada) e depois com a quantidade de ondas P bloqueadas.

Bloqueio AV de segundo grau

É chamado de segundo grau quando existe no máximo uma onda P bloqueada, e a seguinte onda P conduz até o ventrículo. Mobitz o dividiu em dois tipos com implicação prognóstica: o BAV de segundo grau, Mobitz tipo I, também conhecido como fenômeno de Wenckebach: o intervalo PR aumenta progressivamente até que um deles não é conduzido. Geralmente benigno, bem comum em atletas, durante o sono ou pacientes vagotônicos. Uma forma de comprovar o fenômeno (porque eventualmente o prolongamento ocorre ao longo de muito tempo e não é possível observar a olho nu), é comparar o intervalo PR antes da onda P bloqueada com o intervalo PR após a onda P bloqueada. O intervalo que sucede o bloqueio deve ser menor do que o que precede o bloqueio.

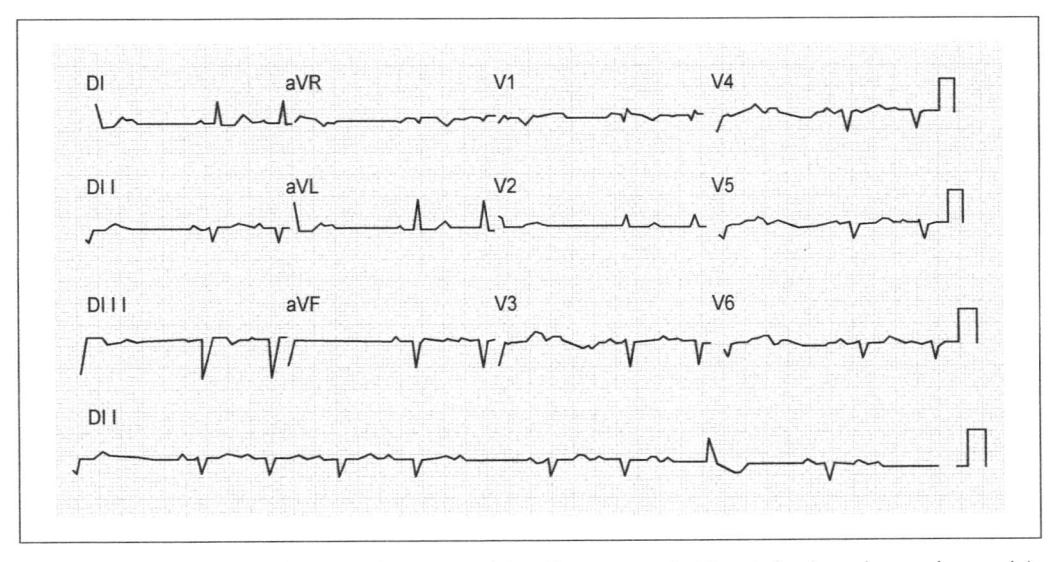

Figura 12.7. Bloqueio AV de segundo grau, Mobitz I (fenômeno de Wenckebach pode ser observado). (*Fonte:* ECG do banco de dados pessoal do autor.)

O BAV de segundo grau, Mobitz II, acontece quando uma onda P bloqueia sem o aumento progressivo do intervalo PR. Isso geralmente acontece em lesões mais graves do sistema His-Pukinje como um todo, e esse paciente apresenta maior probabilidade de progressão para BAVT em curto prazo. A associação de Mobitz II com bloqueio de ramo é comum e aumenta o risco quanto maior for a duração do intervalo QRS.

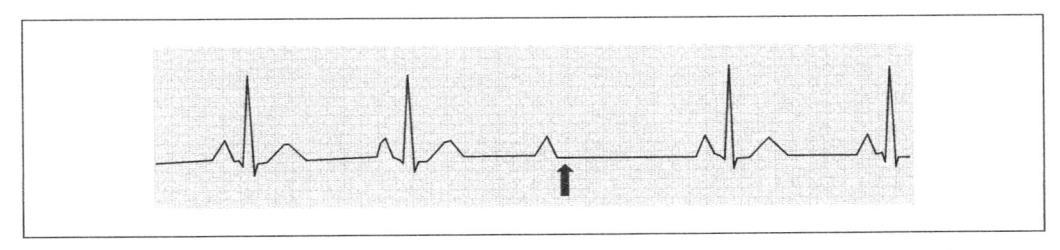

Figura 12.8. Mobitz II, com intervalos PRs que não variam antes ou após a onda P bloqueada. (*Fonte:* ECG do banco de dados pessoal do autor.)

Bloqueios tipo 2:1

Como o nome diz, a cada 2 ondas P existe um QRS. Pode ser uma evolução maligna tanto do Mobitz I quanto do Mobitz II (apesar de muito mais comum nesse último). O bloqueio atrioventricular 2:1 geralmente é patológico. A onda P às vezes é negligenciada por estar muito próxima da onda T do batimento que a precede.

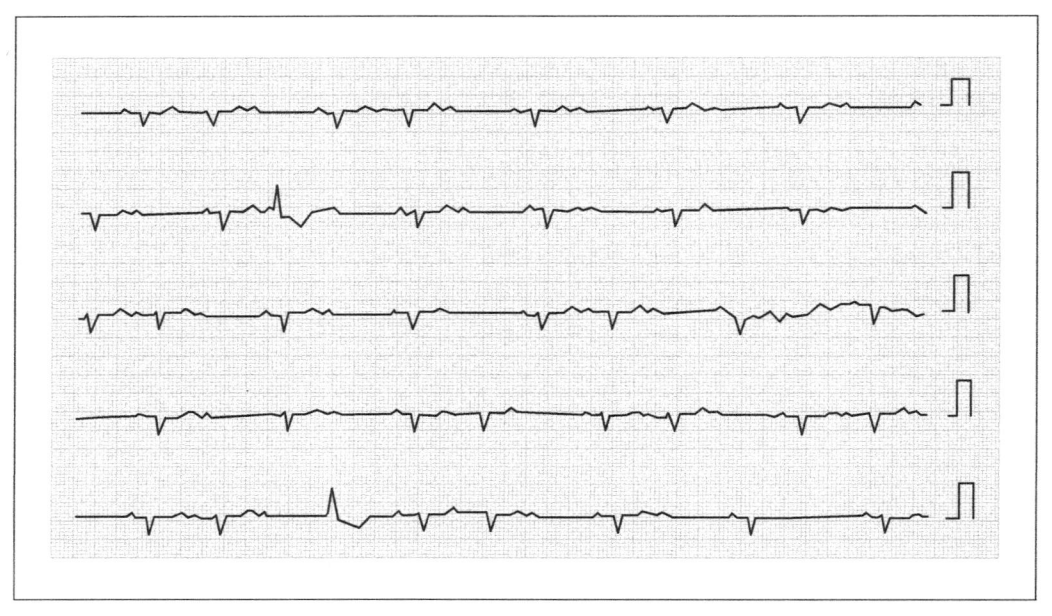

Figura 12.9. Graus variáveis de bloqueio atrioventricular. Desde BAV de primeiro grau, passando por Mobitz I e bloqueio atrioventricular 2:1. (*Fonte:* ECG do banco de dados pessoal do autor.)

Quando duas ou mais ondas P são bloqueadas em sequência, chamamos de bloqueio avançado. A diferença com o BAVT (no BAVT o QRS é regular entre ele) se dá pela irregularidade dos complexos QRS, o que significa que algumas ondas P interferem no ritmo ventricular, e, dessa forma, o bloqueio não é total.

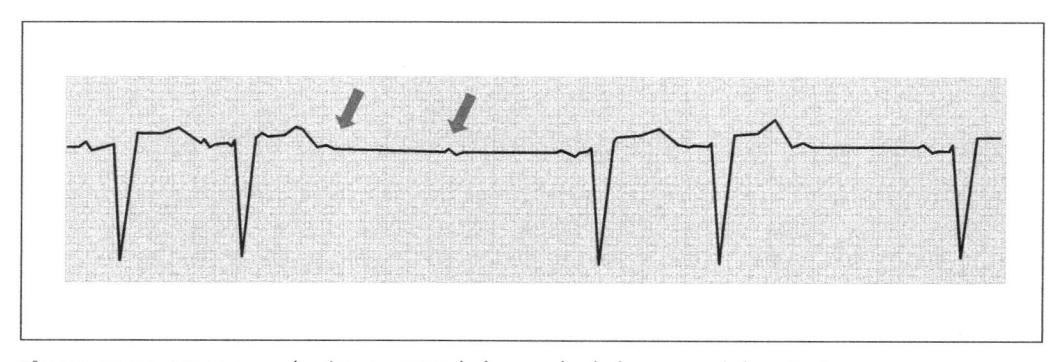

Figura 12.10. BAV avançado. (*Fonte:* ECG do banco de dados pessoal do autor.)

Ritmos bradicárdicos sem onda P

Alguns ritmos, como a fibrilação atrial, criam um ritmo desorganizado atrial em que não é possível identificar ondas P. Nesse caso, a frequência ventricular deve ser considerada o marcador de bradicardia, e o ritmo deve ser irregular na presença de fibrilação atrial com baixa resposta ventricular ou bloqueio atrioventricular total (se o ritmo se tornar regular). A regularização do ritmo em pacientes com fibrilação atrial sempre deve gerar três hipóteses: reversão a ritmo sinusal, modificação para flutter atrial com relação atrioventricular fixa ou bloqueio atrioventricular.

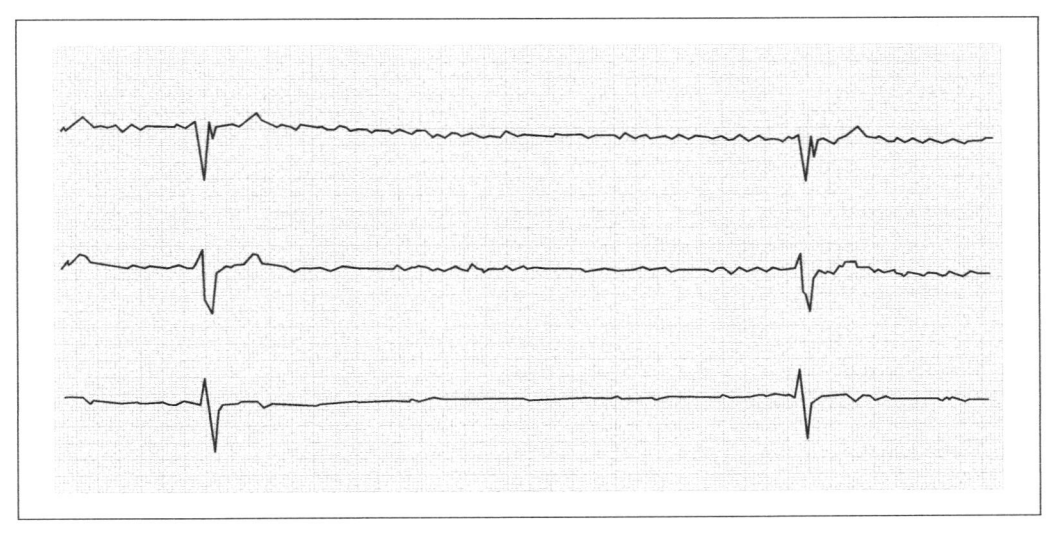

Figura 12.11. Fibrilação atrial com baixa resposta ventricular. Pausas são frequentes nesses casos. (*Fonte:* ECG do banco de dados pessoal do autor.)

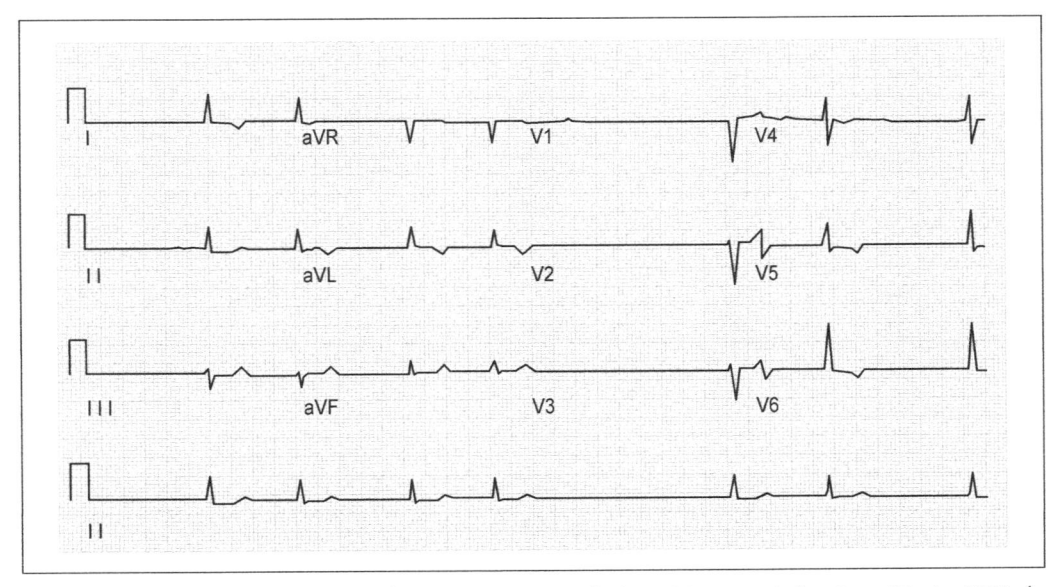

Figura 12.12. Fibrilação atrial com baixa resposta ventricular ECG e 12 derivações. (*Fonte:* ECG do banco de dados pessoal do autor.)

A abordagem da bradicardia está voltada para a reversão dos sintomas de baixo débito (hipotensão, rebaixamento do nível de consciência, diminuição de perfusão periférica e síncope). Independentemente do tipo e da causa da bradicardia, devem ser adotadas medidas emergenciais, como atropina, dopamina, noradrenalina, marca-passo transcutâneo e transvenoso para reversão aguda do quadro e tentar achar a causa para eventual implante programado de marca-passo definitivo.

Por outro lado, em alguns BAVs avançados (BAV de segundo grau, Mobitz tipo II e BAVT) mesmo que assintomáticos, encontramos indicação de abordagem definitiva caso não exista causa reversível ou se o fator causador seja obrigatório para o contexto clínico do paciente.

Bibliografia

Fatima DCL. Arritmias Cardíacas – Rotinas do Centro de Arritmia do Hospital Israelita Albert Einstein, Ed. Manole. 2015.

Pastore CA, Pinho JA, Pinho C et al. Diretrizes da Sociedade Brasileira de Cardiologia para análise e emissão de laudos eletrocardiográficos. Arquivos Brasileiros de Cardiologia. 2016.

Zipes, Jalife et al. Cardiac Electrophysiology: From Cell to bedside. 2016.

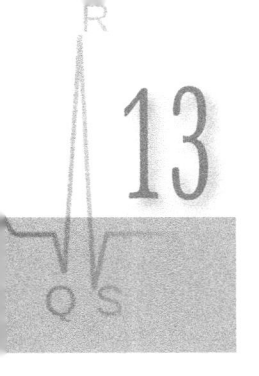

Como e o que Avaliar no ECG de Portadores de Marca-Passo

Bruno Pereira Valdigem

Introdução

O marca-passo definitivo e seus correlatos (desfibriladores e ressincronizadores) são objeto de confusão na avaliação de eletrocardiograma, em especial no contexto de emergência/urgência. Até que ponto é causador das alterações eletrocardiográficas? O que esses dispositivos têm em comum é a funcionalidade antibradicardia. Todos são computadores geradores de impulsos elétricos que "acionam" o miocárdio e forçam a despolarização celular local e, por consequência, a contração da câmara onde se encontra o eletrodo posicionado.

Um conceito importante então para a compreensão do funcionamento do marca-passo é a localização do eletrodo. Um marca-passo com apenas um eletrodo localizado na ponta do ventrículo direito vai enxergar complexos QRS e, na ausência deles, estimular o surgimento de um complexo QRS, sendo então chamado por nós de unicameral (tem capacidade de estimular e sentir apenas uma única câmara).

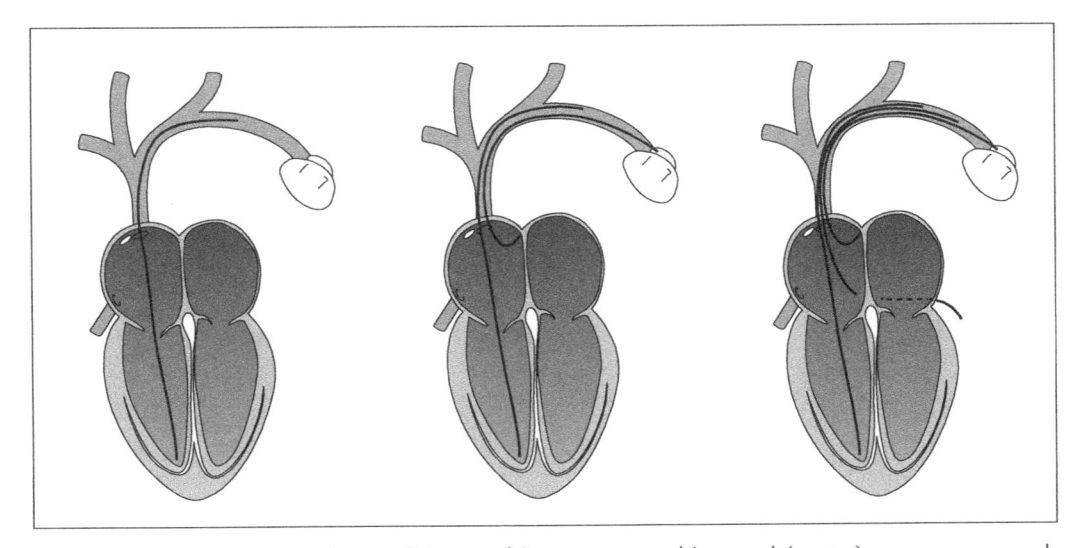

Figura 13.1. Marca-passo unicameral (esquerda), marca-passo bicameral (centro), marca-passo multissítio ou ressincronizador cardíaco (direita). (*Fonte:* imagem criada pelo autor.)

Um marca-passo com dois eletrodos, um posicionado no átrio direito e um no ventrículo direito, pode interagir (sentir e estimular) duas câmaras e é conhecido por bicameral. Essa diferenciação é muito importante, pois na prática clínica usamos o número de eletrodos e a programação como sinônimos. Nem todo marca-passo bicameral vai funcional como um "marca-passo em DDD".

Quando analisamos o ECG de um portador de marca-passo, temos apenas parte da visão: conseguimos ver como está atuando naquele momento. Mas não necessariamente quantos eletrodos ou onde estão.

Cada evento gerado por ele (um QRS, quando o ventrículo é a câmara estimulada, ou uma onda P, quando o átrio é estimulado) é precedido da imagem da estimulação (a espícula). Na Figura 13.2 podemos ver o ECG de um portador de marca-passo definitivo. Espículas precedem a onda P e o QRS, confirmando a presença de um eletrodo no átrio e outro no ventrículo.

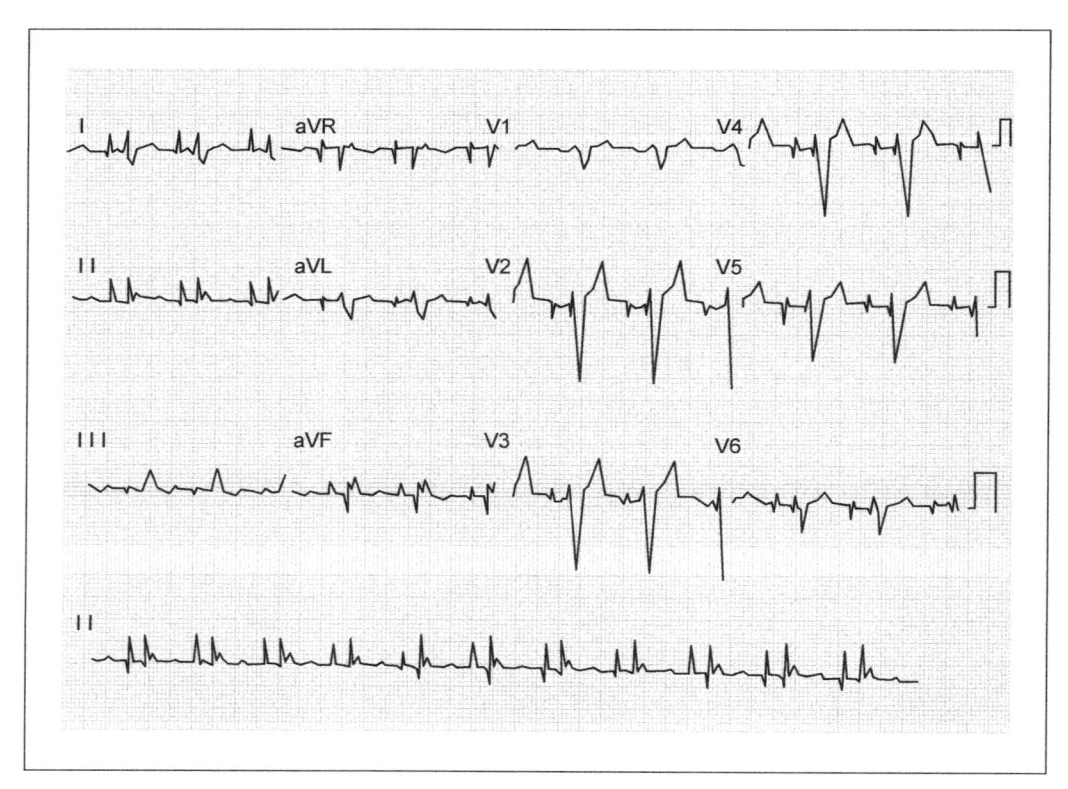

Figura 13.2. ECG MP bicameral funcionando em DDD. (*Fonte:* banco de dados do autor.)

Quando as espículas são unipolares, o marca-passo cria uma corrente entre a ponta do eletrodo e o gerador. A espícula é de maior amplitude quando observada no ECG de superfície. Quando a espícula é bipolar, a corrente fica restrita entre a ponta e o primeiro anel do eletrodo (localizado a cerca de 1 cm da ponta). Essa última é quase imperceptível no ECG de superfície (Figura 13.3).

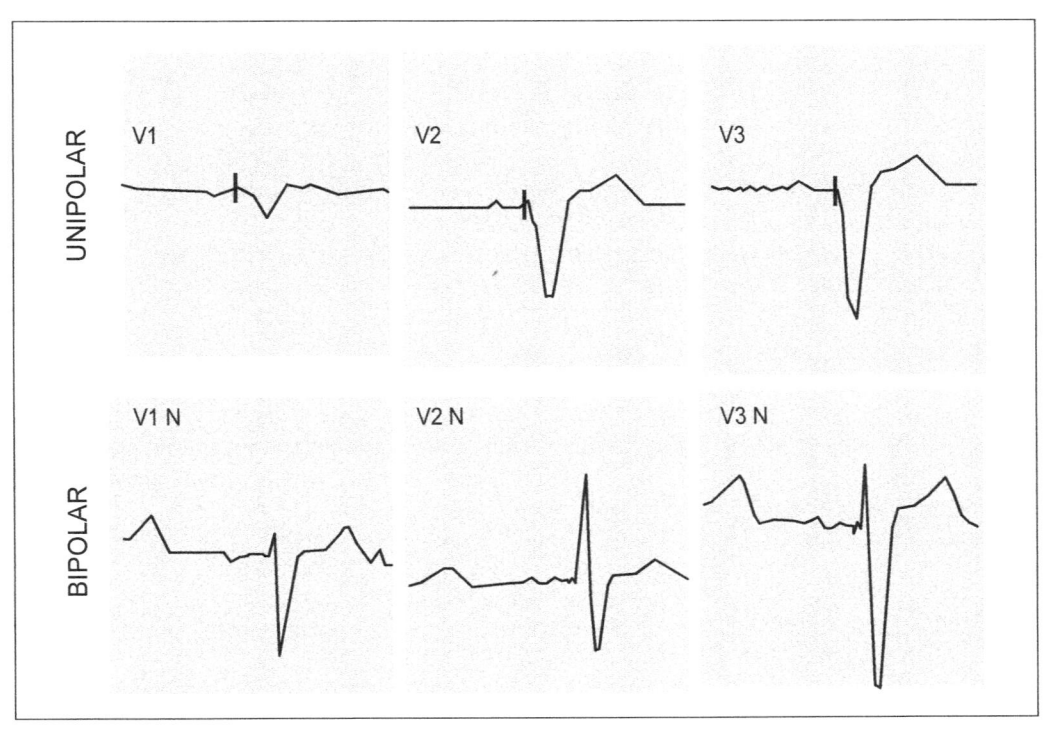

Figura 13.3. Modo de estimulação unipolar (linha superior) e bipolar (linha inferior). (*Fonte:* banco de dados do autor.)

A forma que o marca-passo se apresenta ao ECG sugere a função que desempenha naquele momento. Nesse ponto, os códigos de programação se fazem úteis.

Tabela 13.1. Modos de programação de marca-passo

Estimula	Sente	O que faz quando sente	Programabilidade(se presente)
O – nada	O – nada	O – nada	
A – átrio	A – átrio	I – inibe	R – frequência adaptativa
V – ventrículo	V – ventrículo	T – deflagra	
D – os dois	D – os dois	D – os dois	

A função mais importante de um marca-passo é a estimulação. Assim, a primeira letra se refere à câmara estimulada: V para estimulação ventricular, A para estimulação atrial e D para estimulação dos dois sítios. O problema da estimulação sem sensibilidade de eventos (QRS principalmente) do paciente é a possibilidade de uma estimulação simultânea ao momento vulnerável da onda T. Isso facilita arritmias malignas, como a fibrilação ventricular.

Assim, a segunda função do marca-passo é sentir, e é a segunda letra da programação: V sente o ventrículo, A sente o átrio e D sente as duas câmaras.

A terceira letra é a funcionalidade do marca-passo: I significa que, ao encontrar um evento na câmara onde está o eletrodo, o marca-passo se inibe. Essa função é importante para que ele não siga a programação original e só estimule quando necessário, evitando estimulação sobre um QRS natural. A função T (Triggered) é que um evento provoca a estimulação. Apesar de ser menos intuitiva, é muito usada em casos de bloqueio atrioventricular total. Nesse caso, quando o marca-passo sente um evento atrial (onda P) esse evento provoca (Trigger) uma estimulação no ventrículo. Em casos muito raros, essa função pode ser adotada na mesma câmara e frequentemente serve para conectar eletricamente átrio e ventrículo(s), e a função D engloba tanto I quanto T.

O marca-passo da Figura 13.4 está programado em DDD. Não podemos perceber espícula atrial, pois o ritmo sinusal está mais rápido do que a frequência mínima estimulada. Podemos observar espícula precedendo QRS. Em caso de extrassistolia ou QRS espontâneo, a estimulação será inibida, e será reiniciada a contagem do tempo necessário para manter a frequência mínima (p. ex., em uma frequência de 60 bpm, cada batimento deve acontecer após 1 segundo de espera).

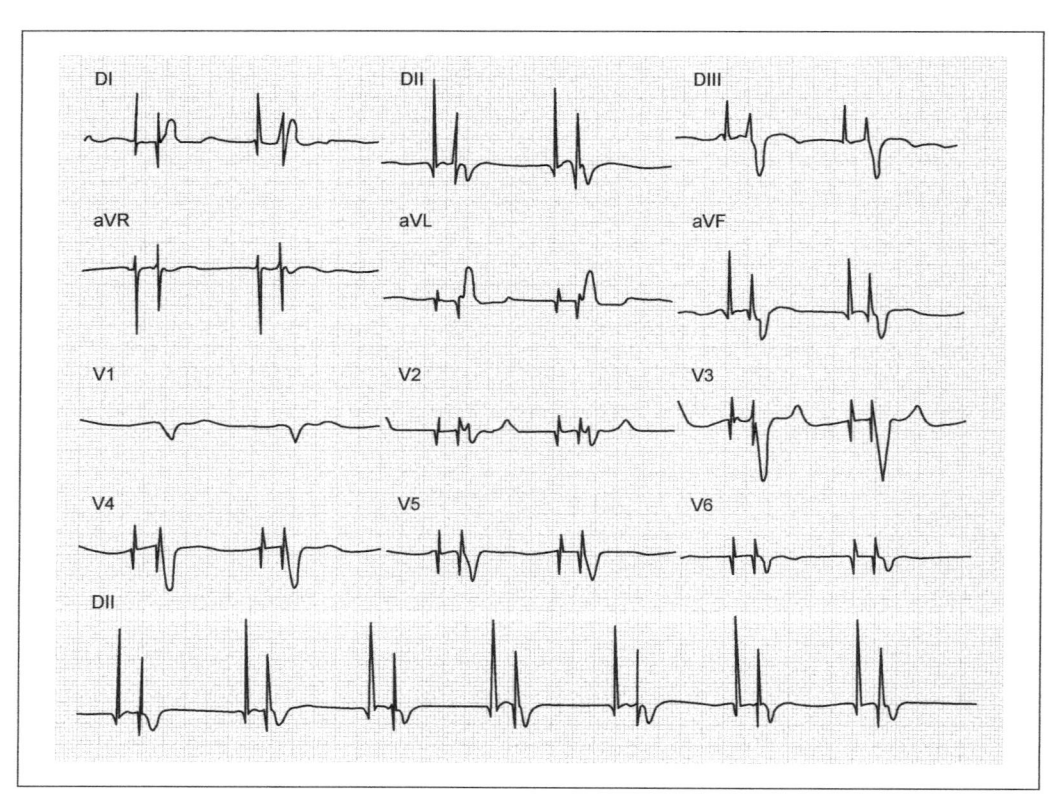

Figura 13.4. Marca-passo programado em DDD. (*Fonte:* banco de dados do autor.)

Apesar de eventualmente as espículas não serem visíveis, podemos inferir a presença do eletrodo atrial por observar que o marca-passo reconhece as ondas P. Na Figura 13.5, vemos um caso de implante marca-passo em portador de cardiopatia congênita complexa (pós-operatório tardio de cirurgia de Senning). Observe que cada onda P é sucedida por uma espícula e um estímulo ventricular.

Se seguirmos a nomenclatura à risca, esse marca-passo está funcionando em VAT (estimula o ventrículo, sente o átrio, e o átrio provoca estimulação do ventrículo). Apesar de o ECG aparecer dessa maneira, essa não é uma programação de marca-passo... podemos inferir que ele sente o átrio (e se ele sente o átrio tem um eletrodo no átrio. Tendo um eletrodo no átrio, provavelmente também tem capacidade de estimular), sente o ventrículo nas câmaras (não seria seguro deixar uma estimulação ventricular sem sentir QRS nativo, pois pode causar fibrilação ventricular). A programação é DDD.

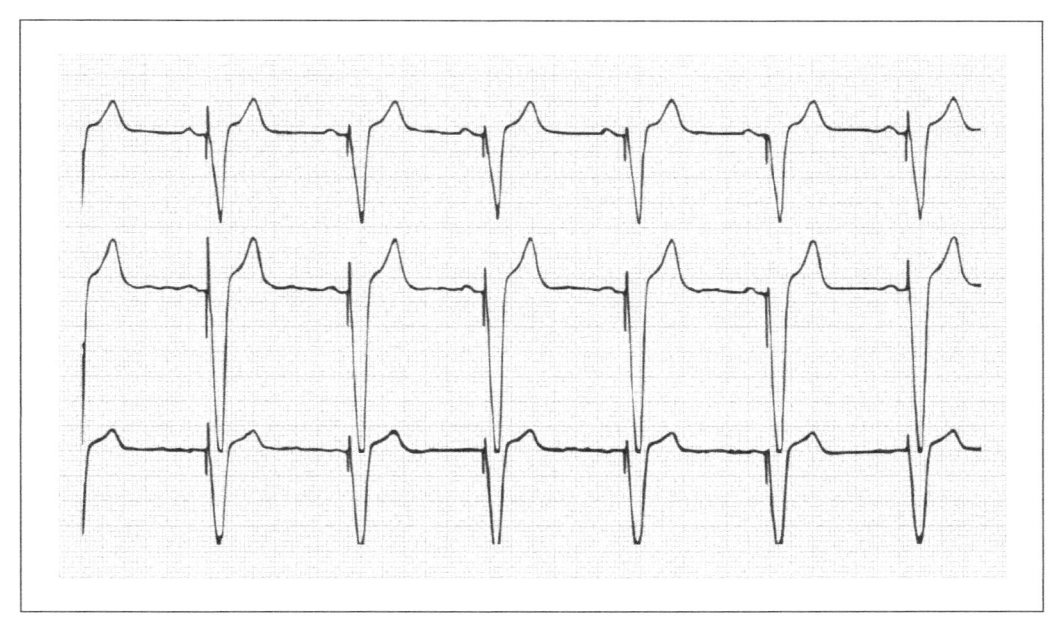

Figura 13.5. Marca-passo em pós-operatório de cirurgia de Senning em modo VAT (apesar de ser um DDD). (*Fonte:* banco de dados do autor.)

Problemas de funcionamento do marca-passo

O maior receio é que a programação ou a estrutura física do marca-passo esteja com algum problema. Ao se fazer uma analogia a computadores, a programação seria o *software*, enquanto os eletrodos e gerador seriam o hardware. Problemas de hardware podem ou não ser visíveis à radiografia. Eventualmente uma fratura de eletrodo ou sem deslocamento pode passar despercebido ao se olhar, mesmo treinado. As alterações elétricas devem sempre ser valorizadas, mesmo na ausência de alterações radiológicas.

Um algoritmo (Figura 13.6) pode nos ajudar a solucionar a maioria das alterações do ECG ou holter.

Vamos citar cada problema e solução a seguir, lembrando sempre que o evento pode ser tanto a onda P como o QRS, e que eventualmente a espícula pode ser menos visível em caso de estimulação bipolar. É interessante retornar ao algoritmo da Figura 13.6 para sedimentar o treinamento.

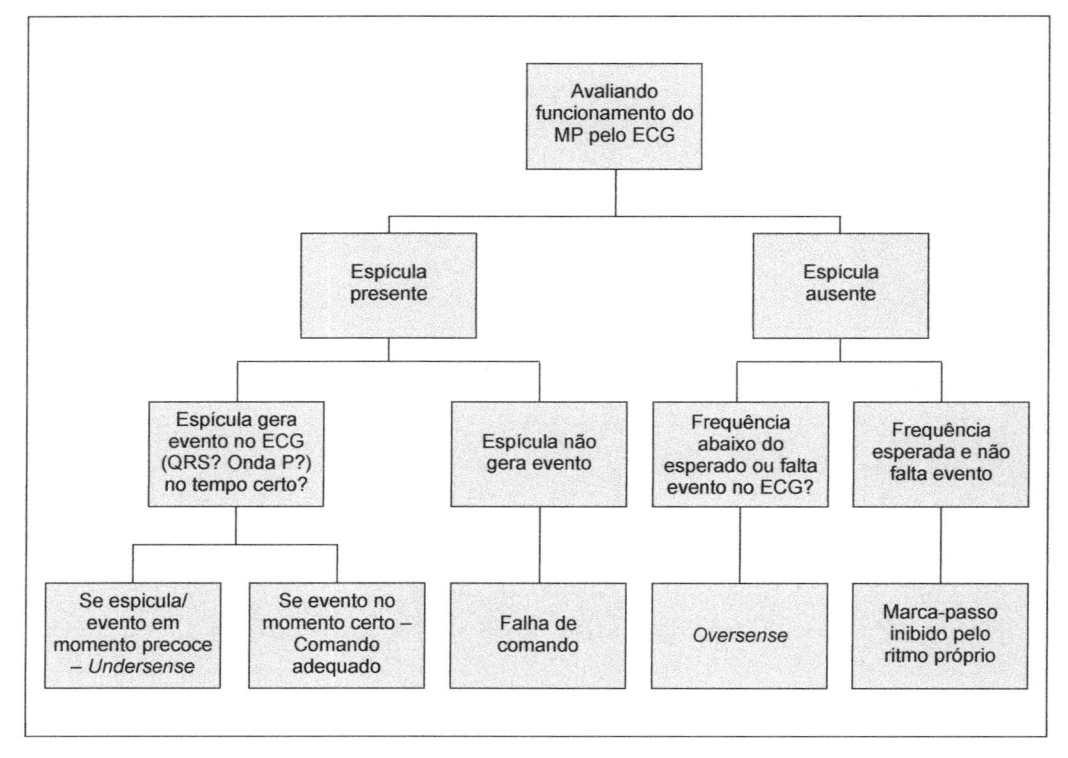

Figura 13.6. Algoritmo para ajudar no diagnóstico da falha do funcionamento do marca-passo. *Undersense* – sensibilidade baixa (espícula em momento inapropriado), *oversense* – sensibilidade alta (espícula ausente).

Undersense (falha de sensibilidade)

Onde o marca-passo não consegue enxergar que existe um evento nativo e, ainda assim, tenta estimular (com ou sem sucesso). A simples tentativa de estimular é provada pela presença da espícula (Figura 13.7).

Funcionamento adequado

Marca-passo bicameral programado em DDD – observe que cada espícula atrial gera uma onda P, e cada espícula ventricular gera um QRS (Figura 13.8).

Falha de comando ou de captura

A falha de comando ou de captura sugere que o marca-passo tentou estimular, mas não conseguiu. Então, não gerou evento (Figura 13.9).

Oversense (falha de sensibilidade)

Falha de sensibilidade, mas dessa vez o marca-passo nem tenta estimular: provavelmente não tenta estimular, pois "enxergou" um evento inexistente. Isso acontece com interferência elétrica, bisturi elétrico, ressonância magnética ou manipulação do marcapasso (Figura 13.10).

Funcionamento normal

Marca-passo inibido pelo próprio ritmo do paciente. Nesse caso, a frequência é tão elevada que o marca-passo não se faz necessário. Assim, apenas observa e aguarda por um momento de bradicardia (Figura 13.11).

Ainda que fraturas de eletrodo possam ocorrer gerando falha de comando ou sensibilidade (com uma frequência de cerca de 10% a cada 10 anos de uso do eletrodo), os pacientes com marca-passo definitivo frequentemente têm alterações de ECG secundárias à programação. A programação deve sempre ser avaliada em caso de dúvidas ou sintomas atípicos apresentados pelo paciente.

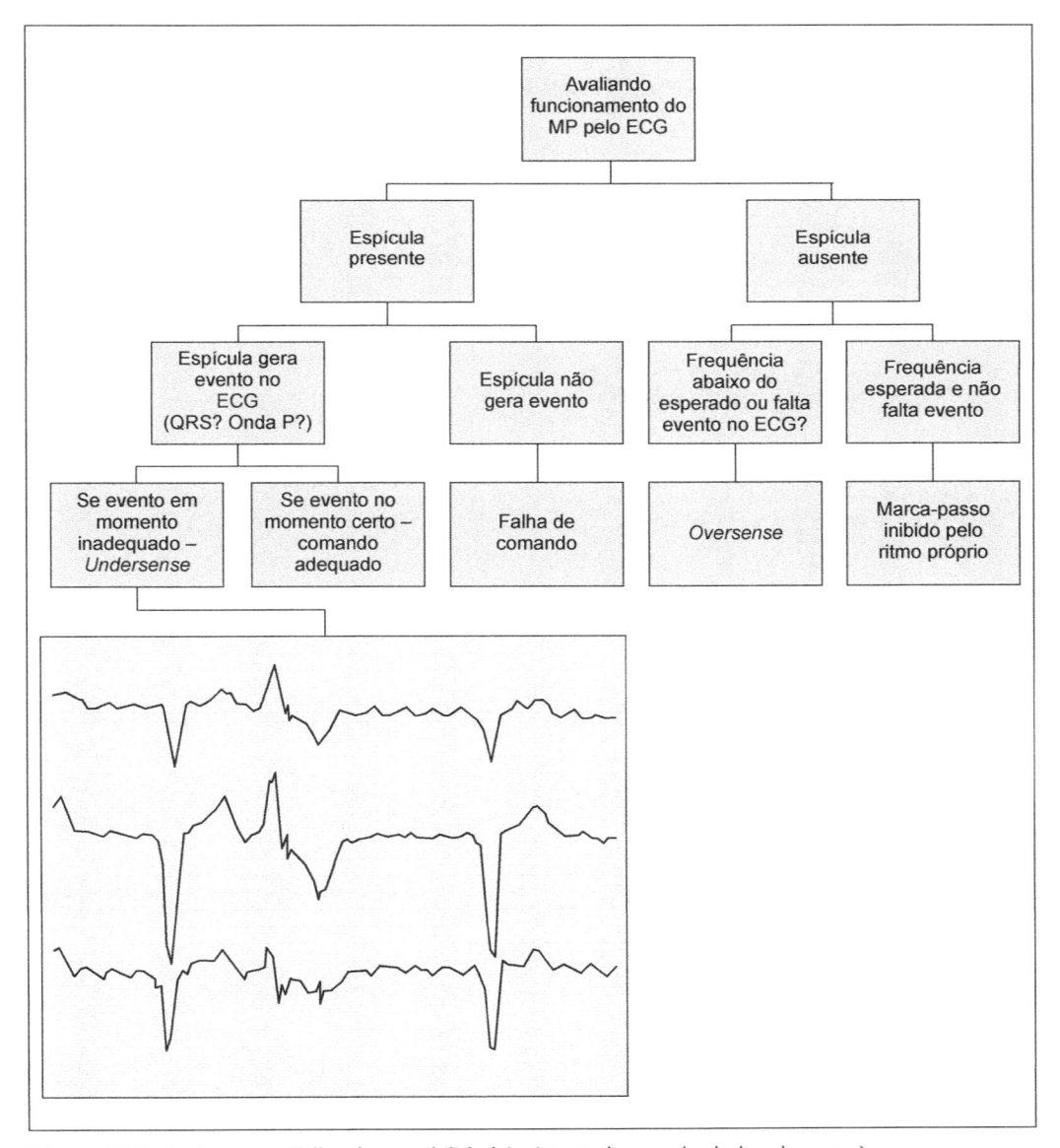

Figura 13.7. *Undersense* (falha de sensibilidade). (*Fonte:* banco de dados do autor.)

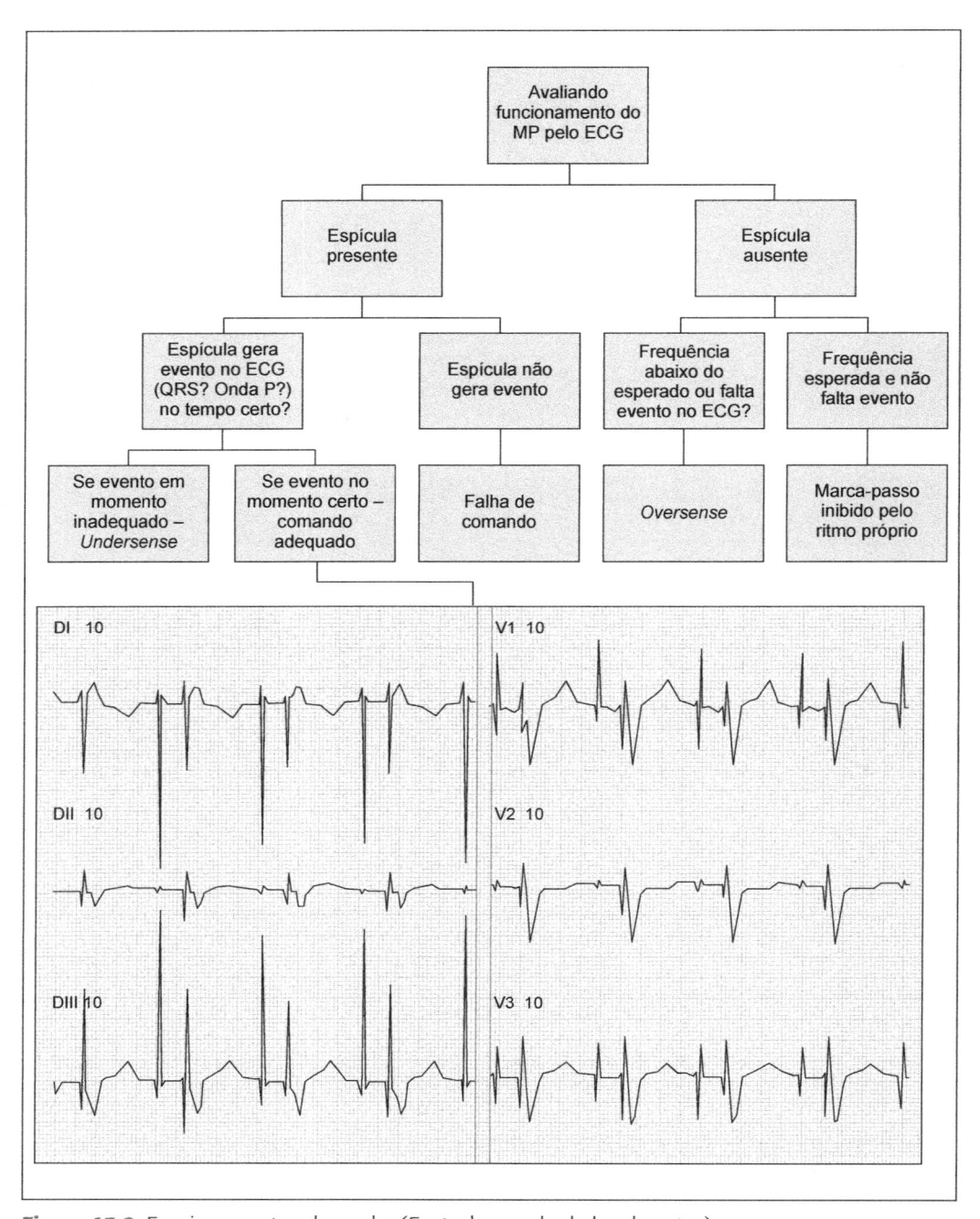

Figura 13.8. Funcionamento adequado. (*Fonte:* banco de dados do autor.)

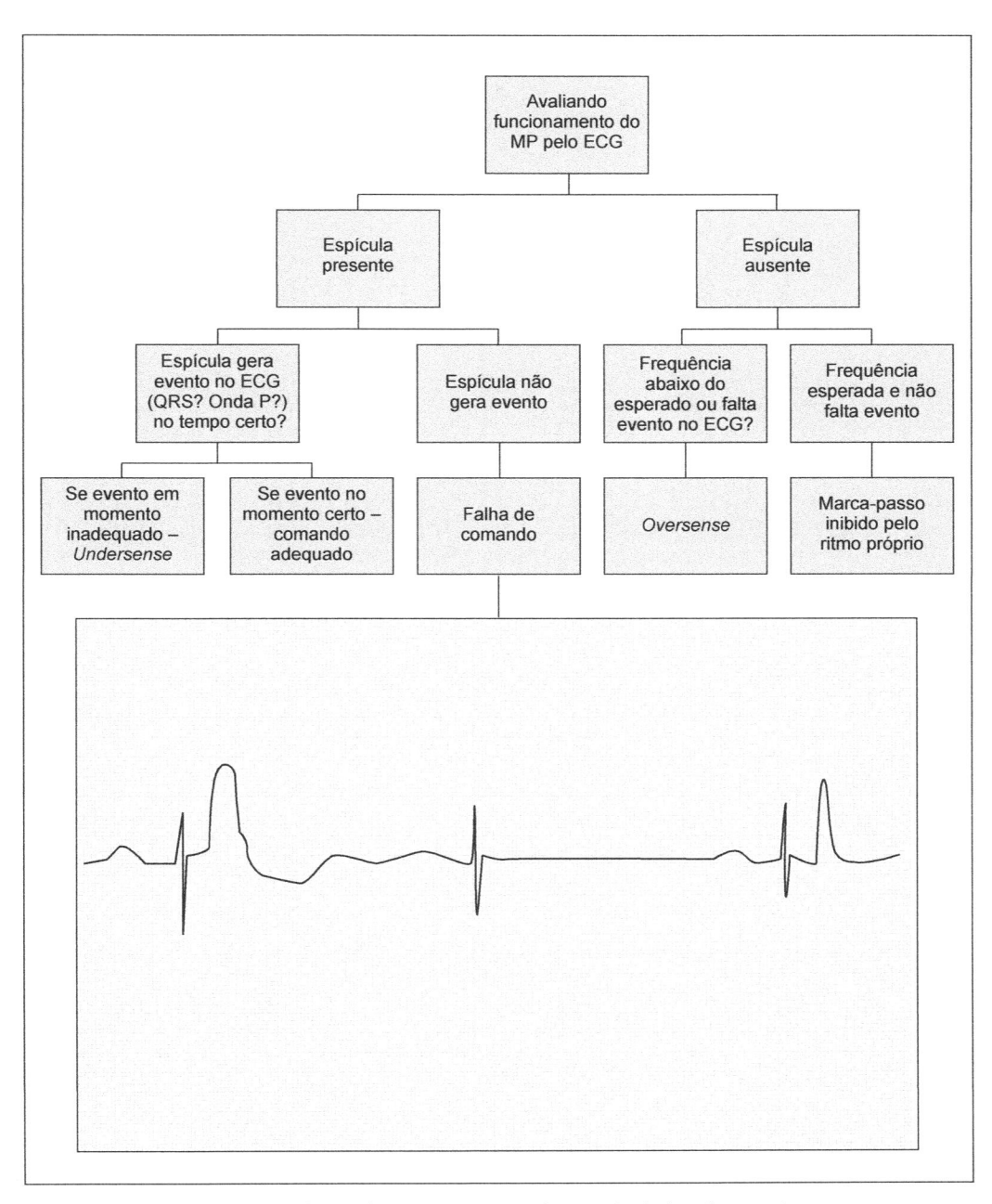

Figura 13.9. Falha de comando ou de captura. (*Fonte:* banco de dados do autor.)

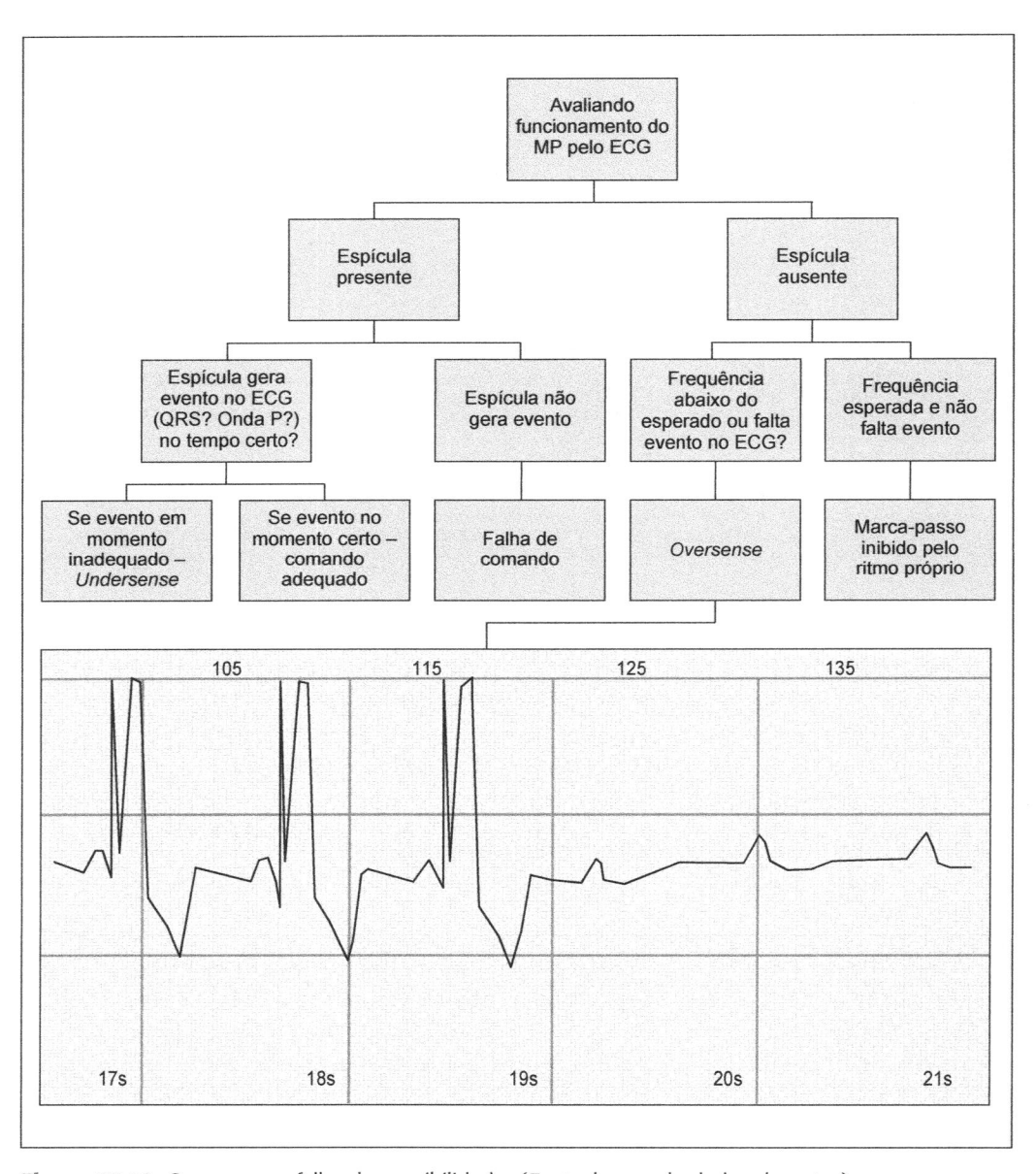

Figura 13.10. *Oversense* – falha de sensibilidade. (*Fonte:* banco de dados do autor.)

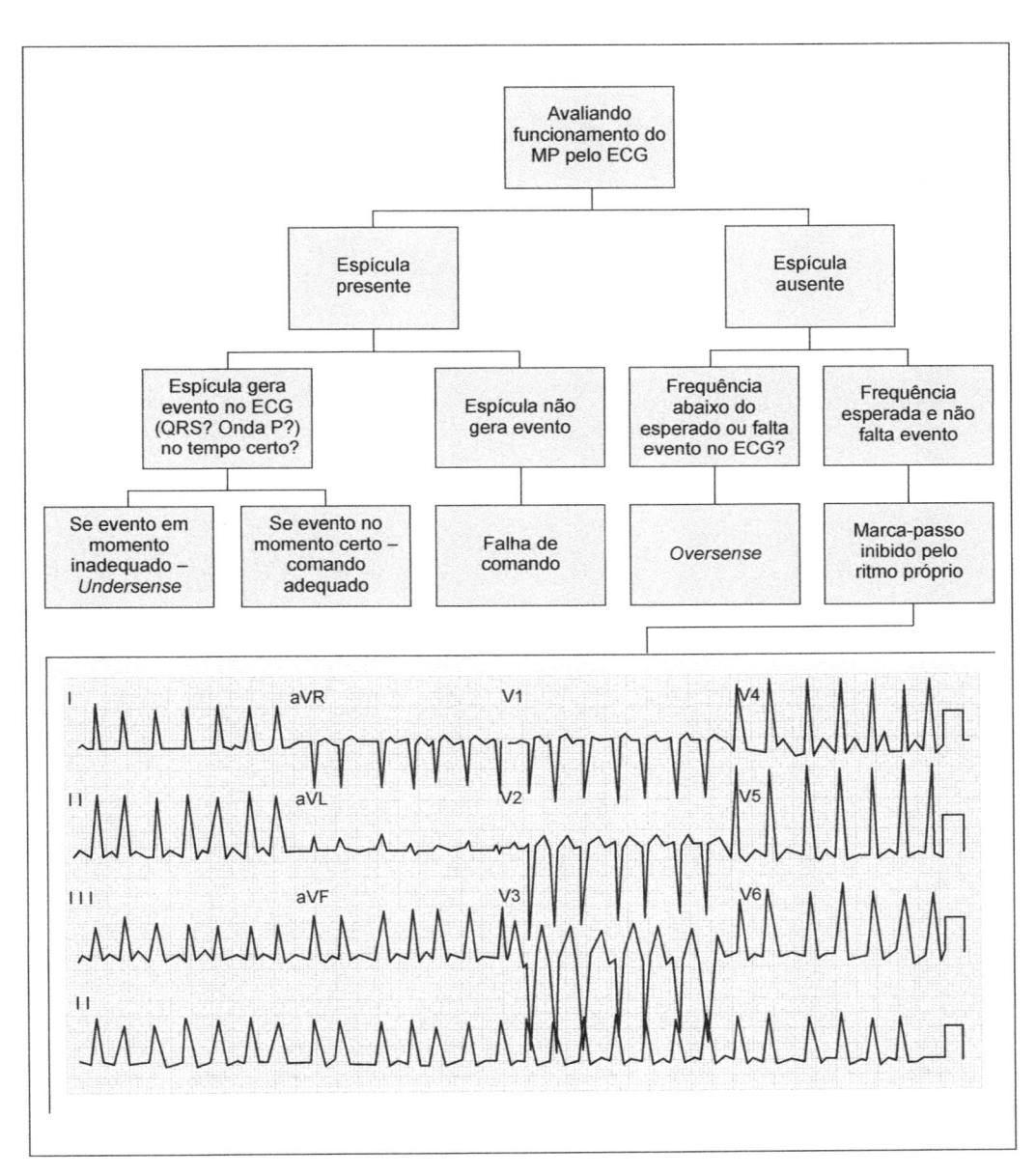

Figura 13.11. Funcionamento normal. (*Fonte:* banco de dados do autor.)

Bibliografia

Melo CS. Temas de marcapasso, 4ª ed. Ed. Leitura Médica, São Paulo, SP. 2011.

Zipes, Jalife et al. Cardiac Electrophysiology: From Cell to bedside. 2016

Fatima DCL. Arritmias Cardíacas – Rotinas do Centro de Arritmia do Hospital Israelita Albert Einstein, Ed. Manole. 2015.

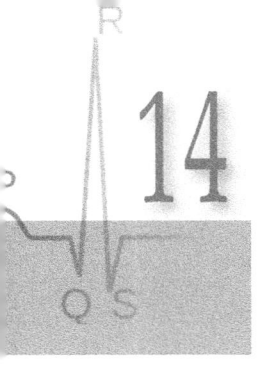

Miscelânea:
Tromboembolismo Pulmonar, Pericardite, Takotsubo e Variante de Prinzmetal, Distúrbios de Potássio e Cálcio, Hipotermia e Injúria ao Sistema Nervoso Central

Rodrigo Melo Kulchetscki

Introdução

Um número extensivo de condições clínicas em que o órgão primariamente afetado é outro que não o coração pode eventualmente interferir na fisiologia de despolarização/repolarização da célula cardíaca e, então, gerar repercussões detectáveis no eletrocardiograma de superfície (ECG). Morbidades que acometem os pulmões, os rins, o sistema nervoso central, o saco pericárdico, os vasos sanguíneos, secundárias às mais diversas etiologias, degenerativa, inflamatória, por alterações vasculares ou mesmo de etiologia desconhecida, podem afetar de maneira variável o cardiomiócito e, então, ser detectadas pelo médico atento com o auxílio dessa ferramenta valiosa que é o ECG.

Destacaremos neste capítulo algumas dessas doenças, cujos padrões eletrocardiográficos se mostram valiosos no contexto diagnóstico e prognóstico.

Tromboembolismo pulmonar

O eletrocardiograma no tromboembolismo pulmonar (TEP) é normal em até 30% dos casos.

O achado mais comum é descrito como taquicardia sinusal, apesar de algumas controvérsias existirem e a literatura apontar incidências bastante variáveis desse achado de 8% a 69%. Outros achados possíveis incluem: bloqueio de ramo direito (BRD) novo, desvio do eixo elétrico (que pode ser tanto para a direita quanto para a esquerda), zona de transição tardia nas derivações precordiais, baixa voltagem, alterações de repolarização como infra ou mesmo supradesnivelamento do segmento ST (esse último mais comum em V1 e aVR), inversão de onda T de V1-V4, onda P-*pulmonale*, arritmias atriais (flutter e fibrilação atrial) e o padrão S1Q3T3.

O clássico padrão S1Q3T3 foi inicialmente descrito por McGinn e White em 1935 após terem notado o padrão em sete pacientes com *cor pulmonale* aguda (Figura 14.1). É certo, no entanto, que a incidência desse achado é menor do que o esperado – estudos sugerem uma incidência de 10% a 25% dos ECGs de pacientes com TEP, quando avaliados de maneira retrospectiva. Além disso, apesar de previamente descrito como patognomônico de TEP, na verdade pode ocorrer em várias condições que geram *cor pulmonale*, como DPOC exacerbado, pneumotórax, etc.

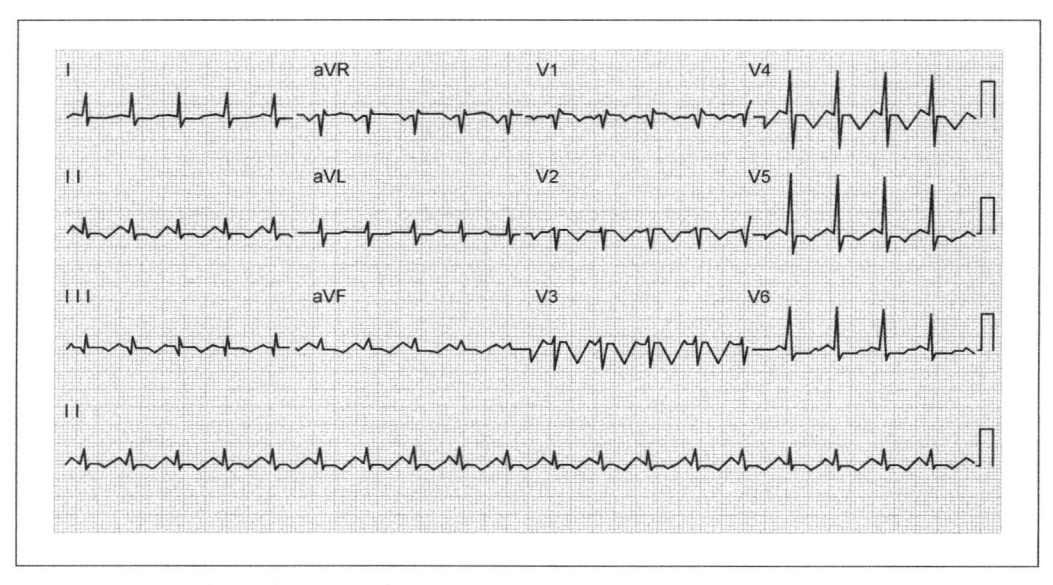

Figura 14.1. ECG de 12 derivações de uma paciente de 68 anos com dispneia de início súbito. Observe que existem vários achados nesse eletrocardiograma sugestivos de TEP: taquicardia sinusal, onda S proeminente de DI, onda Q em DIII e onda T invertida em DIII (padrão S1Q3T3), inversão de onda T V1-V6, supradesnivelamento do segmento ST V1 e aVR. (*Fonte:* adaptada de Levis JT. ECG Diagnosis: Pulmonary Embolism. Perm J. 2011 Fall; 15(4):75.)

A causa mais implicada para as alterações eletrocardiográficas é a sobrecarga aguda de câmaras direitas, com ou sem dilatação do ventrículo direito (VD), ou por isquemia subendocárdica, mas os mecanismos ainda não parecem totalmente esclarecidos, já que muitos desses achados permanecem alterados mesmo após resolução do evento e/ou da sobrecarga de pressão na artéria pulmonar.

Os achados no ECG do TEP são considerados pouco sensíveis e pouco específicos. Logo, deve-se ter cautela no raciocínio diagnóstico principalmente no contexto do pronto-socorro, de forma que a presença ou a ausência de qualquer uma das alterações não afasta, tampouco confirma, o diagnóstico, mas certamente auxilia quando existe suspeita clínica, principalmente se mais de um achado estiver presente.

O valor prognóstico desses achados, no entanto, diferente do valor diagnóstico, tem maior especificidade. Daniel et al. (2001) elaborou um escore de pontos que leva em conta a presença de BRD novo, inversão de onda T em derivações precordiais e outros achados de *strain* de VD. Um escore $\geq$ 10 se correlacionou com uma pressão sistólica de artéria pulmonar (PSAP) > 50 com especificidade de 97,7%. Outros autores também propuseram outros escores prognósticos, no geral com boa acurácia.

Pericardite

O pericárdio é a membrana fibroelástica que envolve o coração e é constituída de duas camadas (visceral e parietal), separadas por uma pequena quantidade de líquido derivado do plasma. Nenhum componente do pericárdio possui atividade elétrica.

A inflamação do pericárdio ou pericardite é uma síndrome clínica pouco frequente, de causas variadas, porém com até 90% dos casos descritos como idiopáticos. Seus achados eletrocardiográficos são ímpares, principalmente no âmbito da pericardite aguda (o processo inflamatório do pericárdio pode acometer também os cardiomiócitos do epicárdio, camada mais externo do miocárdio, e então modificar suas características elétricas). Sua apresentação clínica mais comum – dor torácica – torna necessário o amplo conhecimento dessa entidade.

O ECG na pericardite costuma seguir uma sequência de alterações conforme o tempo de início:

1. **Estágio I (primeiras horas a dias; 80% dos casos – Figura 14.2):** supradesnivelamento do segmento ST, principalmente em derivações anteriores e inferiores, com onda T concordante, associado a desnivelamento do PR de orientação oposta à polaridade da onda P.

2. **Estágio II (dias a algumas semanas):** progressiva normalização do segmento ST e intervalo PR associado a achatamento da onda T.

3. **Estágio III (final da segunda/terceira semana):** inversão difusa de onda T;

4. **Estágio IV (até 3 meses):** normalização do ECG.

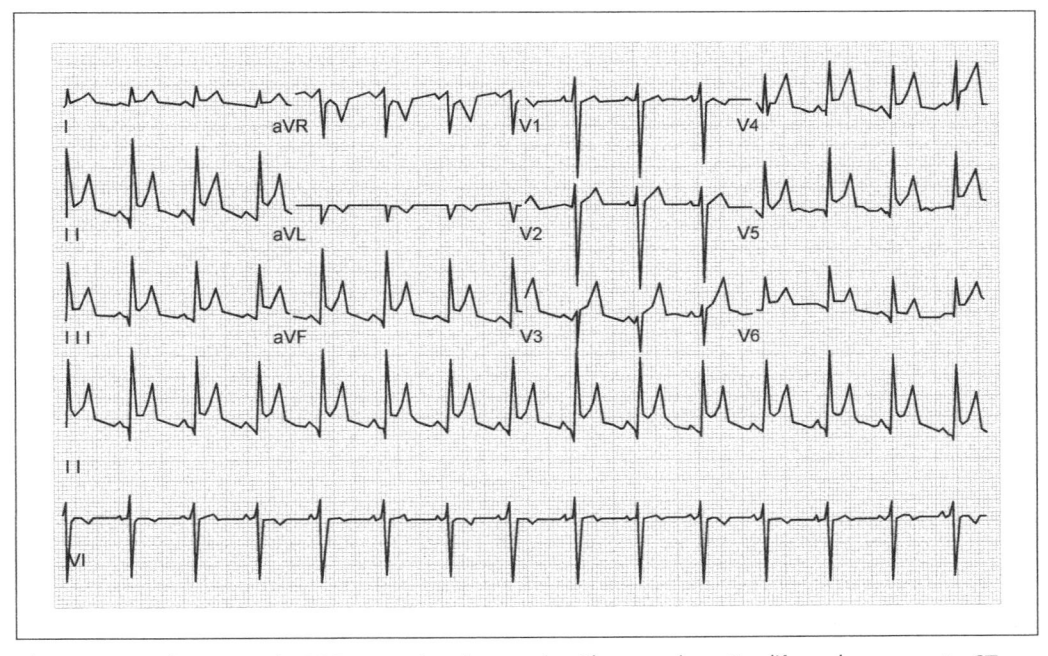

Figura 14.2. Alterações do ECG na pericardite aguda. Observe elevação difusa do segmento ST em praticamente todas as derivações exceto V1 e aVR. O infradesnivelamento do PR também é visível, principalmente em DII. (*Fonte:* adaptado de LeWinter MM. Clinical Practice. Acute pericarditis. N Engl J Med. 2014 Dec 18; 371(25):2410-6.)

Além dessas alterações, a taquicardia sinusal também é comum. Algumas vezes, as elevações do segmento ST podem tem um caráter mais segmentar e até simular um supradesnivelamento isquêmico, acometendo uma parede do ventrículo. Nesses casos, o infradesnivelamento do segmento PR pode ser o único sinal eletrocardiográfico sugestivo de pericardite.

A repolarização precoce e o infarto agudo do miocárdio com supradesnivelamento do segmento ST (IAMCSST) são os diagnósticos diferenciais mais importantes. Observe na Tabela 14.1 algumas diferenças entre essas três entidades.

Tabela 14.1. Diferenças eletrocardiográficas entre a repolarização precoce, o IAMCSST e a pericardite aguda

ECG	Repolarização precoce	IAMCSST	Pericardite aguda
Morfologia do supra do ST	Concavidade para cima	Concavidade para baixo	Concavidade para cima
Localização do supra do ST	Derivações precordiais	Respeita território arterial	Generalizado
Infra de PR	Ausente	Ausente	Presente
Onda Q	Ausente	Presente	Ausente
Entalhe no fim do QRS	Presente	Ausente	Ausente
Relação ST/T em V6	< 0,25	-	> 0,25
Mudança com o tempo	Não	Sim	Sim

Alguns casos de pericardite aguda efusiva podem gerar derrames pericárdicos volumosos. Os achados como baixa voltagem e alternância elétrica também podem ser encontrados no ECG.

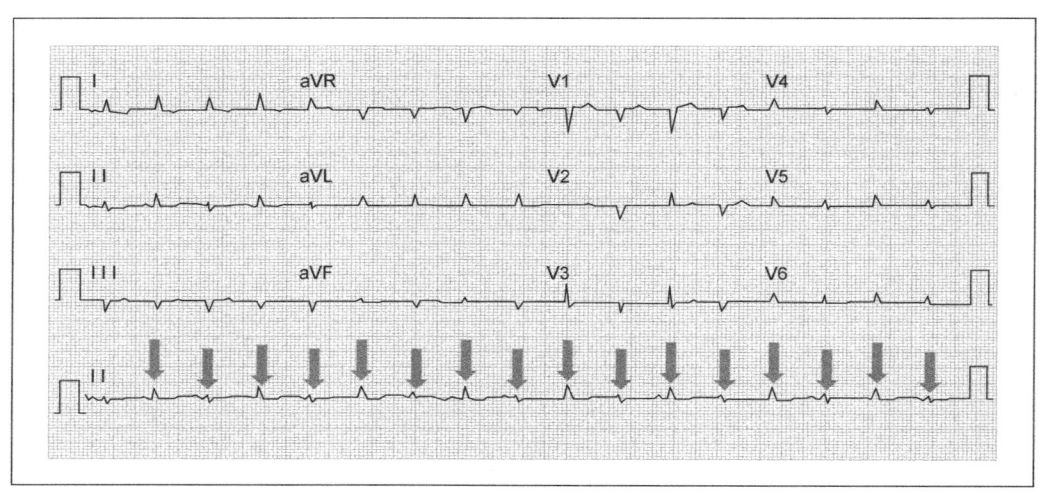

Figura 14.3. Paciente de 56 anos com tamponamento cardíaco por derrame pericárdico neoplásico. Observe a baixa voltagem e o fenômeno de alternância elétrica, em que a amplitude do QRS é alternante conforme o batimento cardíaco (*setas*). (*Fonte:* adaptada de Jehangir W, Osman M. Electrical Alternans with Pericardial Tamponade. N Engl J Med. 373:e10.)

Vale ressaltar que as alterações no ECG comumente são variáveis, sendo necessário realizar ECGs seriados para detectá-las. Além disso, o diagnóstico de pericardite aguda é composto por uma soma de sintomas (dor pleurítica) + sinais (atrito pericárdico) e não apenas pelos achados no ECG. Exames laboratoriais e eventualmente outros exames de imagem mais específicos (ressonância magnética com realce tardio, tomografia computadorizada) podem ser necessários.

Cardiomiopatia de Takotsubo (CTT)

A CTT, também chamada de cardiomiopatia relacionada ao estresse, é uma condição clínica pouco frequente, mais prevalente na pós-menopausa. Ela ocorre usualmente associada a um *trigger* de estresse emocional (casos já foram descritos após morte de um familiar, discussões, trauma psicossocial, etc.), mas também outras condições clínicas podem desencadear a síndrome, como hemorragia subaracnoide, AVC hemorrágico, feocromocitoma, entre outras.

O achado característico da doença é o balonamento apical do VE observado à ventriculografia, associado a uma cineangiocoronariografia normal. Marcadores de necrose miocárdica também podem se elevar, porém geralmente em menores títulos da que no IAM.

O eletrocardiograma na CTT tem uma apresentação bastante variável com achados de supra ou infradesnivelamento do segmento ST, inversões de onda T ou mesmo ser inteiramente normal. Esses achados podem ser difíceis (ou até impossíveis) de se diferenciar de uma síndrome coronariana aguda (Figura 14.4).

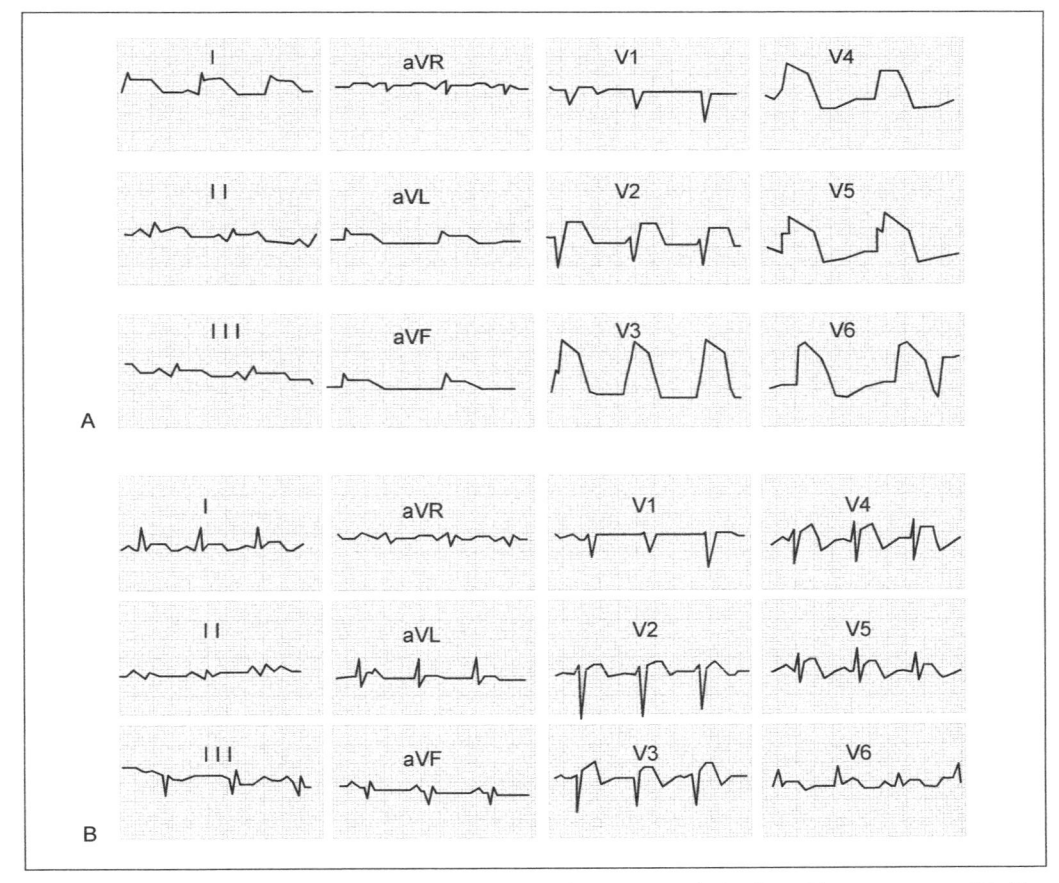

Figura 14.4. A. ECG de uma paciente 8 anos com dor torácica de início súbito com supra ST difuso. **B.** O ECG de seguimento da mesma paciente com onda Q e alteração da repolarização. (*Fonte:* adaptada de Herath HMMTB, Pahalagamage SP, Lindsay LC et al. Takotsubo cardiomyopathy complicated with apical thrombus formation on firt day of the illness: a case report and literature review. BMC Cardiovasc Disord. 2017; 17:176.)

Mais recentemente, alguns estudos tentaram avaliar a existência de padrões eletrocardiográficos e especificidade ao diagnóstico. Frangieh et al (2016) estudaram os ECGs de 200 pacientes com cardiomiopatia de Takotsubo e compararam com os de outros 200 pacientes com síndrome coronariana aguda com ou sem supradesnivelamento do segmento ST. O achado de supra em aVR, principalmente quando asociado a ausência de supra em V1 e ausência de ondas Q, teve uma especificidade elevada para CTT quando comparado ao IAMCSST, com valor preditivo positivo 92%. Na comparação com IAMSSST, a inversão de onda T em DI, aVL, V5 e V6 foi o achado mais específico para a CTT.

Na prática, frequentemente ainda não dispomos de ferramentas suficientemente confiáveis para diferenciar os diagnósticos, sendo usualmente necessário lançar mão de outros exames complementares mais específicos, como o cateterismo cardíaco ou a ressonância magnética, e o diagnóstico costuma ser retrospectivo.

Angina Variante de Prinzmetal

A Angina Variante de Prinzmetal foi inicialmente descrita por Prinzmetal et al. em 1950, quando identificou episódios de supradesnivelamento do segmento ST isolados em pacientes com queixas de angina não relacionada a esforço físico. O achado era mais frequente em mulheres, principalmente no período da noite e nas primeiras horas do dia.

Os episódios de angina foram atribuídos a eventos de vasoespasmo arterial – daí o outro nome dado à síndrome: angina vasoespástica –, e o cateterismo coronariano desses pacientes usualmente é normal ou mostra apenas lesões não obstrutivas com menos de 50% de redução luminal.

O vasoespasmo arterial é uma condição relativamente frequente durante uma síndrome coronariana aguda após cirurgia de revascularização miocárdica ou mesmo durante um cateterismo diagnóstico eletivo; no entanto, a Angina Variante de Prinzmetal por definição engloba especificamente os casos sintomáticos, em que episódios de vasoespasmo confirmado ou presumido são identificados esporadicamente em pacientes ambulatoriais.

Os episódios costumam ser transitórios, com duração de cerca de 5 minutos e autolimitados. As alterações eletrocardiográficas no geral se assemelham à sequência de achados de um IAMCSST, porém de maneira rápida e reversível.

Inicialmente, a onda T se torna apiculada, eventualmente com inversão da onda U; após alguns poucos minutos existe gradualmente uma elevação do segmento ST que atinge o seu ápice juntamente ao aparecimento dos sintomas; após, coincidentemente com a melhora da angina, existe um retorno do segmento ST à linha de base que se segue a uma eventual inversão da polaridade da onda T, a qual pode persistir por minutos a várias horas.

As arritmias podem ocorrer tanto na fase do pico do supradesnivelamento do segmento ST quanto no momento de recuperação e variam desde as arritmias ventriculares, como as taquicardias ventriculares não sustentadas ou sustentadas, ao bloqueio atrioventricular total. A incidência de arritmias se correlaciona com a duração (p. ex., se maior do que 5 minutos) e a intensidade do supradesnivelamento do segmento ST. Casos de morte súbita já foram implicados como secundários a essa entidade.

Do ponto de vista de vasoespasmo coronariano, vale ressaltar ainda que a existência de episódios de dor torácica com alterações eletrocardiográficas atípicas ou mesmo sem qualquer mudança no ECG de base também costuma ocorrer em pacientes com a Angina Variante de Prinzmetal, porém a relação de causalidade é difícil.

A condição é pouco frequente e sua prevalência tem diminuído nos últimos anos, talvez pela maior prevalência de pacientes em uso de terapia medicamentosa antianginosa para angina *per si*. O diagnóstico é difícil e normalmente é feito com um Holter de 24 horas, que evidencia a sequência de achados previamente descrita. O tratamento é semelhante a outras formas mais comuns de angina, porém se evitando o uso de betabloqueadores, que podem eventualmente desencadear quadros de vasoespasmo.

Distúrbios do potássio

Os distúrbios do potássio são extremamente comuns na prática médica, causados por diversas condições clínicas, e seu manejo através de um processo padronizado de diagnóstico e tratamento precoce é essencial para evitar complicações.

A complicação mais grave gerada pelos distúrbios do potássio é relacionada ao acometimento cardíaco. O potássio é componente essencial do potencial de ação do cardiomiócito, principalmente nas suas fases finais, e o excesso ou falta do eletrólito pode gerar alterações na despolarização e repolarização ventriculares e, eventualmente, culminar com arritmias cardíacas potencialmente fatais.

A hiperpotassemia ou hipercalemia tem como causas mais comuns a insuficiência renal e o uso de medicamentos retentores de potássio. Sempre que for detectado em um paciente um valor de potássio acima do limite superior de normalidade do laboratório, deve-se realizar um eletrocardiograma a fim de afastar eventual comprometimento cardíaco gerado pelo distúrbio. Estudos observacionais mostraram que a presença de algumas alterações eletrocardiográficas se correlaciona com desfecho ruim a curto prazo.

O ECG na hipercalemia costuma seguir uma sequência de alterações conforme o nível sérico do potássio. Veja na Tabela 14.2 e nas Figuras 14.5 e 14.6 esta sequência de achados.

Outros achados no ECG da hipercalemia incluem bradiarritmias (bradicardia sinusal, bloqueios atrioventriculares com escapes juncionais ou ventriculares), taquiarritmias (fibrilação atrial, taquicardia atrial ou taquicardia ventricular) e até fibrilação ventricular.

A hipopotassemia, por sua vez, é causada principalmente por espoliação corporal de potássio por perdas renais (p. ex., uso excessivo de diuréticos) ou extrarrenais (p. ex., diarreia, sudorese) e traz consigo um potencial arritmogênico, tal qual a hipercalemia, mas dessa vez por prologar o potencial de ação gerando uma síndrome do QT longo adquirido. A *Torsades de Pointes* é sem dúvida o evento mais temido.

Tabela 14.2. Alterações do ECG na hipercalemia

Nível sérico de potássio (mEq/L)	Descrição
5,5 a 7	Onda T simétrica e apiculada (onda T *em tenda*); aumento da amplitude da onda U
7 a 8	Alargamento do QRS
8 a 9	Diminuição da amplitude da onda P e aumento do intervalo PR
>10	Ritmo sinusoidal (onda *senoidal*); supradesnivelamento do segmento ST

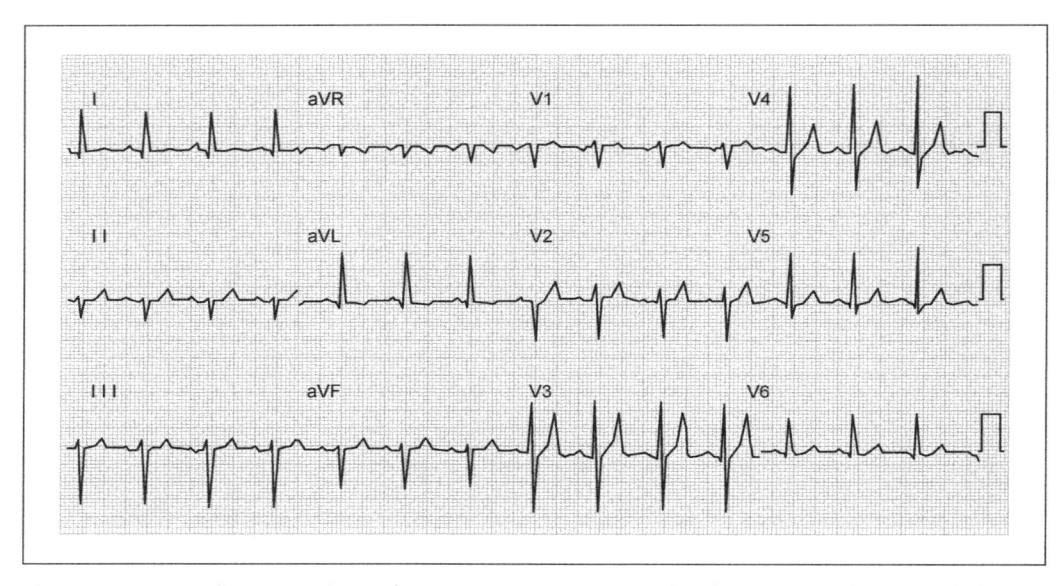

Figura 14.5. ECG de uma paciente de 73 anos com K 7,6 mEq/L. Observe as ondas T apiculadas e o discreto atraso de condução intraventricular. (*Fonte:* adaptada de Levis JT. ECG Diagnosis: Hyperacute T Waves. Perm J. 2015 Summer; 19(3):79.)

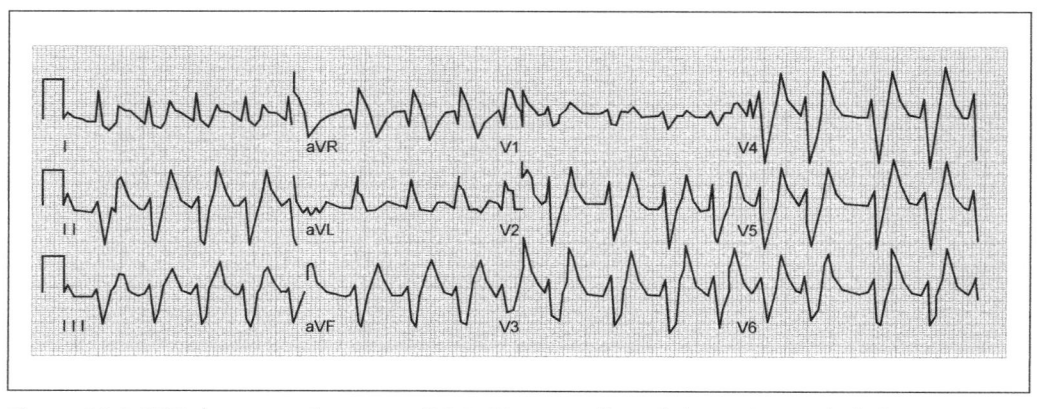

Figura 14.6. ECG de uma paciente com K 9,2. Observe a "fusão" das ondas T apiculadas com o QRS alargado com o padrão de ritmo sinusoidal. (*Fonte:* adaptada de Levis JT. ECG Diagnosis: Hypokalemia. Perm J. 2012 Spring; 16(2):57.)

A sequência de alteração eletrocardiográfica da hipocalemia se encontra descrita na Tabela 14.3.

Na hipocalemia é comum o aparecimento de extrassístoles ventriculares, principalmente quando associada à hipomagnesemia, que até compartilha boa parte das etiologias. Taqui e bradiarritmias também podem ser encontradas.

Tabela 14.3. Alterações do ECG na hipocalemia

Nível sérico de potássio (mEq/L)	Descrição
3,0	Redução da amplitude da onda T, prolongamento do intervalo QT e aumento da onda U
2,0	Infradesnivelamento do segmento ST; redução progressiva da onda T e aumento na onda U (onda U "gigante")
1,0	Aumento da amplitude da onda P; alargamento do QRS (raro)

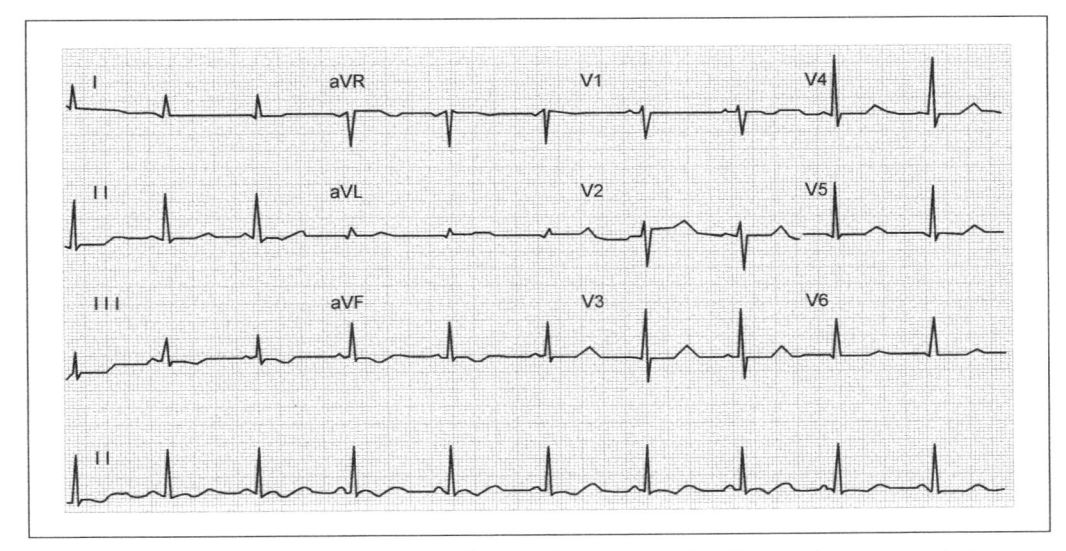

Figura 14.7. Paciente com potássio sérico de 2,5. Observe as ondas U proeminentes, o achatamento da onda T (quase não visível) com prolongamento do intervalo QT e discreto infra de ST em DII. (*Fonte:* adaptada de Levis JT. ECG Diagnosis: Hypokalemia. Perm J. 2012 Spring; 16(2):57.)

Distúrbios do cálcio

O cálcio e o potássio são elementos fundamentais no potencial de ação, atuando principalmente na fase 2. Os distúrbios do cálcio alteram a duração dessa fase, o que repercute no ECG como aumento ou diminuição do intervalo QT, respectivamente, na hipo e na hipercalcemia.

A hipercalcemia pode também alterar a duração do QRS, que se torna mais curto, além de mais raramente gerar alterações na amplitude e na polaridade da onda T.

A hipocalcemia, por sua vez, além do prolongamento do QT, a onda T normalmente é positiva e com aumento de amplitude – possivelmente explicada pela associação com hiperpotassemia, achado comum. Raramente, quando o nível sérico de cálcio é muito baixo, pode-se detectar a presença de ondas T negativas profundas que às vezes aparecem de maneira alternada com ondas T positivas (onda T *alternans*), achado que indica alta instabilidade elétrica e possibilidade iminente de arritmias.

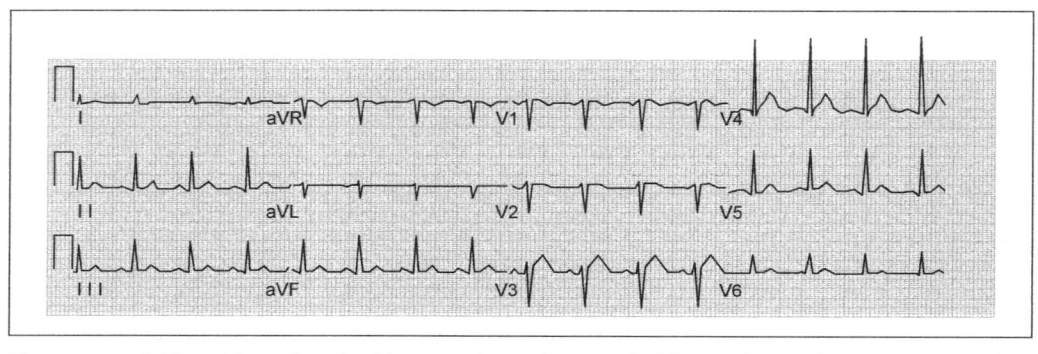

Figura 14.8. ECG na hipercalcemia. Observe o intervalo QT reduzido e a "fusão" do QRS com a onda T. (*Fonte:* adaptado de Diercks DB, Shumaik GM, Harrigan RA et al. Electrocardiographic manifestations: electrolyte abonrmalities. J Emerg Med. 2004 Aug; 27(2):153-60.)

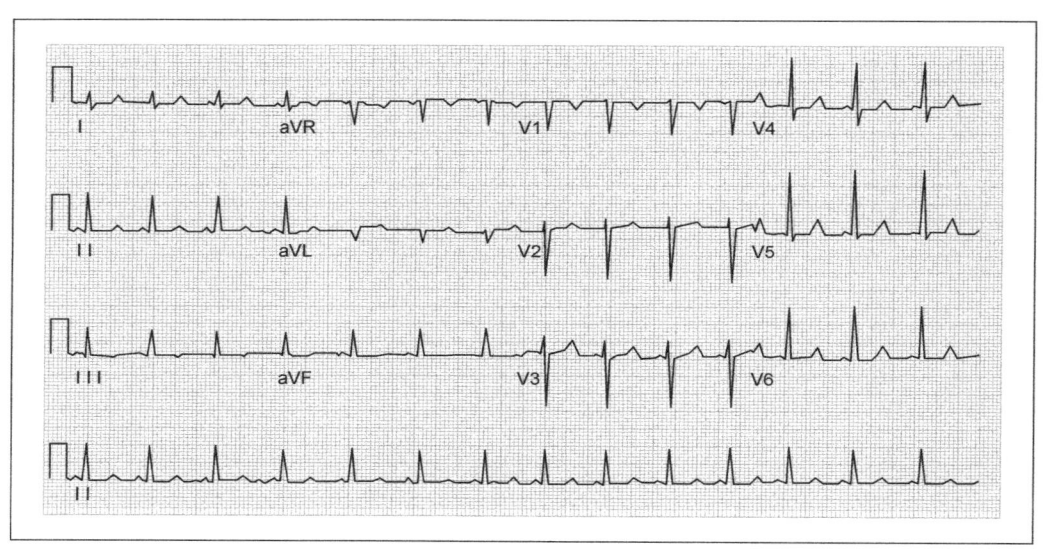

Figura 14.9. ECG na hipocalcemia. Observe o intervalo QT prolongado nesse ECG em ritmo sinusal (QT corrigido de 503 ms). (*Fonte:* adaptada de Nijer S, Ghosh AK, Dubrey SW. Hypocalcaemia, long QT interval and atrial arrhytmias. BMJ Case Rep. 2010: bcr0820092216.)

Hipotermia

A hipotermia, espontânea ou induzida (hipotermia terapêutica em pacientes sobreviventes de parada cardiorrespiratória) pode gerar alterações eletrocardiográficas peculiares, devendo ser de conhecimento do profissional de saúde.

O achado mais característico é a presença da chamada *onda O* ou *J de Osborn*, que consiste na elevação do ponto J, o local de transição do QRS com o segmento ST, mais comumente visualizada em derivações inferiores e derivações que apontam para o ventrículo esquerdo. Outros achados incluem bradicardia sinusal, alargamento do QRS e prolongamento dos intervalos PR e QT.

A presença da onda J é justificada pelo desenvolvimento do gradiente de voltagem epi-endocárdico gerado pela diferença de temperatura, podendo ser encontrado também em outras condições como a síndrome de Brugada e a repolarização precoce, além de lesões no sistema nervoso central (SNC), hipercalcemia, entre outros. Seu aspecto pode se assemelhar ao do IAMCSST (Figura 14.10).

A alteração se encontra presente em 20% a 45% das hipotermias terapêuticas intra-hospitalares e, apesar de as elevações do ponto J serem consideradas condições pró-arrítmicas, estudos mais recentes não têm correlacionado a presença da onda J de Osborn com o desenvolvimento de taquicardia ou fibrilação ventricular.

O tratamento consiste basicamente no aquecimento passivo ou ativo com melhora usualmente completa dos achados no ECG.

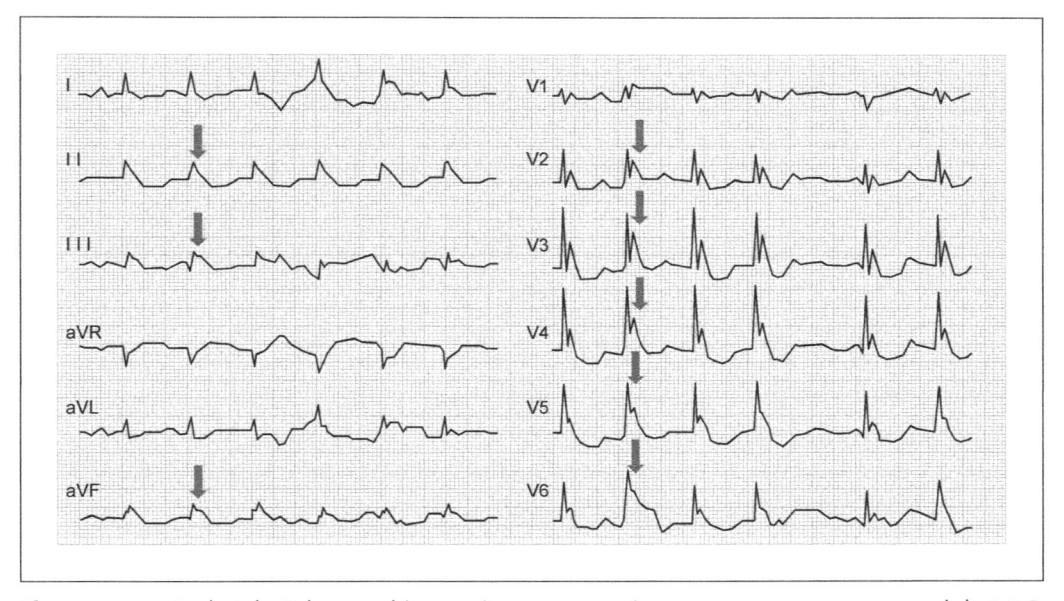

Figura 14.10. Onda J de Osborn na hipotermia em uma paciente com temperatura corporal de 26ºC. Observe as setas *cinza* indicando a elevação do ponto J. (*Fonte:* adaptada de Kampouri E, Vaucher J. Electrocardiographic Changes in Hypothermia. N Engl J Med. 2018; 378:460.)

Injúria ao sistema nervoso central

Diversos insultos ao SNC podem gerar alterações eletrocardiográficas, e a fisiopatologia desse processo é pouco compreendida, provavelmente relacionada a alterações no sistema nervoso autonômico e liberação catecolaminérgica aguda. Desde o trauma raquimedular até as síndromes neurovasculares agudas, as alterações do ECG podem variar de bradicardia sinusal e redução na variabilidade da frequência cardíaca a alterações de segmento ST e onda T que podem mimetizar uma síndrome coronariana aguda. Em muitos casos, essas alterações até se correlacionam com disfunção miocárdica, numa espécie de variante da cardiomiopatia de Takotsubo.

O acidente vascular encefálico (AVC), tanto isquêmico quanto hemorrágico, e a hemorragia subaracnoide já foram implicados no aparecimento da chamada onda T cerebral, que nada mais consiste do que na inversão profunda (> 5 mm) e simétrica da onda T em derivações precordiais, por vezes associada a desnivelamentos do segmento ST.

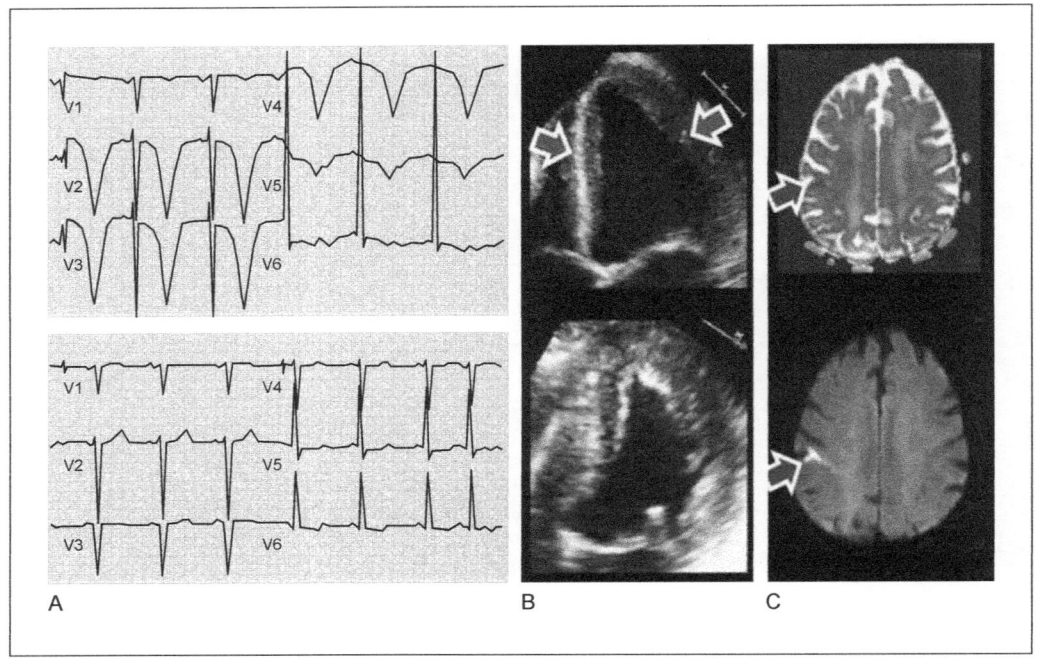

Figura 14.11. Paciente de 73 anos com AVC isquêmico agudo. Nota-se a presença de ondas T invertidas e profundas em derivações precordiais (**A**, acima), que se resolveram com o novo ECG realizado 6 meses após (**A**, abaixo). Em **B**, um ventrículo esquerdo com disfunção importante ao ecocardiograma da admissão hospitalar (**B**, acima), que se resolveu completamente em 1 ano (**B**, abaixo). Em **C**, observam-se duas imagens de RNM cerebral pesadas em coeficiente de difusão aparente (**C**, acima) e difusão (**C**, abaixo), evidenciando AVC isquêmico envolvendo o território da divisão inferior da artéria cerebral média direita. (*Fonte:* adaptada de Stone J, Mor-Avi V, Ardelt A, et al. Frequency of Inverted Eletrocardiographic T Waves (Cerebral T Waves) in Patients With Acute Strokes and Their Relation to Left Ventricular Wall Motion Abnormalities. Am J Cardiol 2018 Jan 1;121(1):120-124.)

Os diagnósticos diferenciais mais importantes são a isquemia subendocárdica aguda e a miocardiopatia hipertrófica (MCH). A MCH pode trazer um aspecto eletrocardiográfico bastante semelhante ao descrito para a onda T cerebral, porém o contexto clínico é diferente e comumente há a presença de sinais de hipertrofia ventricular esquerda.

Bibliografia

De Luna AB, Cygankiewicz I, Baranchuk A et al. Prinzmetal angina: ECG changes and clinical considerations: a consensus paper. Ann Noninvasive Electrocardiol. 2014 Sep; 19(5):442-53.

Diercks DB, Shumaik GM, Harrigan RA et al. Electrocardiographic manifestations: electrolyte abonrmalities. J Emerg Med. 2004 Aug; 27(2):153-60.

Durfey N, Lehnhof B, Bergerson A et al. Severe Hyperkalemia: Can the Electrocardiogram Risk Stratify for Short-Term Adverse Events? West J Emerg Med. 2017 Aug; 18(5):963-71.

Frangieh AH, Obeid S, Ghadri JR, et al. ECG Criteria to Differentiate Between Takotsubo (Stress) Cardiomyopathy and Myocardial Infarction. J Am Heart Assoc. 2016 Jun; 5(6):e003418.

Herath HMMTB, Pahalagamage SP, Lindsay LC et al. Takitsubo cardiomyopathy complicated with apical thrombus formation on firt day of the illness: a case report and literature review. BMC Cardiovasc Disord. 2017; 17:176.

Jehangir W, Osman M. Electrical Alternans with Pericardial Tamponade. N Engl J Med; 373:e10.

Kampouri E, Vaucher J. Electrocardiographic Changes in Hypothermia. N Engl J Med 2018; 378:460.

Lee WS, Nam GB, Kim SH et al. ECG features and proarrhythmic potentials of therapeutic hypothermia. Heart 2016 Oct 1,102(19):1558-65.

Levis JT. ECG Diagnosis: Hyperacute T Waves. Perm J. 2015 Summer; 19(3):79.

Levis JT. ECG Diagnosis: Hypokalemia. Perm J. 2012 Spring; 16(2):57.

Levis JT. ECG Diagnosis: Pulmonary Embolism. Perm J. 2011 Fall; 15(4):75.

LeWinter MM. Clinical Practice. Acute pericarditis. N Engl J Med. 2014 Dec 18; 371(25):2410-6.

Mann DL, Zipes DP, Libby P. Braunwald Tratado de Doenças Cardiovasculares. 10ª ed. Rio de Janeiro: Elsevier 2018.

Montera MW, Mesquita ET, Colafranceschi AS et al. Sociedade Brasileira de Cardiologia. I Diretriz Brasileira de Miocardites e Pericardites. Arq Bras Cardiol. 2013; 100(4 supl. 1):1-36.

Nijer S, Ghosh AK, Dubrey SW. Hypocalcaemia, long QT interval and atrial arrhytmias. BMJ Case Rep. 2010; 2010:bcr0820092216.

Pastore CA, Samesima N, Tobias N et al. Eletrocardiografia – Curso do Serviço de Eletrocadiografia do InCor. 3ª ed. São Paulo: Editora Atheneu, 2016.

Póvoa R, Cavichio L, Almeida AL et al. Alterações Eletrocardiográficas nas Doenças Neurológicas. Arq Bras Cardiol, 2003;80(4):351-4.

Sanches PC, Moffa PJ. Eletrocardiograma - Uma Abordagem Didática. São Paulo? Roca. 2010.

Stone J, Mor-Avi V, Ardelt A et al. Frequency of Inverted Eletrocardiographic T Waves (Cerebral T Waves) in Patients With Acute Strokes and Their Relation to Left Ventricular Wall Motion Abnormalities. Am J Cardiol 2018 Jan 1; 121(1):120-4.

Todd K, Simpson CS, Redfearn DP et al. ECG for the Diagnosis of Pulmonary Embolism When Conventional Imaging Cannot Be Utilized: A Case Report And Review Of The Literature. Indian Pacing Electrophysiol J. 2009 Sep-Oct; 9(5):268-75.

Tonini M, De Melo, DTP, Fernandes F. Acute pericarditis. Rev Assoc Med Bras. 2015; 61(2):184-90.

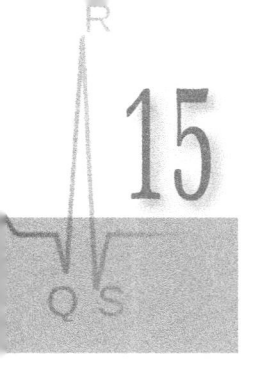

Eletrocardiograma nas Crianças

Rogerio Braga Andalaft • Bruno Pereira Valdigem

Introdução

O ECG de crianças possui características próprias, a primeira interpretação a ser feita é que a criança possui características próprias do padrão eletrocardiográfico a depender da idade da criança, seu biotipo e eventuais comorbidades. O ECG é um método essencial para auxiliar na detecção de alterações anatômicas e no diagnóstico de arritmias. Assim, diferentemente do adulto, ao se interpretar um eletrocardiograma na população pediátrica devemos analisar todos os parâmetros já descritos no ECG em adultos e compará-los a tabelas de normalidade para a idade. Muitas vezes, o ECG normal da criança é simplesmente aquele que não preenche critérios claros para as alterações patológicas, devendo sempre ser consideradas algumas regras básicas que nos auxiliarão a determinar a normalidade ou não do exame:

- ✓ A criança apresenta maior frequência cardíaca do que o adulto, tendo seus valores de normalidade determinados pela tabela de Davignon de acordo com a faixa etária.

- ✓ A menor espessura torácica permite análise dos potenciais elétricos mais próximos do coração. Assim, muito frequentemente as crianças apresentam maior voltagem do que os adultos. O analisador deve obedecer, rigorosamente, os critérios para sobrecarga ventricular em jovens.

- ✓ Quanto maior a proximidade com o nascimento, maior a expressão do ventrículo direito. Desse modo, os desvios de eixo para a direita e os padrões de sobrecarga ventricular direita são particularmente presentes no período perinatal e correspondem a um padrão dentro dos limites da normalidade.

- ✓ Observar o comportamento da onda T nos primeiros dias de vida, assim como a grande expressão do ventrículo direito nos primeiros dias de vida, auxilia o analisador no diagnóstico de sobrecargas do ventrículo direito ou esquerdo. Em crianças, uma sobrecarga ventricular esquerda pode não significar, principalmente no período perinatal, sobrecarga esquerda e sim apenas ausência de forças direitas como ocorre nos ventrículos únicos.

- ✓ A ativação ventricular e a velocidade de condução em todas as estruturas cardíacas (tecidos especializados em condução ou miocárdio normal) são mais rápidas. Portanto, os intervalos são menores, os QRS são mais estreitos. Entretanto, a imaturidade na repolarização faz com que as crianças tenham os valores de intervalo QT nos primeiros anos de vida discretamente maiores que os adultos.

✓ Conforme há progressão da idade até a adolescência, há uma diminuição do tônus simpático e um aumento progressivo do tônus parassimpático, o que faz com que as arritmias sinusais respiratórias estejam muito presentes nessa população, bem como o BAV de segundo grau tipo I em adolescentes seja praticamente uma variação do normal em indivíduos ativos.

✓ Apesar de as alterações ECG não serem esperadas em crianças normais, estudos em pacientes assintomáticos demonstram que o ECG é um método de grande importância no diagnóstico das principais síndromes elétricas que acometem essa população.

✓ Quanto à largura dos complexos QRS, pode-se seguir a tabela de Davignon ou se utilizar 90 ms ou 0,09 s como ponto de corte segundo as diretrizes da AHA para Suporte Avançado de Vida em Pediatria.

Aspectos epidemiológicos na população brasileira

A busca de marcadores que possam servir como métodos de triagem para jovens praticantes de atividade física sempre levantou discussão na sociedade médica. O ECG é um método de baixo custo e elevada eficácia como detector de síndromes elétricas entre jovens. Os sistemas de telemedicina surgidos no Brasil nos últimos anos geram baixo custo e agilidade e despontam como possível solução a essa dúvida.

Em um estudo brasileiro realizado entre os anos de 2007 e 2014 no serviço de Tele ECG do Instituto Dante Pazzanese de Cardiologia foram analisados 11.058 pacientes (55% sexo masculino) assintomáticos entre 10 e 20 anos de idade de uma base de 797.115 pacientes. As arritmias ventriculares foram encontradas em 0,54% e extrassístoles atriais em 0,47% dos exames. Observaram-se 5 episódios de taquicardia supraventricular (0,04%) e uma fibrilação atrial. Ocorreram bloqueios atrioventriculares de 1º grau (0,71%) e de 2º grau (0,03%). Houve a presença de 1 caso de BAV 2:1 e 1 de bloqueio avançado. Intervalo PR curto foi observado em 0,76%, e 15 pacientes apresentavam pré-excitação ventricular (0,13%).

Quanto às alterações morfológicas, o distúrbio de condução ocorreu pelo ramo direito em 7,5% dos exames e pelo esquerdo em 0,04%. Bloqueio de ramo direito ocorreu em 0,63% e de ramo esquerdo em apenas 1 caso. As alterações da repolarização ocorreram em 1,8% dos pacientes. Sobrecarga ventricular esquerda ocorreu em 0,25% e sobrecarga direita em 0,14%. Foram detectados 5 pacientes com ECG de hipertrofia septal (0,045%).

Nesse estudo, a triagem de ECG em indivíduos assintomáticos na adolescência, em que as atividades físicas e esportivas são uma constante, permitiu identificar indivíduos com alterações elétricas que podem apontar potenciais riscos de eventos súbitos durante atividades desportivas. No mesmo padrão de estudo em crianças abaixo de 10 anos entre 2007 e 2010 foram analisados 3.139 exames. Esses foram classificados de acordo com a Diretriz Brasileira de ECG.

Quanto ao ritmo, encontramos: sinusal (2.949–93,9%), bradicardia sinusal (4–1,5%), taquicardia sinusal (119–3,79%), ritmo atrial ectópico (21–0,66%), ritmo juncional (2–0,06%), taquicardia supraventricular (1–0,03%), taquicardia ventricular não sustentada (1–0,03%), marca-passo atrial migratório (1–0,03%), extrassístole supraventricular (27–0,86%) e ventricular (10–0,3%).

Bloqueios atrioventriculares ocorreram em 0,41% e pré-excitação ventricular em 0,44%. Distúrbios da condução pelo ramo direito ocorreram em 7,96% e pelo esquerdo em 1,65%. Analisando as sobrecargas observamos atrial direita em 0,12%, atrial esquerda em 0,06%, biatrial em 0,06%, ventricular direita em 2%, ventricular esquerda em 0,79% e biventricular em 0,54%. Alterações da repolarização localizadas ocorreram em 1,4% e difusas em 0,19%.

QT prolongado foi observado em 0,35% dos ECG.

Assim, conhecer os dados em grandes populações nos permite não superestimar ou subestimar os diagnósticos possíveis entre os jovens.

Tabelas de normalidade em crianças e principais usos do ECG em jovens

Na Tabela 15.1 é demonstrada a *Tabela de Davignon*, publicada nas Diretrizes Brasileiras de Eletrocardiografia. Em determinadas situações podem ser utilizadas tabelas de FC mais simplificadas, como a da AHA, porém não os fornecem todos os parâmetros eletrocardiográficos (Figura 15.1).

Discutindo a fisiologia elétrica do coração em crianças

Ao nascimento em razão da elevada pressão pulmonar no período intraútero, o ventrículo direito se encontra intensamente muscularizado. Com o nascimento e os primeiros movimentos respiratórios, a pressão pulmonar cai rapidamente e, logo após, gradativamente nos primeiros meses de vida. Com aproximadamente 1 semana de vida, a musculatura do ventrículo direito se encontra equiparada ao ventrículo esquerdo. Com aproximadamente 2 meses, a pressão arterial pulmonar (PAP) está próxima da PAP do adolescente e do adulto, o que gera uma perda de massa muscular do VD com aproximação do padrão eletrocardiográfico da criança com o adulto caso não existam comorbidades que mantenham a PAP elevada. Apesar de o padrão se assemelhar, os intervalos do ECG são menores, excetuando-se o intervalo QTc. A maior expressão da adaptação da PAP elevada no período perinatal para um padrão mais normal das crianças ocorre nos primeiros 2 ou 3 dias. Dessa forma, a mudança da onda T nas precordiais direitas varia de acordo com a PAP. A presença da onda T positiva em V1 nos primeiros dias de vida é considerada normal. Com a queda progressiva da PAP nos primeiros dias de vida há uma inversão da onda T em V1 nos 2 ou 3 primeiros dias, podendo as ondas T permanecer negativas de V1 a V3 e raramente V4 até a adolescência. Durante o evoluir da infância, essas ondas vão se positivando, e as ondas R de V1 vão progressivamente diminuindo até atingir um padrão mais próximo dos adultos durante a primeira infância.

Existe um período onde as ondas T podem adquirir um padrão bífido, muitas vezes se confundindo em sua porção terminal com as ondas P, o que pode falsear o diagnóstico de um bloqueio 2:1. Essas ondas são chamadas de ondas

Tabela 15.1. Tabela de Davignon com os principais parâmetros de normalidade do ECG em jovens

	0–1 dia		1–3 dias		3–7 dias		7–30 dias		1–3 meses		3–6 meses		6–12 meses		1–3 anos		3–5 anos		5–8 anos		8–12 anos		12–16 anos	
FC (bat/min)	94	155	91	158	90	166	106	182	120	179	105	185	108	169	89	152	73	137	65	133	62	130	60	120
ÂQRS	59	189	64	197	76	191	70	160	30	115	7	105	6	98	7	102	6	104	10	139	6	116	9	128
PR DII (mseg)	0,08	0,20	0,08	0,14	0,07	0,15	0,07	0,14	0,07	0,13	0,07	0,15	0,07	0,16	0,08	0,15	0,08	0,16	0,09	0,16	0,09	0,17	0,09	0,18
QRS V5 (mseg)	0,02	0,10	0,02	0,07	0,02	0,08	0,02	0,08	0,02	0,08	0,03	0,08	0,03	0,08	0,03	0,08	0,03	0,07	0,03	0,08	0,04	0,09	0,04	0,09
P DII (mV)	0,01	0,28	0,03	0,28	0,07	0,29	0,07	0,30	0,07	0,26	0,04	0,27	0,06	0,25	0,07	0,25	0,07	0,25	0,03	0,25	0,03	0,25	0,03	0,24
QavF (mV)	0,01	0,34	0,01	0,33	0,01	0,35	0,01	0,35	0,01	0,34	0,00	0,32	0,00	0,33	0,00	0,32	0,00	0,29	0,00	0,25	0,00	0,27	0,00	0,24
Q V1 (mV)	0,00	0,00	0,00	0,00	0,00	0,00	0,00	0,00	0,00	0,00	0,00	0,00	0,00	0,00	0,00	0,00	0,00	0,00	0,00	0,00	0,00	0,00	0,00	0,00
Q V6 (mV)	0,00	0,17	0,00	0,22	0,00	0,28	0,00	0,28	0,00	0,26	0,00	0,26	0,00	0,30	0,00	0,28	0,01	0,33	0,01	0,46	0,01	0,28	0,00	0,29
R V1 (mV)	0,50	2,60	0,50	2,70	0,30	2,50	0,30	1,20	0,30	1,90	0,30	2,00	0,20	2,00	0,20	1,80	0,10	1,80	0,10	1,40	0,10	1,20	0,10	1,00
R V6 (mV)	0,00	1,20	0,00	1,20	0,10	1,20	0,03	1,60	0,50	2,10	0,60	2,20	0,60	2,30	0,60	2,30	0,80	2,50	0,80	2,60	0,90	2,50	0,70	2,30
S V1 (mV)	0,10	2,30	0,10	2,00	0,10	1,70	0,00	1,10	0,00	1,30	0,00	1,70	0,10	1,80	0,10	2,10	0,20	2,20	0,30	2,30	0,30	2,50	0,30	2,20
S V6 (mV)	0,00	1,00	0,00	0,90	0,00	1,00	0,00	1,00	0,00	0,70	0,00	1,00	0,00	0,80	0,00	0,70	0,00	0,40	0,00	0,40	0,00	0,40	0,00	0,40
T V1 (mV)	−0,30	0,40	−0,40	0,40	−0,50	0,30	−0,50	−0,10	−0,60	−0,10	−0,60	−0,10	−0,06	−0,20	−0,60	−0,10	−0,60	0,00	−0,50	0,20	−0,40	0,30	−0,40	0,30
T V6 (mV)	−0,50	0,35	0,00	0,35	0,00	0,40	0,10	0,50	0,10	0,50	0,10	0,60	0,10	0,55	0,10	0,60	0,15	0,70	0,20	0,75	0,20	0,70	0,10	0,70
R/S V1	0,10	9,90	0,10	6,00	0,10	9,80	1,00	7,00	0,30	7,40	0,10	6,00	0,10	4,00	0,10	4,30	0,03	2,70	0,02	2,00	0,02	1,90	0,02	1,80
R/S V6	0,10	9,00	0,10	12,00	0,10	10,00	0,10	12,00	0,20	14,00	0,20	18,00	0,20	22,00	0,30	27,00	0,60	30,00	0,90	30,00	1,50	33,00	1,40	39,00

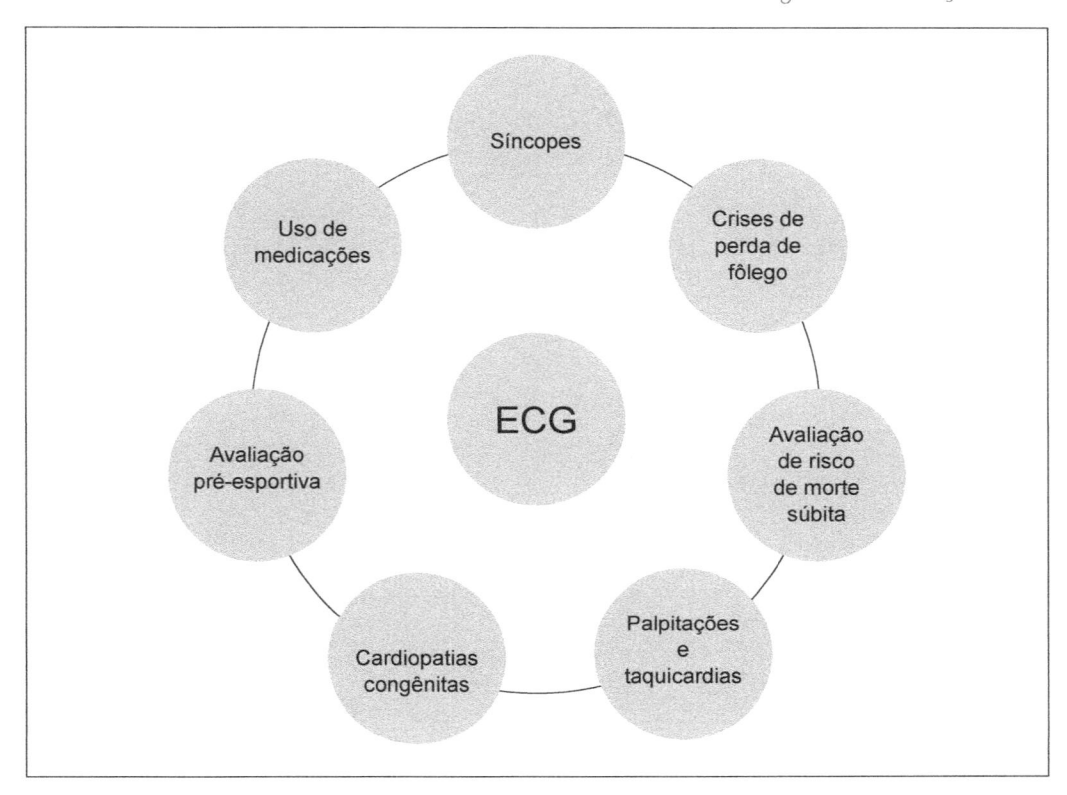

Figura 15.1. Principais indicações de realização do ECG em jovens.

T bífidas ou transicionais e são consideradas variantes da normalidade na infância. A manutenção da onda T positiva em V1 por mais de 3 dias pode indicar a presença de hipertensão pulmonar ou persistência do padrão fetal. Com o passar dos anos, o padrão dos complexos QRS no ECG vai se aproximando do padrão do adulto, excetuando-se pelo padrão das ondas T negativas assimétricas e pela frequência cardíaca maior nessas crianças. Os intervalos e a duração dos complexos QRS devem sempre ser analisados em conjunto com a tabela de Davignon ou com os dados básicos de frequência e largura dos complexos QRS propostos pela American Heart Association em seus cursos de Suporte Avançado de Vida em Pediatria.

Com o aproximar da adolescência há um progressivo aumento do tônus vagal, o que diminui a frequência cardíaca e aumenta a irregularidade dos intervalos RR nas chamadas arritmias sinusais que também na adolescência são consideradas variantes da normalidade. Outra consideração importante na análise do ECG dos adolescentes é a menor espessura da parede torácica e a progressiva muscularização do coração, o que pode dar a falsa ideia de sobrecarga ventricular nesses jovens. Assim, os critérios de sobrecarga ventricular devem ser analisados com cautela entre jovens e estar calcado principalmente em alterações dos padrões de repolarização das câmaras esquerdas. A seguir discutiremos padrões eletrocardiográficos em diferentes faixas etárias para o leitor se habituar aos padrões gerais, assim como traçaremos critérios para o diagnóstico das principais arritmias que acometem a população pediátrica.

Traçados eletrocardiográficos em diferentes faixas etárias

Na Figura 15.2 observamos o ECG de uma criança de 1 dia de vida em ritmo sinusal com FC adequada à idade e intervalos dentro dos limites da normalidade. Observa-se o padrão de desvio do eixo para a direita, ondas R altas em V1 e a presença de ondas T ainda positivas. Todos os achados estão de acordo com a normalidade. Entretanto, se esse padrão persiste por mais de 3 dias com R altas em V1 e T positiva em V1, pode se configurar um diagnóstico de sobrecarga ventricular direita, o que pode acontecer por manutenção do padrão fetal.

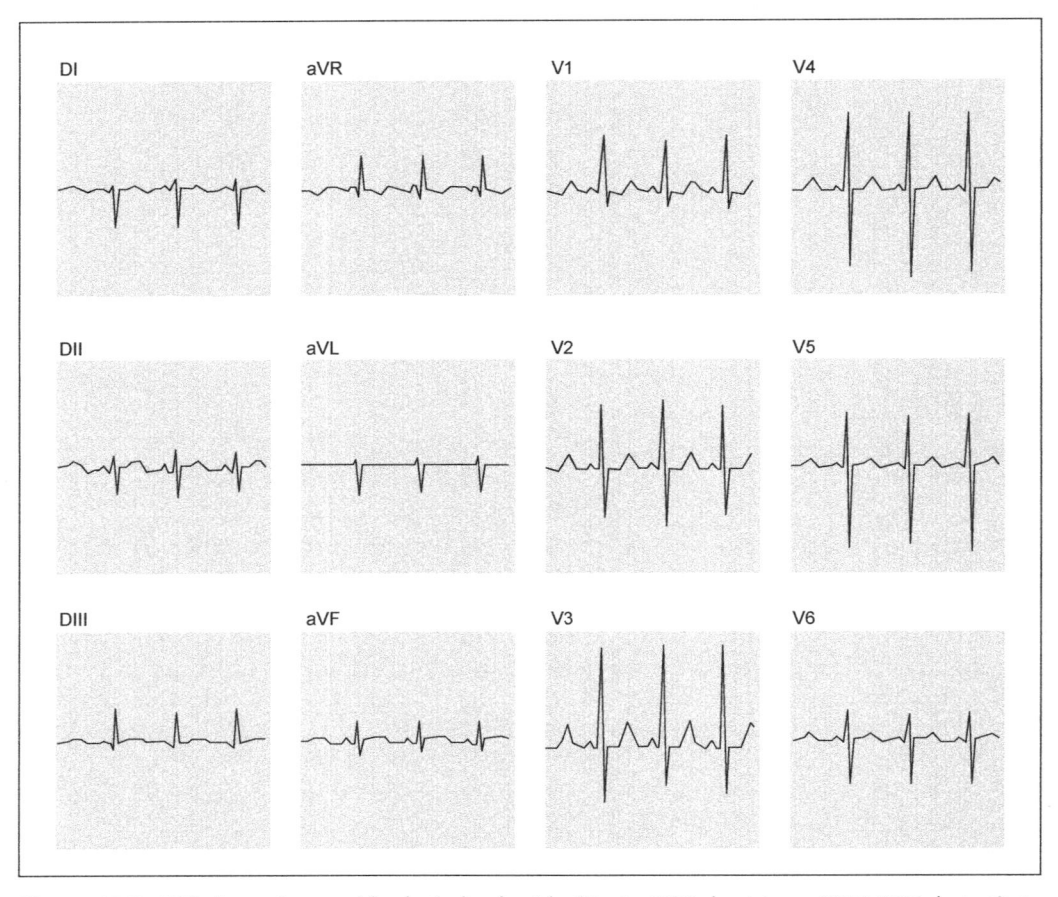

Figura 15.2. ECG de recém-nascido de 1 dia de vida (*Fonte:* ECG do sistema TELE-ECG do Instituto Dante Pazzanese, equipe do Dr. Faustino França.)

Na Figura 15.3, observamos o ECG de uma criança de 3 dias de vida em ritmo sinusal com FC adequada à idade e intervalos dentro dos limites da normalidade. Observa-se que o padrão de desvio do eixo para a direita não está presente, mas sim as ondas R altas em V1. Note a presença de ondas T já negativas em V1. Todos os achados estão de acordo com a normalidade. As variações da onda T associadas à clínica podem ser uma ferramenta importante no diagnóstico de sobrecarga ventricular direita.

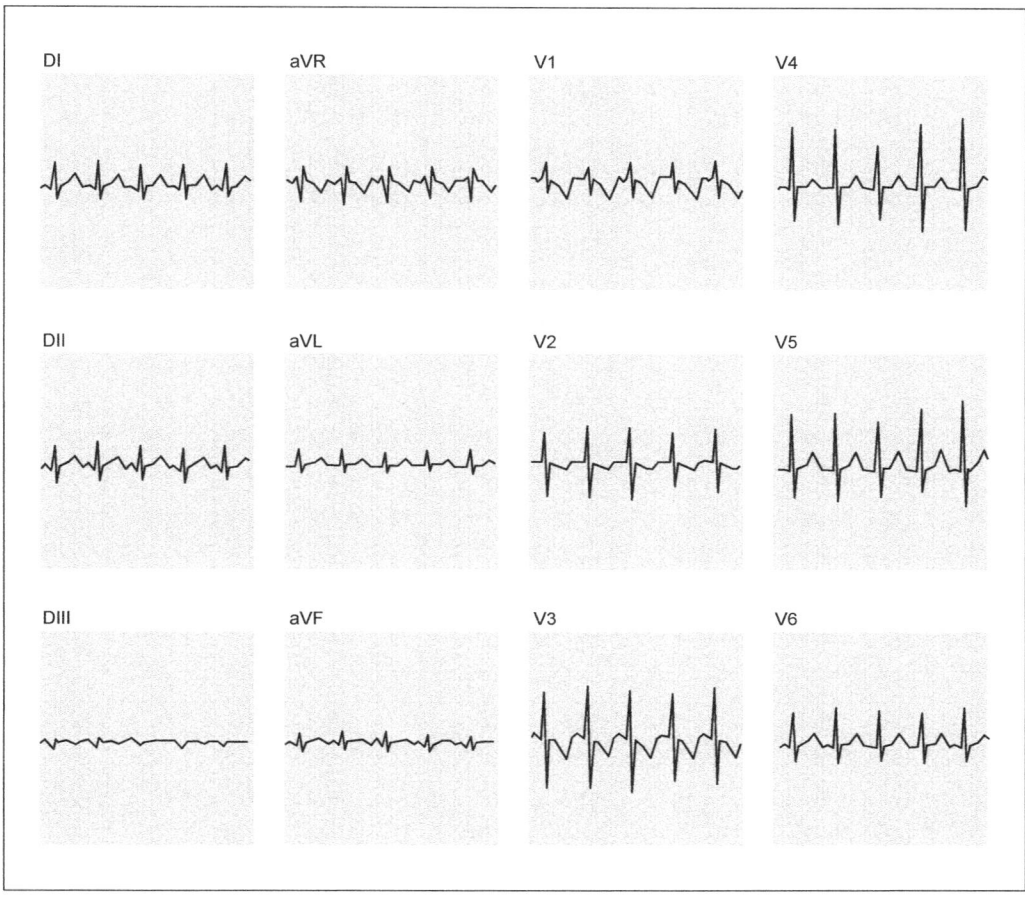

Figura 15.3. ECG de recém-nascido com 3 dias de vida evoluindo sem intercorrências (*Fonte:* ECG do sistema TELE-ECG do Instituto Dante Pazzanese, equipe do Dr. Faustino França.)

Na Figura 15.4, observamos o ECG de uma criança de 6 dias de vida em ritmo sinusal com FC adequada à idade e intervalos dentro dos limites da normalidade. Observa-se que o padrão de desvio do eixo para a direita está presente, mas as ondas R estão altas em V1. Note que não há mudança do padrão de repolarização em relação às ondas T negativas em V1. Todos os achados estão de acordo com a normalidade.

Com o passar dos meses, progressivamente, são perdidas as ondas R altas em V1 e ondas S em V6, tudo fruto da perda progressiva de massa do ventrículo direito, que agora está trabalhando com PAP baixa. Na Figura 15.5 podemos observar esses fatos em uma criança de 2 meses de vida. É importante salientar que, em crianças de mais idade, a realização do ECG pode configurar um momento de estresse, e o médico analista perceberá essas mudanças na elevação da FC e na oscilação da linha de base que pode estar presente. Dessa forma na Figura 15.5 são observadas a perda do desvio do eixo para a direita, assim como as ondas R altas em V1 (em raros casos podem persistir). A frequência cardíaca se encontra elevada e podemos observar a presença de ondas T negativas ou bífidas de V1 a V3.

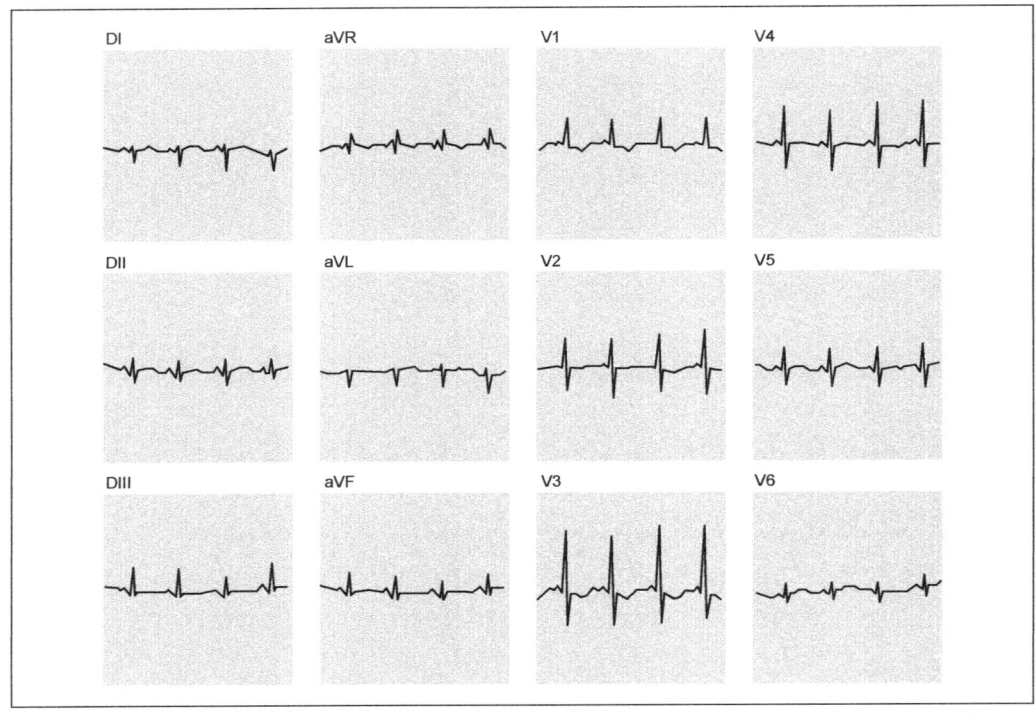

Figura 15.4. ECG de recém-nascido de 6 dias de vida sem comorbidades (*Fonte:* ECG do sistema TELE-ECG do Instituto Dante Pazzanese, equipe do Dr. Faustino França.)

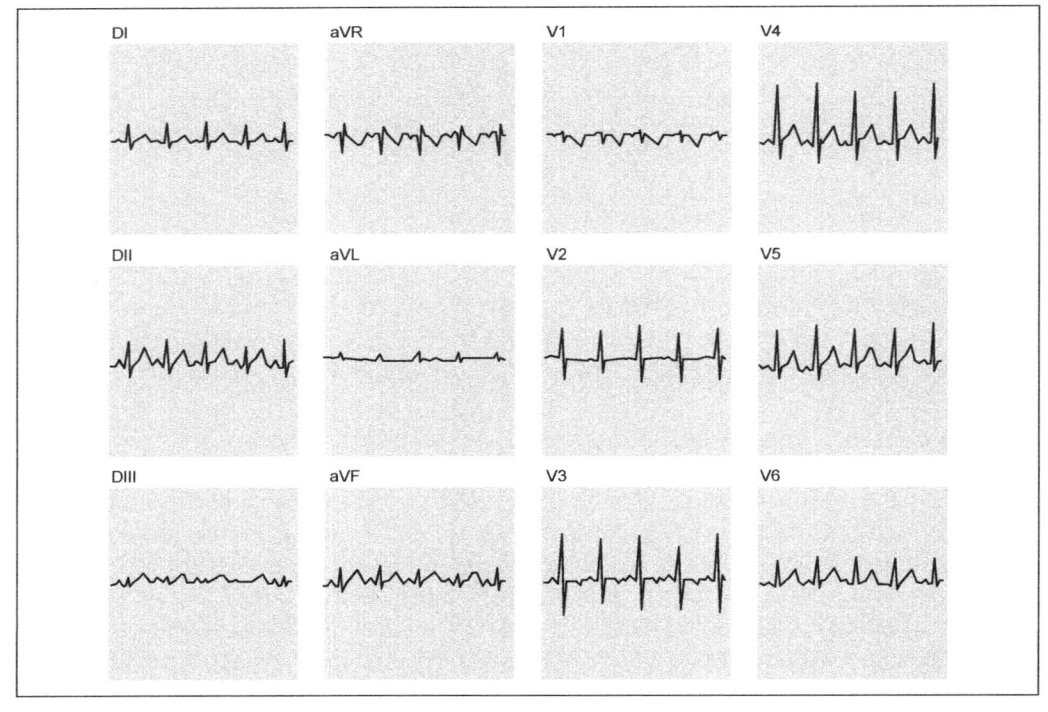

Figura 15.5. ECG de lactente de 2 meses de vida sem comorbidades. (*Fonte:* ECG do sistema TELE--ECG do Instituto Dante Pazzanese, equipe do Dr. Faustino França.)

Na Figura 15.6 observamos o ECG de uma criança também de 2 meses eutrófica, porém com diferente padrão eletrocardiográfico, o que realça o fato da grande heterogeneidade do padrão eletrocardiográfico em crianças. Entretanto, é importante ressaltar aspectos gerais que reforçam a normalidade desse eletrocardiograma: a) ritmo sinusal com intervalos e frequência cardíaca normais; b) padrão de ondas T de V1 a V3 normais; c) apesar de a onda R ser alta não preenche os critérios de voltagem para SVD.

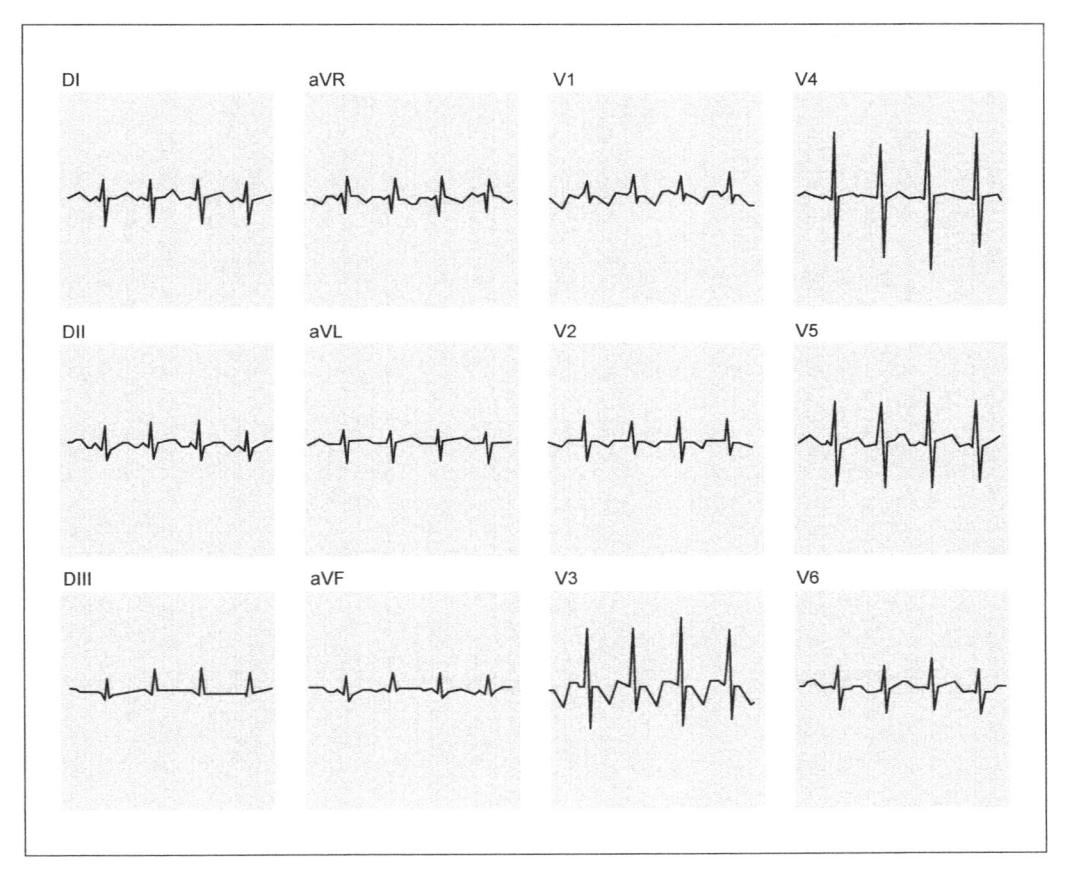

Figura 15.6. Lactente saudável de 6 meses de vida eutrófico. (*Fonte:* ECG do sistema TELE-ECG do Instituto Dante Pazzanese, equipe do Dr. Faustino França.)

Aos 6 meses de idade, o padrão eletrocardiográfico se aproxima ainda mais do padrão de adulto principalmente em V6 com ondas Q não patológicas, representando o primeiro vetor eletrocardiográfico de despolarização septal (Figura 15.7). Ao se completar o primeiro ano de vida, as ondas R altas em V1 ainda podem persistir, mas não deve existir expressão de ondas S em V6 e o eixo se aproxima do normal conforme demonstrado na Figura 15.8.

Aos 2 anos é esperado um ECG com padrões semelhantes aos do adulto, exce-tuando-se pela frequência, pelos intervalos e pela repolarização de V1 a V3. A Figura 15.9 demonstra o padrão eletrocardiográfico de uma criança de 2 anos de vida.

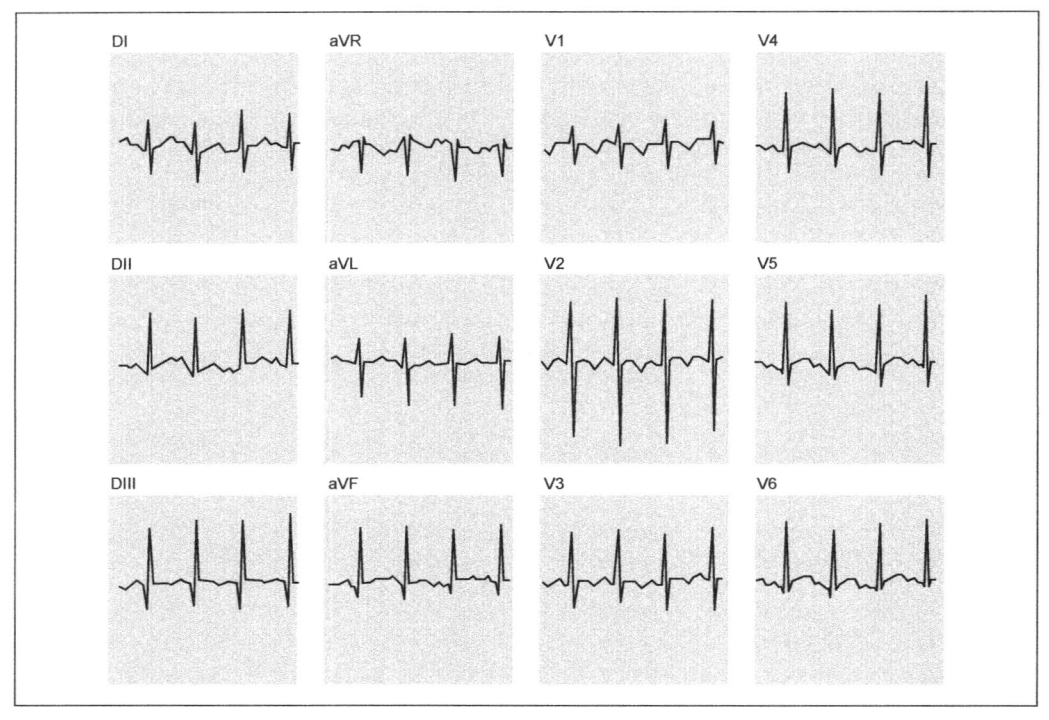

Figura 15.7. ECG de lactente de 6 meses de vida eutrófico sem comorbidades. (*Fonte:* ECG do sistema TELE-ECG do Instituto Dante Pazzanese, equipe do Dr. Faustino França.)

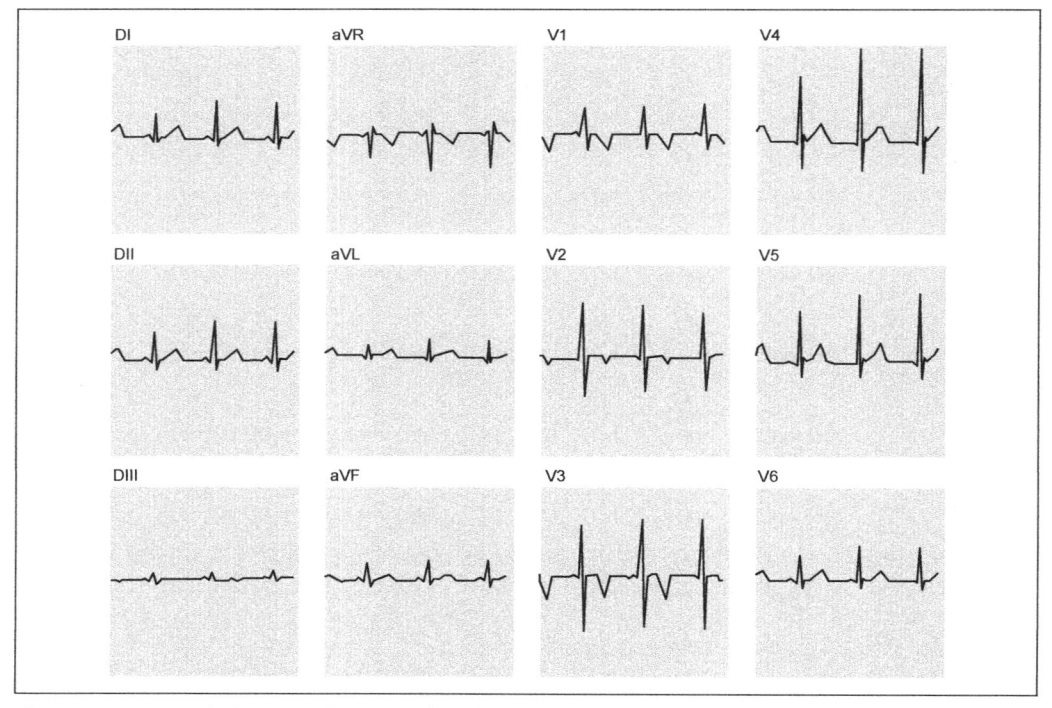

Figura 15.8. ECG de lactente de 1 ano de vida eutrófico sem comorbidades. (*Fonte:* ECG do sistema TELE-ECG do Instituto Dante Pazzanese, equipe do Dr. Faustino França.)

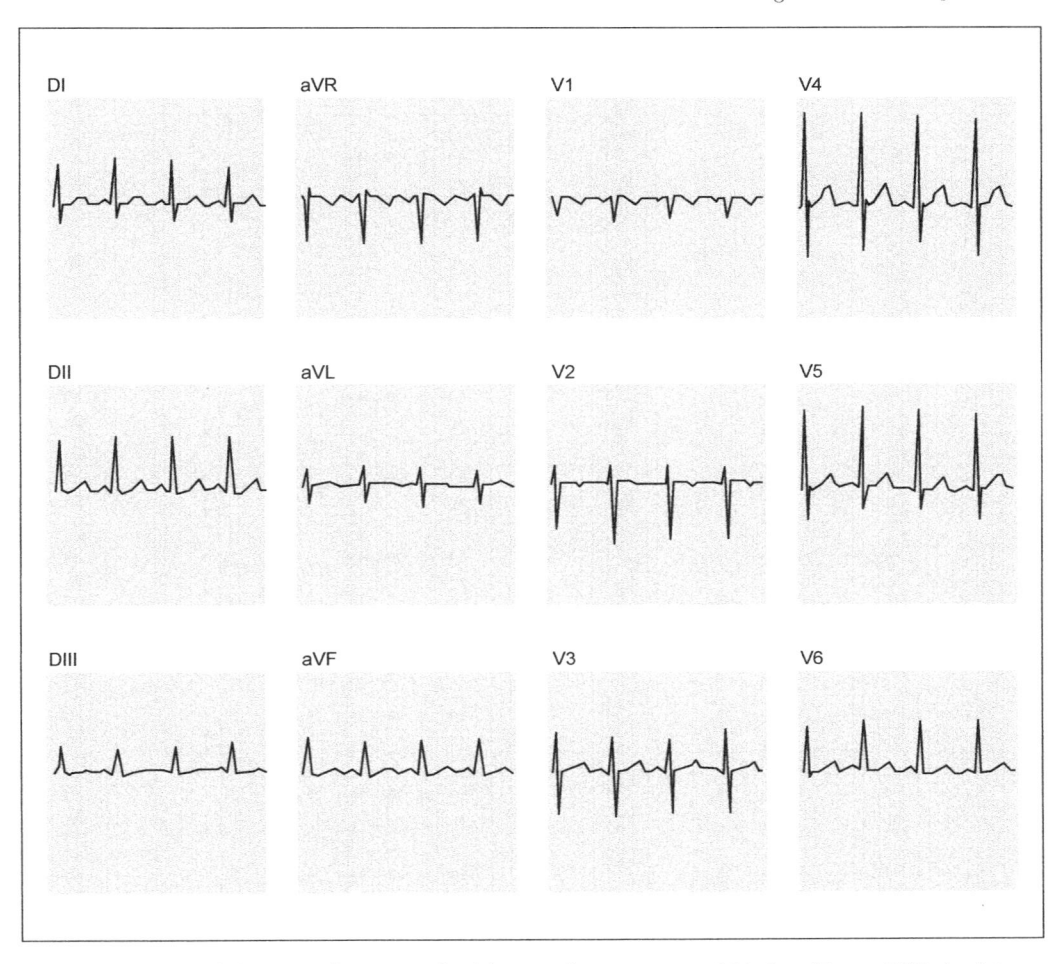

Figura 15.9. ECG de lactente de 2 anos de vida eutrófico sem comorbidades. (*Fonte:* ECG do sistema TELE-ECG do Instituto Dante Pazzanese, equipe do Dr. Faustino França.)

Dos 2 anos de vida à adolescência as principais mudanças estão relacionadas à queda progressiva da frequência cardíaca, à presença de arritmia sinusal fásica ou respiratória que reflete a imaturidade do sistema nervoso autônomo e a grande resposta às variações e estímulos fisiológicos, como a respiração e por fim ao surgimento das ondas T bífidas ou transicionais ao padrão eletrocardiográfico do adulto. As Figuras 15.10 e 15.11 demonstram a presença das ondas T bífidas e da arritmia sinusal em jovens de diferentes idades.

Outro fato relevante na análise do ECG em jovens é a variação da morfologia da onda P sinusal, principalmente em adolescentes. Essas pequenas variações mantendo o eixo (negativas em aVR e positivas em D1 e V6) podem consistir em diferentes pontos de despolarização das células P no nó sinusal. Assim, o diagnóstico de ritmo atrial ectópico pode ser feito inadvertidamente.

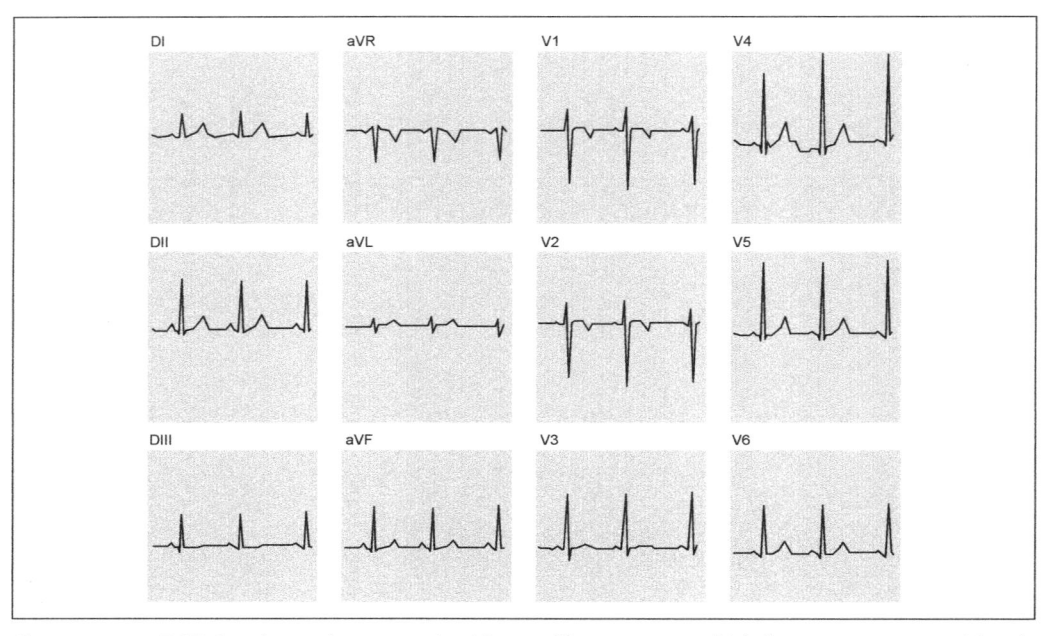

Figura 15.10. ECG de criança de 4 anos de vida eutrófica sem comorbidades. Note que V3 evidencia a presença de onda T bífida. (*Fonte:* ECG do sistema TELE-ECG do Instituto Dante Pazzanese, equipe do Dr. Faustino França.)

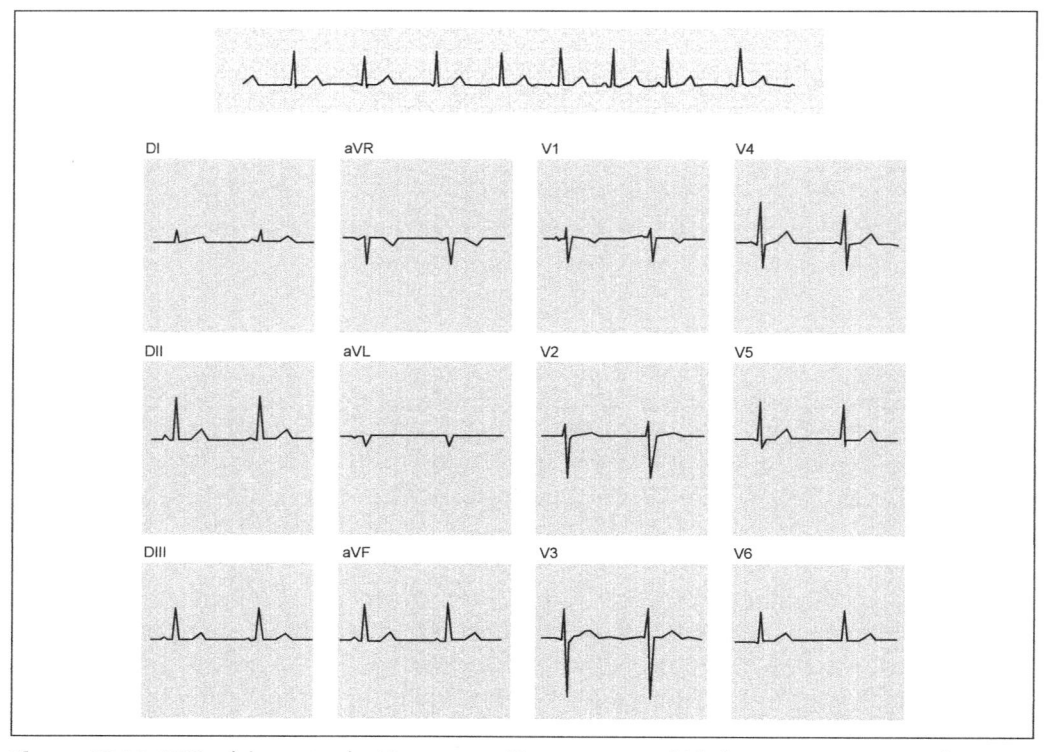

Figura 15.11. ECG adolescente de 15 anos eutrófico sem comorbidades. Note a presença da menor FC e da arritmia sinusal. (*Fonte:* ECG do sistema TELE-ECG do Instituto Dante Pazzanese, equipe do Dr. Faustino França.)

Consideração das principais arritmias em jovens

Apesar de pouco frequentes, as arritmias devem ser conhecidas e considera-das em pacientes pediátricos. Os guidelines de suporte avançado de vida dispen-sam particular importância às taquicardias supraventriculares e às bradicardias. Fora da sala de emergência, onde a principal causa de bradicardia são as sinusais decorrentes de causas reversíveis (Hs e Ts), os bloqueios atrioventriculares con-gênitos merecem destaque. Na Tabela 15.2, estão descritas as principais altera-ções arrítmicas em crianças a serem pormenorizadas em capítulos específicos. Para as cardiopatias congênitas disporemos em um quadro as principais arritmias de pré e pós-operatório encontradas.

Tabela 15.2. Taquicardias na infância – diagnóstico e mecanismos

Arritmia	Mecanismo	Local	Eletrocardiograma	Comportamento do nó atrioventricular na arritmia	PR < RP
Sinusal	A ou R	Nó sinusal	Onda P positiva em D1, V6 e negativa em aVR	Espectador	Sim
Atrial	A ou R	Átrio	Morfologia diferente da P sinusal	Espectador	Sim
Juncional	A ou R	Junção atrioventricular	Ausência de P ou pseudo R em V1 e pseudo S D2. Na JET pode haver dissociação AV	Participante do circuito	Não ou dissociado
TRAV	R	Via acessória	P retrógrada a mais de 70 ms do início do QRS	Participante do circuito	Não
Flutter atrial	Macro R intra-atrial	Átrio	Ondas F negativas ou positivas, parede inferior. Ausência de linha isoelétrica	Espectador	Não se aplica
Fibrilação atrial	Múltiplas micro R intra-atriais	Átrio	Atividade elétrica desorganizada e RR irregular	Espectador	Não se aplica
Taquicardia ventricular	R ou A ventricular	Ventrículo	Critérios de Brugada podem falhar na infância	Dissociação AV 50% dos casos	Não se aplica

A = automatismo, R = reentrada, RR = intervalo entre dois complexos QRS.

Tabela 15.3. Correlação entre tipo de cardiopatia congênita e possíveis arritmias

Condição clínica	Substrato	Arritmias pré ou pós-operatórias	Comentários
Comunicação interatrial	Dilatação do átrio direito (pré-operatório) Atriotomia e manipulação atrial (pós-operatório)	Taquicardia atrial (pré e pós) Flutter atrial (pré e pós) Fibrilação atrial (pré e pós) Lesão mecânica pós-operatória do sistema elétrico do coração (pós)	Fibrilação, flutter atrial e taquicardia atrial geralmente surgem na evolução tardia
Comunicação interventricular	Lesão cirúrgica do sistema de condução ou processo inflamatório após CEC	Bloqueios atrioventriculares (pós) Taquicardia juncional (pós) Taquicardias ventriculares (pré e pós com disfunção miocárdica)	Episódios de taquicardia juncional ocorrem predominantemente nos primeiros dias de pós-operatório
Transposição corrigida de grandes artérias (L-TGA)	Distorção do sistema de condução pela inversão ventricular, lesão cirúrgica	Bloqueios atrioventriculares até BAVT	Pode ocorrer espontaneamente ou no pós-operatório de ventriculosseptoplastia, por exemplo
Isomerismo atrial	Esquerdo: ausência de nó sinusal Direito: dois nodos sinusais Presença de dois nó atrioventricular (possível)	Arritmias atriais (ritmos atriais ectópicos, taquicardia atrial multifocal) Taquicardia por reentrada atrioventricular por feixes acessórios ou por dois NAVs	Pode ter diversas arritmias atriais primárias ou secundárias a procedimentos cirúrgicos
Tetralogia de Fallot	Disfunção e dilatação do VD Lesão pós-operatória	Arritmias ventriculares (simples ou complexas) Maior risco quanto mais tardio o pós operatório e maior idade na correção cirúrgica	Risco de morte súbita e arritmias malignas quando QRS maior do que 180 ms, insuficiência pulmonar importante e disfunção de VD
Anomalia de Ebstein	Dilatação atrial e feixes anômalos	Arritmias atriais (Flutter e FA) WPW	Maior incidência de feixes anômalos do que a população em geral. Normalmente feixes à direita
Miocardiopatia hipertrófica	Feixes acessórios Mecanismos de reentrada na musculatura ventricular	TPSV por macrorrentrada atrioventricular Arritmias ventriculares (simples ou complexas)	Septo maior do que 30 mm, síncope, TVNS, TVS, comportamento anormal da PA no teste ergométrico e história familiar de morte súbita são critérios de gravidade

Quando se diagnostica a presença de uma taquicardia supraventricular puramente regular, pode-se realizar o diagnóstico diferencial da taquicardia por reentrada nodal ou taquicardia por reentrada atrioventricular (via acessória) conforme evidenciado na Tabela 15.4.

Tabela 15.4. Diagnóstico diferencial das taquicardias estritamente regulares mais comuns em pediatria

	Taquicardia reentrada nodal AV	Taquicardia por reentrada AV por feixe de condução retrógrada exclusiva	Síndrome de WPW (wolff-parkinson-white)
Idade mais comum	Mulheres adultas	Jovens	Jovens
ECG basal	Pode apresentar comportamento dual da junção	Normal	Intervalo PR curto Onda delta e alteração da repolarização
Sintoma característico	Pulsação cervical	–	–
Tipos de taquicardia	QRS estreito	QRS estreito	QRS estreito (ortodrômica) QRS largo
FC da taquicardia	Mais lenta, ao redor de 180 a 200 bpm	Rápida, pode chegar a 300 bpm	Rápida, pode chegar a 300 bpm
Presença de onda P retrógrada visível	80% dos casos não pseudo R V1 ou pseudo S D2 (15%) Antes do complexo QRS 5%	No segmento ST em 95% dos casos	No segmento ST em 95% dos casos Difícil visualização nas taquicardias antidrômicas
RP	Menor do que 70 ms	Maior do que 70 ms	Maior do que 70 ms
Infradesnivelamento de ST > 2 mm em V5 e V6	Ausente	Pode estar presente	Pode estar presente

As bradicardias são mais raras na infância. No pós-operatório de cirurgia cardíaca, podem representar a lesão direta do sistema de condução e, no período perinatal relacionado, estão associadas à positividade de anticorpos anti-Ro e anti-La. Na Tabela 15.5, descrevemos as principais arritmias que podem afetar os jovens:

Tabela 15.5. Principais arritmias, diagnóstico eletrocardiográfico, etiologia,
tratamento de urgência e definitivo nos jovens

Diagnóstico	ECG	Causas infância (principais)	Tratamento de urgência	Tratamento definitivo (descartadas causas reversíveis) Indicações principais
Bradicardia sinusal	P sinusal abaixo da FC para idade (tabela)	PO de cirurgia cardíaca (lesão nó sinusal), sedativos e analgésicos Doença intrínseca no nó sinusal	Remoçao da causa de base Suporte com agentes cronotrópicos positivos e alguns casos de suporte com MP provisório	Bradicardia sintomática Déficit cronotrópico, esforço sintomático Bradicardia com uso de medicação cronotrópica negativa essencial FC menor do que 40 ou pausas maiores que 3 segundos
Bloqueio atrioventricular de primeiro grau	Alongamento do intervalo PR	Febre reumática Antiarrítmicos Miocardites Espectro lúpus gestacional Lesão cirúrgica Dupla via nodal	Raramente são sintomáticas	Quase nunca necessitarão de suporte de MP
Bloqueio AV de segundo grau Tipo I	Alongamento progressivo do intervalo PR Maior número de P do que complexos QRS	Vagotonia Efeito de sedativos na UTI Utilização de fármacos que atuam no nó AV Espectro lúpus gestacional	Raramente sintomáticas Raramente necessitam de suporte Na ausência de bloqueio de ramo associado respondem à atropina	Quase nunca necessitarão de suporte de MP
Bloqueio AV de segundo grau Tipo II	Maior número de P do que complexos QRS sem alargamento do intervalo PR	Doença do sistema de condução ou lesão cirúrgica da junção atrioventricular	Se sintomáticas, suporte com MP provisório	No pós-operatório pelo risco de BAV avançado ou total necessitam de suporte com MP
Bloqueio atrioventricular total	Frequência atrial maior do que a frequência ventricular com intervalos RR regulares	Espectro lúpus gestacional (útil dosar anticorpos) Doença do sistema de condução ou lesão cirúrgica da junção atrioventricular Raramente efeito farmacológico	Se sintomáticas, suporte com MP provisório	**MP definitivo no pós-operatório quando:** a) lesão conhecida e confirmada no pós-operatório b) BAVT por mais de 7 dias no PO c) FC inferior a 70 bpm d) ritmo de escape com QRS largo **MP definitivo no BAV congênito** a) FC menor de 55 bpm no período neonatal b) bradicardia sintomática ou escape com QRS largo c) foco de escape instável

Considerações finais

Assim, podemos concluir que a fase pediátrica é aquela que envolve transformação e crescimento. Não podemos esperar menos variações dos padrões eletrocardiográficos compatíveis com a normalidade, como já demonstramos. Do mesmo modo, as arritmias na infância são no geral mais rápidas e as bradicardias são menos toleradas, levando o médico analista do eletro ao seu limite para correlacionar os achados eletrocardiográficos, a idade, a clínica e as eventuais cardiopatias congênitas.

Bibliografia

Andalaft R, Nogueira M, Cerutti V. O perfil eletrocardiográfico de adolescentes assintomáticos submetidos ao eletrocardiograma pelo sistema TELE ECG: análise de 11058 pacientes. Arq Bras Cardiol. 2014; 103(5 Supl.2):1-74.

Andalaft R. Arritmias cardíacas em crianças e adolescentes. In: Jatene I, Freitas E. Como tratar cardiologia pediátrica e cardiogeriatria. São Paulo: Manole. 2010: 2-46.

Andalaft R. Arritmias na infância. In Timerman A, Sousa A. Condutas terapêuticas do Instituto Dante Pazzanese de Cardiologia. 2ª ed. Atheneu, 2014.

Andalaft R. Utilização dos métodos não invasivos em diagnósticos das arritmias na infância. Relampa. 2012; 25(1): 20-31

Andalaft RB, Almeida C, Fuziy M. Diagnósticos de ECG na população pediátrica com o uso de um sistema de Tele ECG. Relampa. 2011; 24(4):360.

França FFAC, Andalaft R. Eletrocardiologia: eletrocardiograma de repouso e ambulatorial. In: Timerman, Ari, Bertolami, Marcelo; Ferreira, João Fernando Monteiro. Manual de Cardiologia. São Paulo, Atheneu. 2012; 711-58, ilus, tab.

Guimarães HP, Andalaft RB, Carvalho P, Costa FA, Correa DC, Caldeira P et al. Suporte Avançado de Vida em Pediatria Manual do Profissional (edição em português): American Heart Association. 2017.

Magalhães LP, Guimarães ICB, Melo SL, Mateo EIP, Andalaft RB, Xavier LFR et al. Diretriz de Arritmias Cardíacas em Crianças e Cardiopatias Congênitas SOBRAC e DCC – CP. Arq Bras Cardiol. 2016; 107(1Supl.3):1-58.

Pastore CA, Pinho JA, Pinho C, Samesima N, Pereira-Filho HG, Kruse JCL et al. III Diretrizes da Sociedade Brasileira de Cardiologia sobre Análise e Emissão de Laudos Eletrocardiográficos. Arq Bras Cardiol. 2016; 106(4 Supl.1):1-23.

Rautaharju PM, Surawicz B, Gettes LS, Bailey JJ, Childers R, Deal BJ et al. American Heart Association Electrocardiography and Arrhythmias Committee, Council on Clinical Cardiology; American College of Cardiology Foundation; Heart Rhythm Society. AHA/Acardiopatia congênitaF/HRS recommendations for the standardization and interpretation of the electrocardiogram: part IV: the ST segment, T and U waves, and the QT interval: a scientific statement from the American Heart Association Electrocardiography and Arrhythmias Committee, Council on Clinical Cardiology; the American College of Cardiology Foundation; and the Heart Rhythm Society. Endorsed by the International Society for Computerized Electrocardiology. J Am Coll Cardiol. 2009; 53(11):982-91.

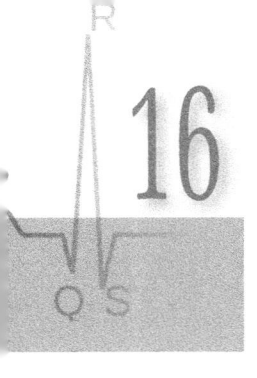

Vamos para a Prática

Ricardo Casalino Sanches de Moraes

Introdução

Estamos chegando ao final do livro e passamos por muitas informações sobre todas as grandes alterações do eletrocardiograma (ECG). É comum o aluno ter a sensação de que não vai se lembrar de tudo que foi estudado e é o que acaba acontecendo, mas nosso livro traz um diferencial, que é exatamente o método dos 6 passos (Capítulo 3)

1. Olhar a identificação e registro do paciente.
2. Calibração do ECG.
3. Lembrar-se das ondas P.
4. Definir o ritmo sinusal.
5. Lembrar-se do complexo QRS.
6. Lembrar-se das ondas T.

O aluno deve saber muito bem o ECG normal e o passo a passo para chegar até ele, pois as doenças podem ou não alterá-lo. Um exemplo é a síndrome coronariana aguda que tem como principal manifestação eletrocardiográfica o ECG normal, ou seja, a maioria das anginas e dos infartos vai se apresentar na emergência com o ECG normal.

Outra questão é que muitos achados no ECG podem ser apenas achados e não necessitam de muita conduta, em especial em pacientes assintomáticos, mas ao mesmo tempo podem vir associados a doenças extremamente graves. Por exemplo, a grande maioria dos bloqueios de ramo direito (BRD) pode ser idiopática ou congênita, nos quais a conduta é expectante. Entretanto, muitas doenças agudas, subagudas e crônicas podem apresentar o BRD: doença de Chagas, tromboembolismo pulmonar agudo e crônico, hipertensão pulmonar, displasia arritmogênica de ventrículo direito, cardiopatia congênita ou adquirida com shunt esquerda-direita.

O fato de encontrar alterações no ECG não quer dizer que o médico estará com o diagnóstico etiológico do paciente.

Uma dica importante é associar ou procurar o achado no ECG de acordo com a manifestação clínica inicial do paciente.

Neste capítulo vamos fazer o inverso com base nos achados das síndromes clínicas e o que devemos procurar no ECG.

Queixas/apresentação clínica

- ✓ Paciente com dor torácica, dor epigástrica, dispneia de início súbito, sudorese difusa, em especial em pacientes com fatores de risco para doença coronariana, como hipertensão, tabagismo, diabetes e dislipidemia.
- ✓ Procurar no ECG: supradesnivelamento do segmento ST (Figura 16.1), infradesnivelamento do segmento ST (Figura 16.2), inversão de onda T (Figura 16.3) e taquiarritmias.

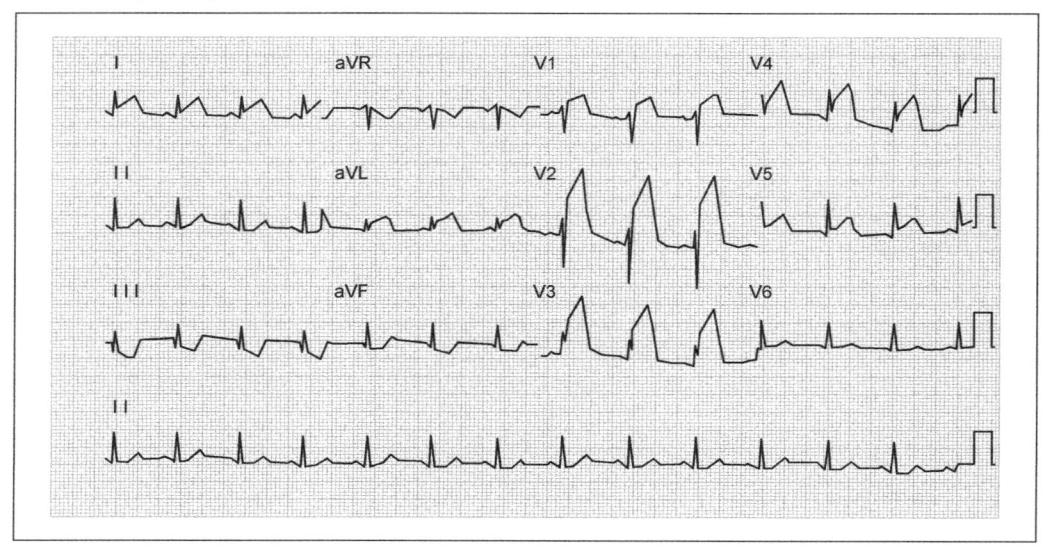

Figura 16.1. Supradesnivelamento do segmento ST em parede anterior extensa – corrente de lesão subepicárdica em parede anterior extensa, infarto agudo do miocárdio. (*Fonte:* banco de dados do autor.)

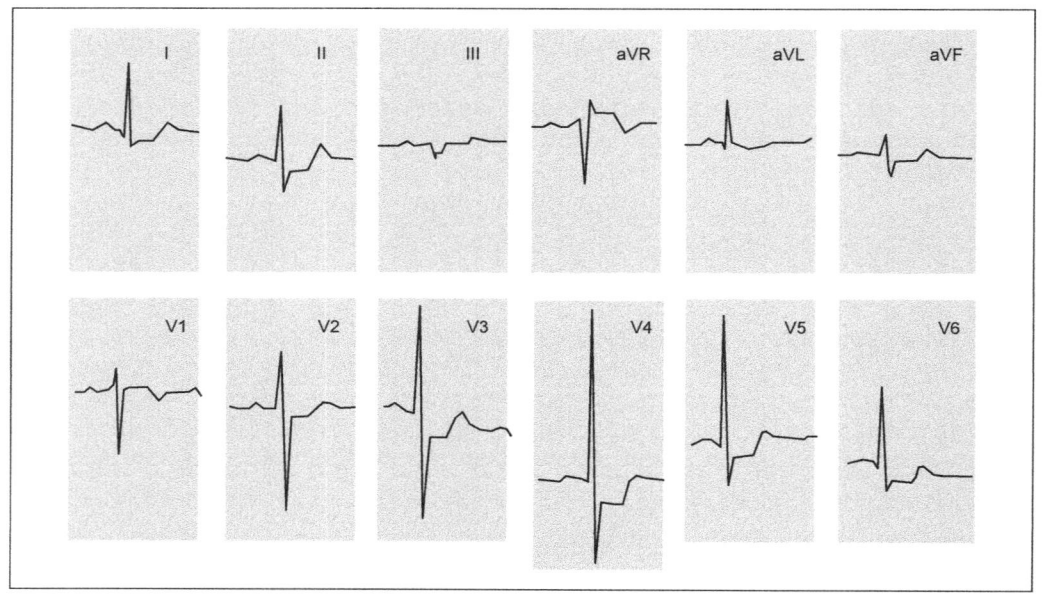

Figura 16.2. Infradesnivelamento do segmento ST – corrente de lesão subendocárdica. (*Fonte:* banco de dados do autor.)

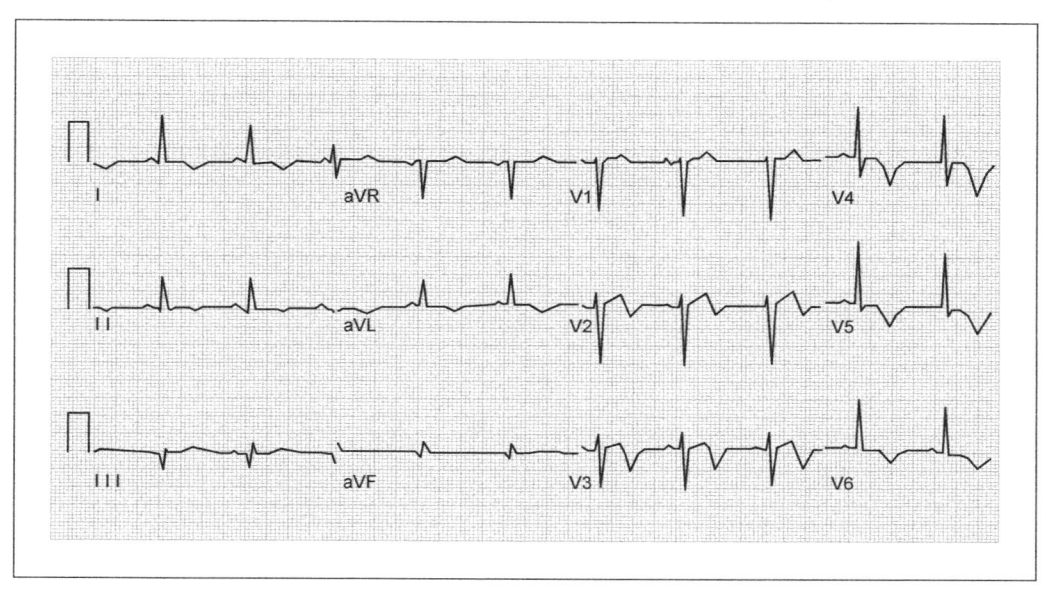

Figura 16.3. Inversão de onda T em parede anterior extensa – isquemia subepicárdica em parede anterior extensa. Observe em V2 e V3 padrão conhecido como *plus-minus*, que sugere suboclusão de artéria descendente anterior (sinal de Wellens). (*Fonte:* banco de dados do autor.)

✓ Paciente com fraqueza, síncope e tonturas. História de uso de medicações que podem levar à bradicardia (betabloqueadores, antagonista de cálcio, antiarrítmicos, etc.)

✓ Procurar no ECG: bradiarritmias (Figuras 16.4 e 16.5).

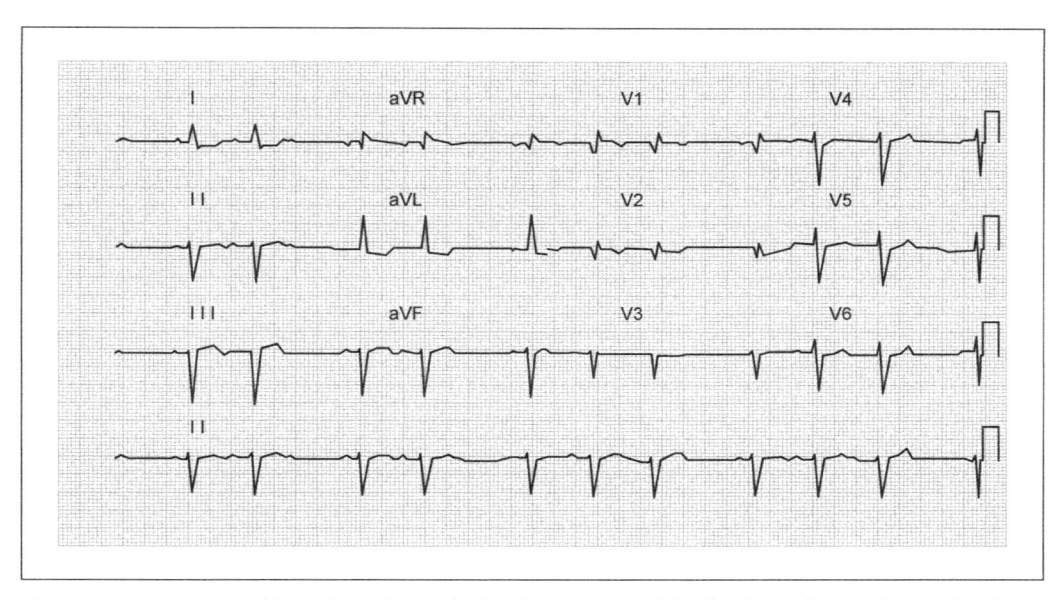

Figura 16.4. ECG com bloqueio atrioventricular de 2º grau Mobitz do tipo I. (*Fonte:* banco de dados do autor.)

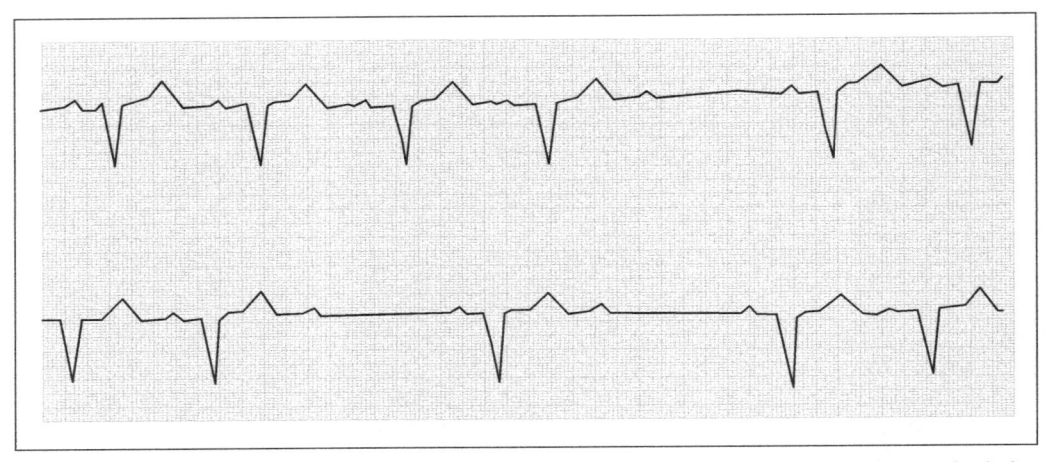

Figura 16.5. ECG com bloqueio atrioventricular de 2º grau, Mobitz do tipo II. (*Fonte:* banco de dados do autor.)

✓ Paciente com suspeita de tromboembolismo pulmonar como dispneia súbita, dor torácica, queda da saturação, história de imobilização ou trombose venosa profunda ou pós-operatório de cirurgia ou portador de neoplasia.

✓ Procurar no ECG: padrão S1Q3T3 (Figura 16.6), bloqueio de ramo direito (Figura 16.7) e em especial aqueles com comprometimento do ventrículo direito e hipertensão pulmonar e taquiatrial.

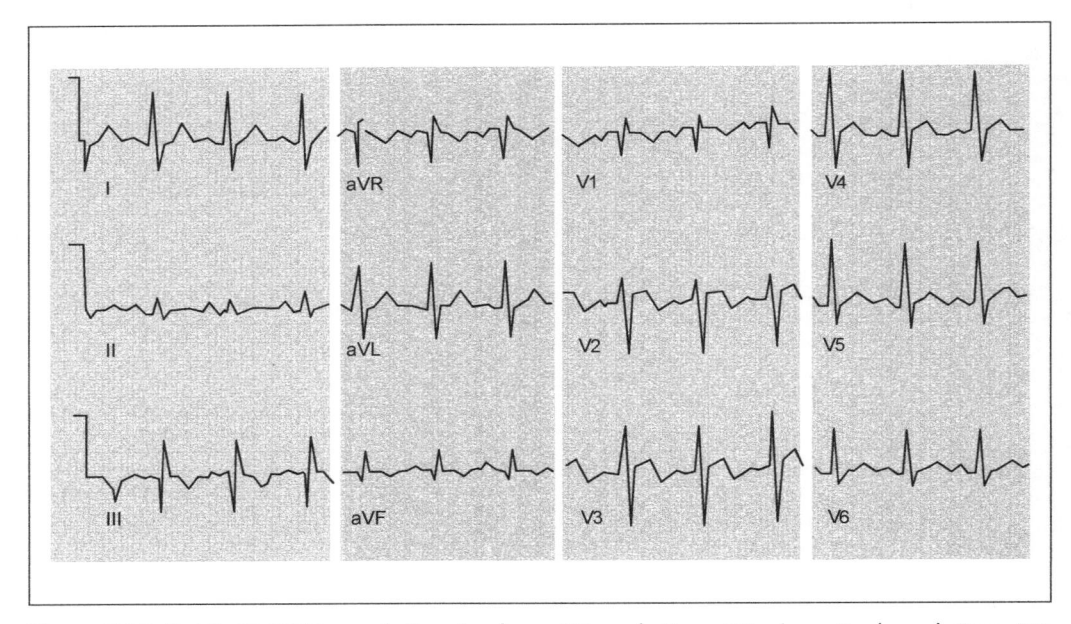

Figura 16.6. Padrão S1Q3T3 – onda S profunda em D1, onda Q em D3 e inversão de onda T em D3. Esse padrão sugere um desvio do eixo elétrico para a direita e deve ser levado em conta nos casos de suspeita de tromboembolismo pulmonar. (*Fonte:* banco de dados do autor.)

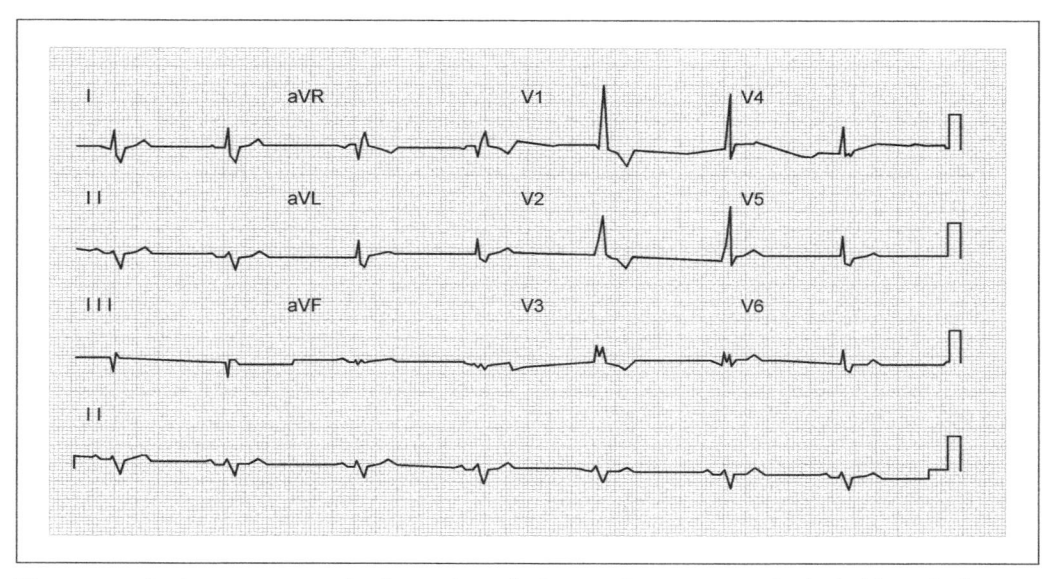

Figura 16.7. Paciente com suspeita de tromboembolismo pulmonar com achado de bloqueio de ramo direito no ECG – em V1 clássico padrão rsR' e em V6 RS com R' e S alargados. (*Fonte:* banco de dados do autor.)

- ✓ Pacientes com dores torácicas mais duradouras sem relação clara com esforço físico e que podem ser aliviadas em posição de cócoras. Eventualmente radiografia de tórax com cardiomegalia desproporcial para pensar em derrame pericárdico.
- ✓ Procurar no ECG: supradesnivelamento do segmento ST difuso e infradesnivelamento do segmento PR – pericardite (Figura 16.8).

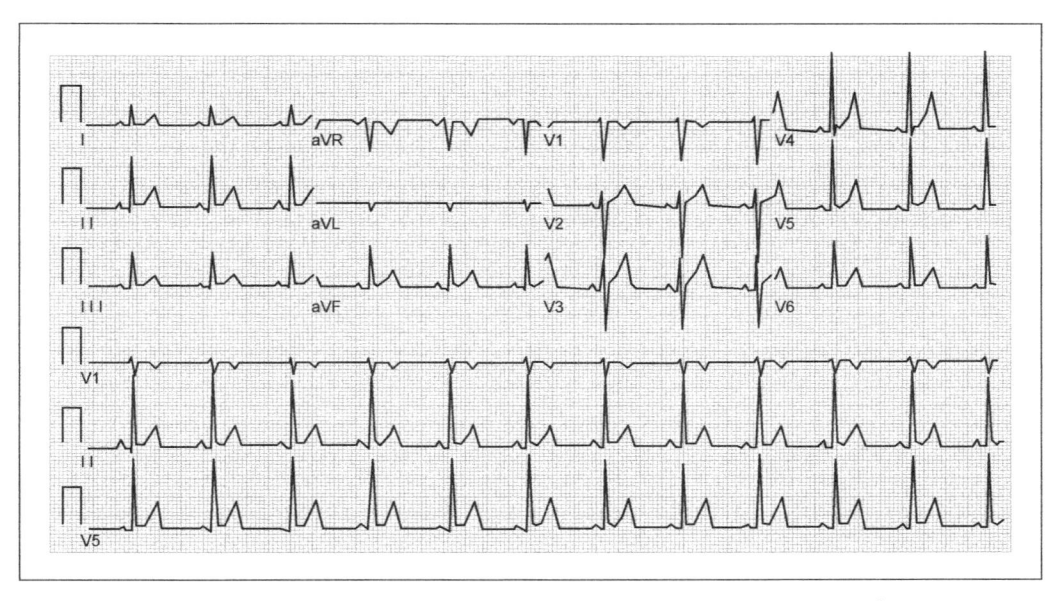

Figura 16.8. Supradesnivelamento do segmento ST difuso e infradesnivelamento do segmento PR (bem visível em D2) – Pericardite. (*Fonte:* banco de dados do autor.)

Outro diagnóstico importante que envolve boa avaliação clínica é a suspeita de dissecção de aorta, que não apresenta nenhum achado característico no ECG. Entretanto, essa síndrome é parte do diagnóstico diferencial em todas as dores torácicas em especial:

✓ Alargamento do mediastino na radiografa de tórax.

✓ Assimetria de pulsos.

✓ Sopro aórtico diastólico.

No ECG podemos observar: taquicardia atrial ou até o supradesnivelamento do segmento ST em parede inferior (D2, D3 e aVF), pois a dissecção pode se estender para a coronária direita.

Erro de eletrodo

Um erro muito comum é a troca de eletrodo do ECG, ou seja, do braço direito pelo esquerdo. Nesse caso ao observar as derivações habituais, já vai perceber o complexo QRS de D1 negativo e em aVR positivo, ou seja, como se estivessem trocado de posição.

Uso do eletrocardiograma com 16 derivações

O ECG convencional tem 12 derivações, mas em algumas situações especiais acabamos necessitando de algumas derivações a mais.

As derivações e suas respectivas paredes que completam o ECG de 12 derivações são:

Derivação	Localização	Parede
V3R	Mesmo V3 à esquerda no hemitórax direito	Ventrículo direito
V4R	Linha hemiclavicular no 4º espaço intercostal direito	Ventrículo direito
V7	Linha axilar posterior na mesma altura que V6 que seria na linha axilar média	Parede posterior ou dorsal
V8	Infraescapular esquerda	Parede posterior ou dorsal

Em alguns aparelhos mais novos, essas 16 derivações podem ser feitas ao mesmo tempo. Entretanto, em aparelhos mais comuns precisamos desconectar quatro derivações precordiais e conectar essas novas sinalizando no papel após a impressão qual a troca que foi feita.

O uso dessas quatro derivações extras é mandatória no infarto inferior (D2, D3 e aVF) com supradesnivelamento do segmento ST, pois nesse contexto anatomopatológico a irrigação coronariana da parede inferior pode ser a mesma do ventrículo direito e também pode acometer a parede dorsal.

Outro achado no ECG que deve ser lembrado no contexto clínico da síndrome coronariana aguda é a presença de infradesnivelamento do segmento ST nas derivações V1 e V2, pois, pelo o conceito da fotografia e imagem em espelho, o infra de V1 e V2 pode representar um supradesnivelamento do segmento ST nas derivações V7 e V8. Nesse caso, a conduta médica muda indicando a trombólise química ou mecânica de emergência (no caso do supradesnível), ao contrário do infradesnível, que requer apenas terapia menos invasiva inicialmente.

Bibliografia

Greenland P, Alpert JS, Beller GA, Benjamin EJ, Budoff MJ, Fayad ZA et al. American College of Cardiology Foundation; American Heart Association. 2010 ACCF/AHA guideline for assessment of cardiovascular risk in asymptomatic adults: a report of the American College of Cardiology Foundation/American Heart Association Task Force on Practice Guidelines. J Am Coll Cardiol. 2010; 56(25):e50-103.

Pastore CA, Pinho JA, Pinho C, Samesima N, Pereira-Filho HG, Kruse JCL et al. III Diretrizes da Sociedade Brasileira de Cardiologia sobre Análise e Emissão de Laudos Eletrocardiográficos. Arq Bras Cardiol. 2016; 106(4 Supl.1):1-23.

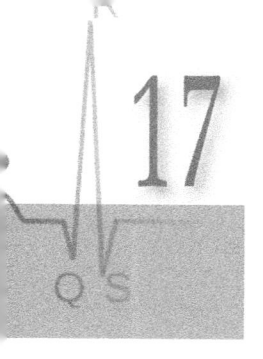

Caderno de Exercícios

Marcelo Monteiro Mota

Prezados leitores,

Chegamos ao final do nosso livro, esperamos que tenham aproveitado cada capítulo e levem o método prático para entender e interpretar o Eletrocardiograma (ECG).

Neste capítulo, separamos alguns traçados que vai fazer recapitular tudo aquilo que foi exposto durante toda a leitura. A consolidação do que foi aprendido para interpretar e entender um ECG depende da persistência e frequência que o aluno vê os traçados, lembrem-se que a medicina é a ciência da repetição.

Os diagnósticos dos eletrocardiogramas estão no final do capítulo.

1. ECG normal

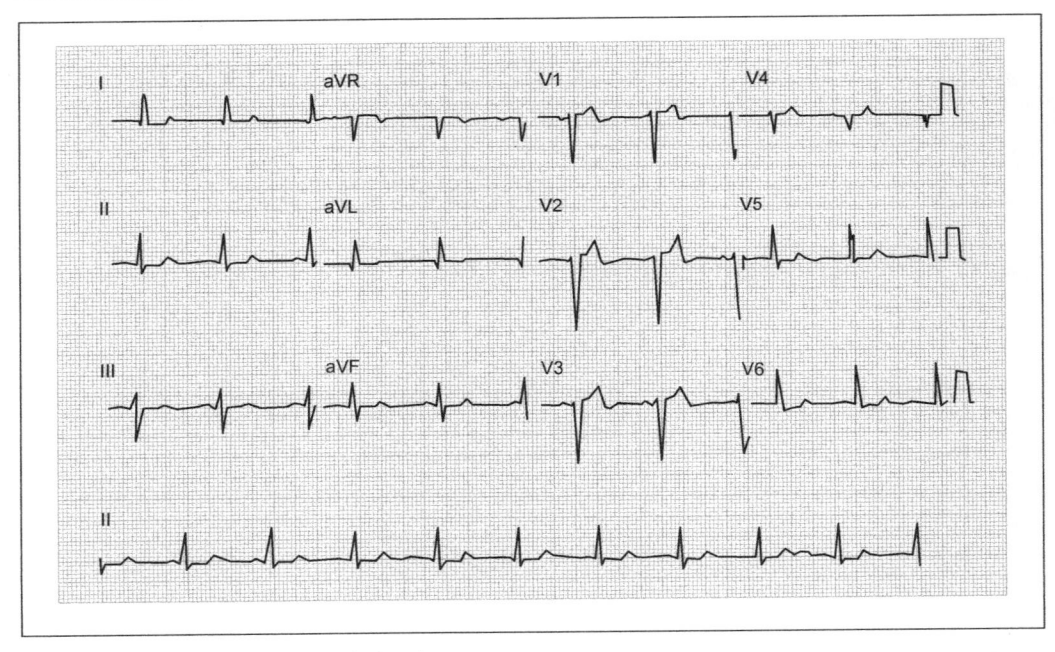

Figura 17.1.1 *Fonte:* banco de dados do autor.

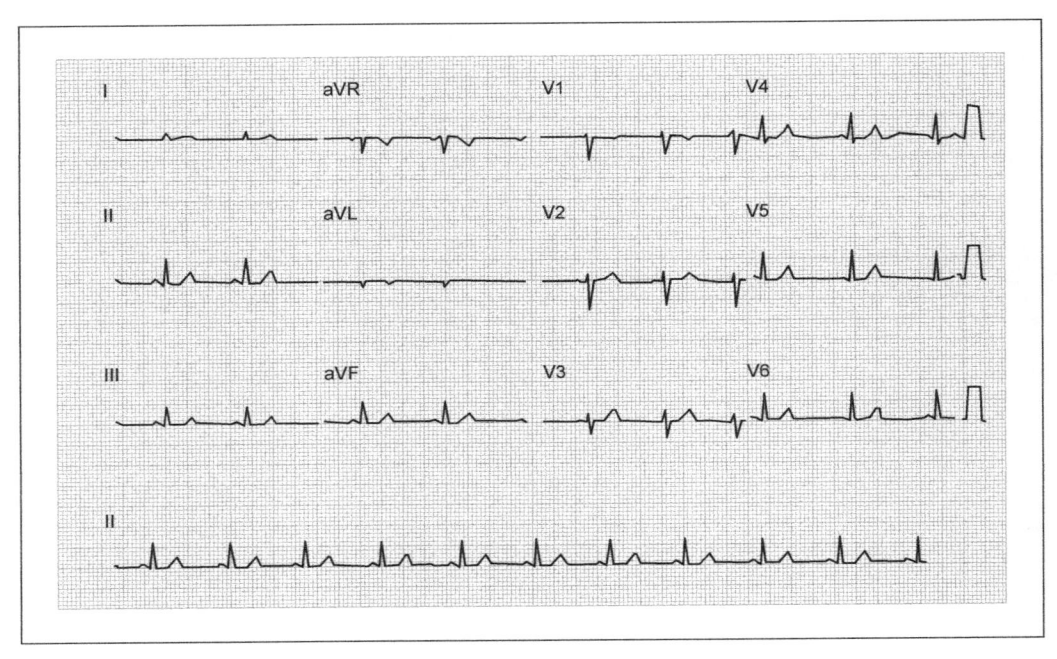

Figura 17.1.2 *Fonte:* banco de dados do autor.

2. Bradiarritmias

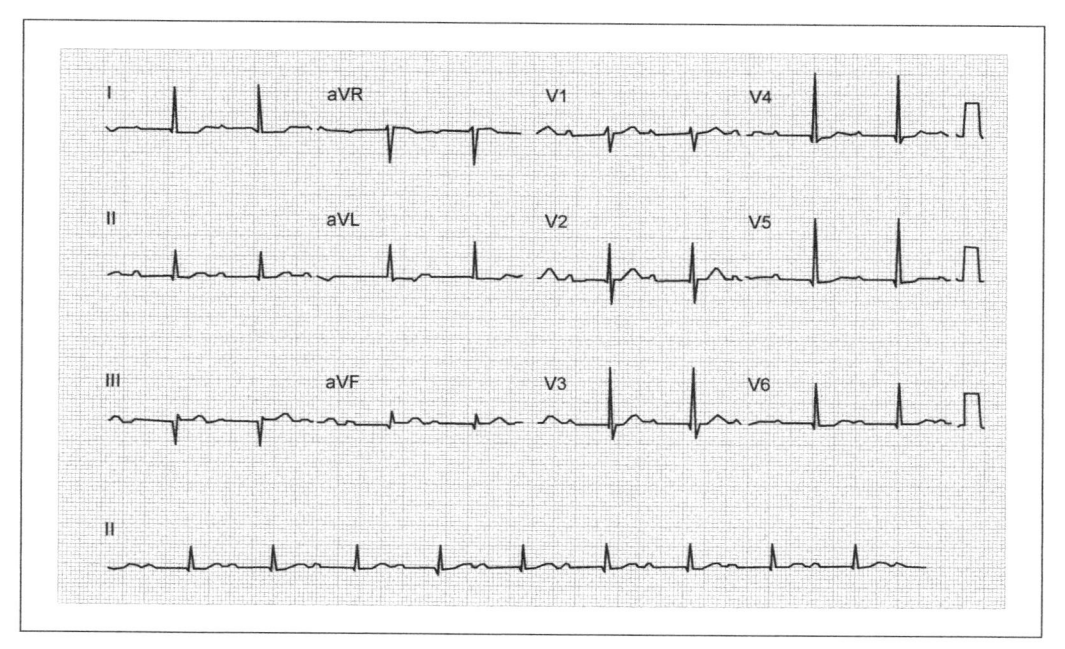

Figura 17.2.1 *Fonte:* banco de dados do autor.

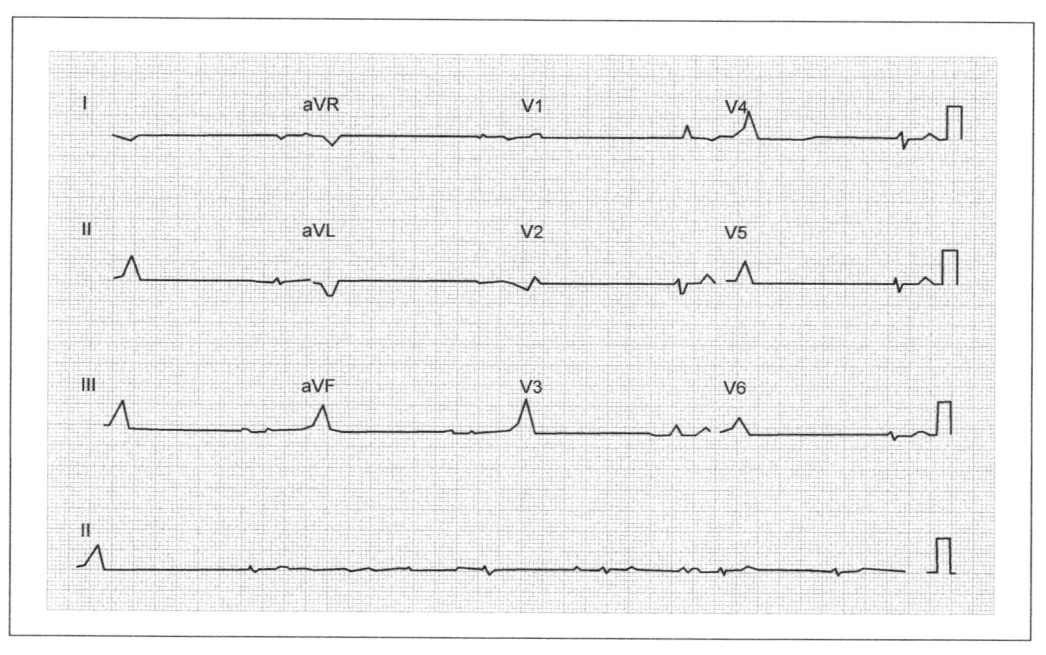

Figura 17.2.2 *Fonte:* banco de dados do autor.

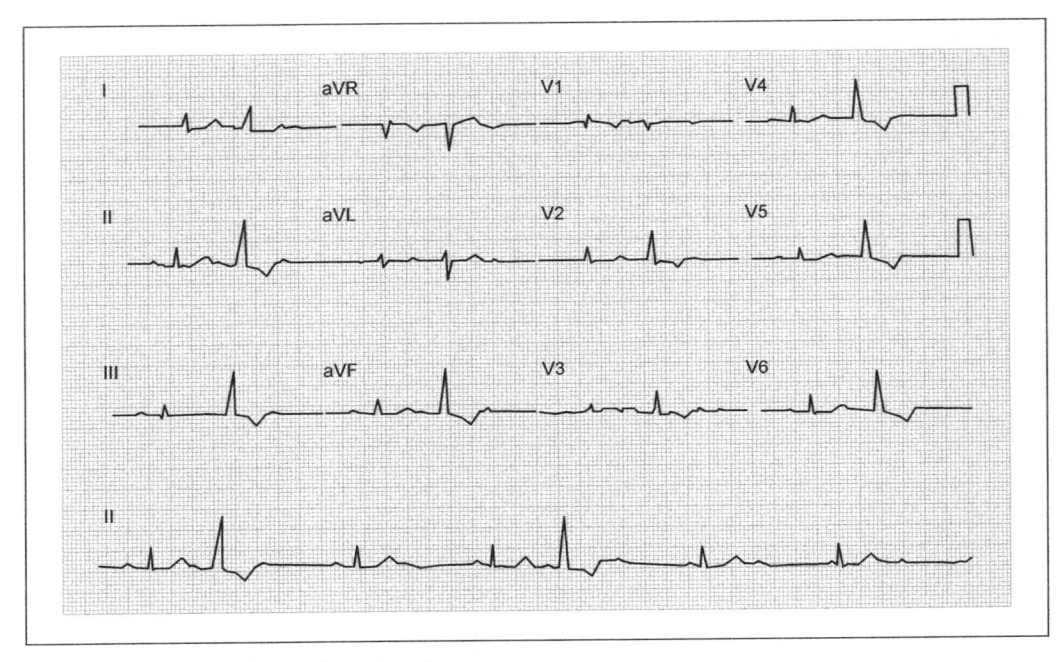

Figura 17.2.3 *Fonte:* banco de dados do autor.

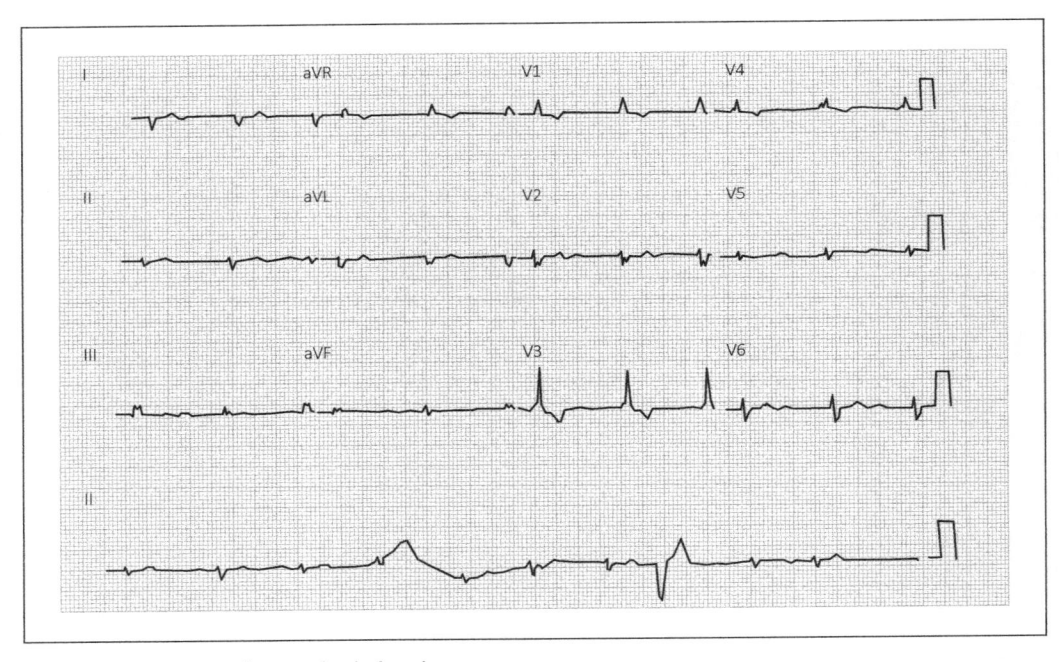

Figura 17.2.4 *Fonte:* banco de dados do autor.

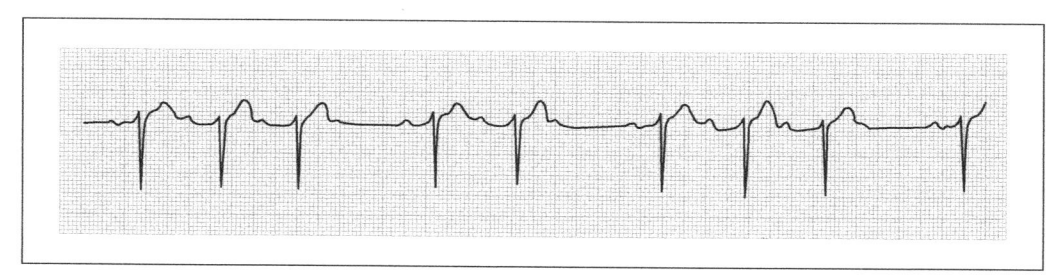

Figura 17.2.5 *Fonte:* banco de dados do autor.

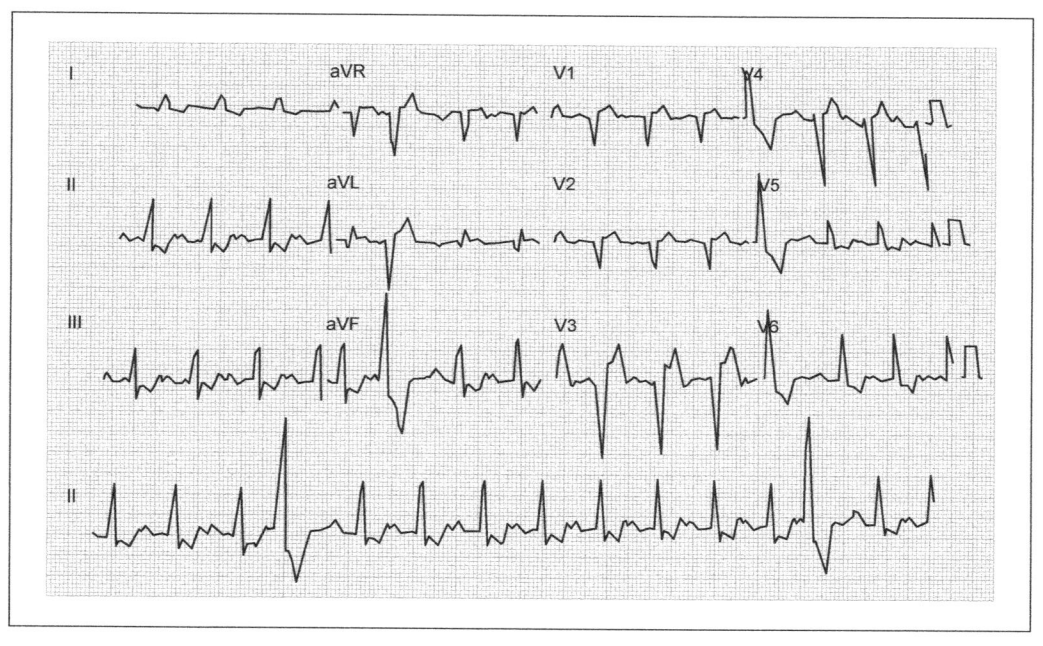

Figura 17.2.6 *Fonte:* banco de dados do autor.

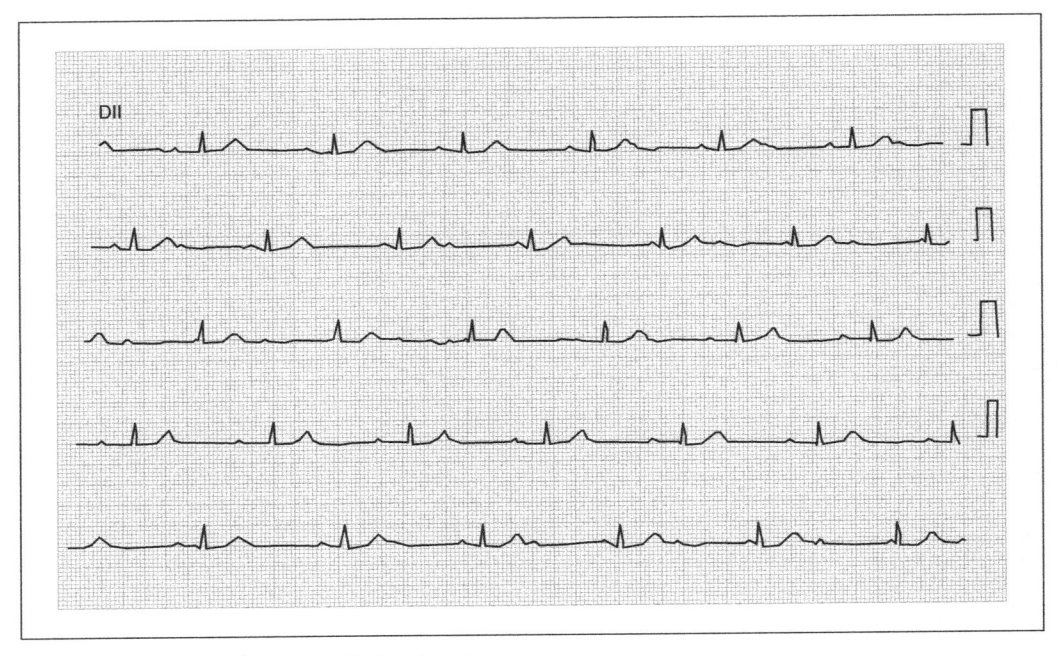

Figura 17.2.7 *Fonte:* banco de dados do autor.

Desafio:

Como está o intervalo QT?

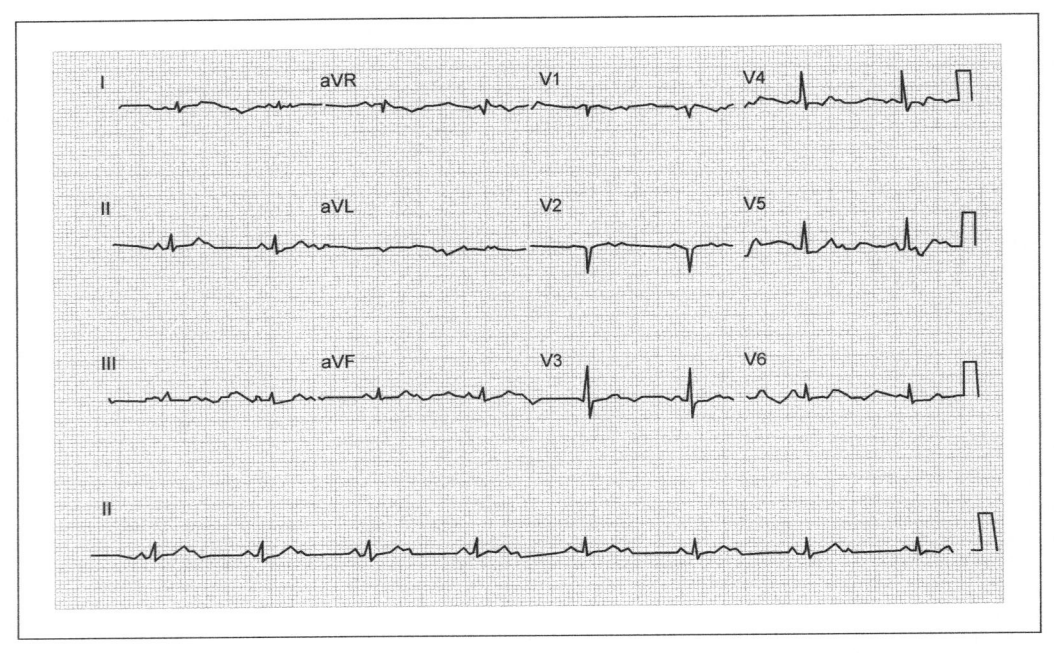

Figura 17.2.8 *Fonte:* banco de dados do autor.

3. Átrios

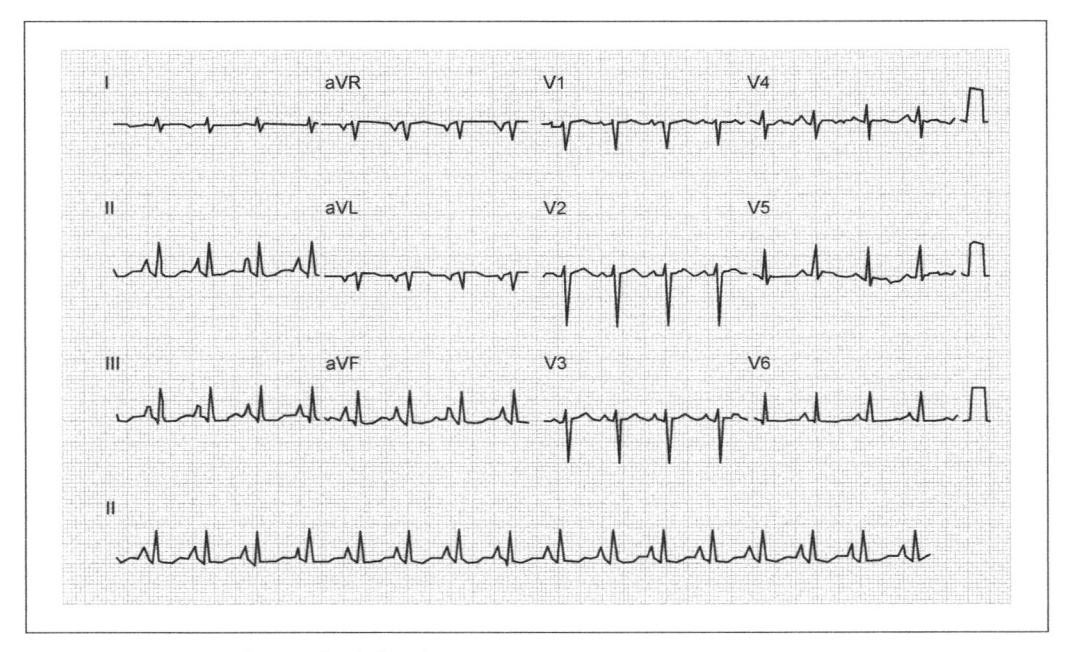

Figura 17.3.1 *Fonte:* banco de dados do autor.

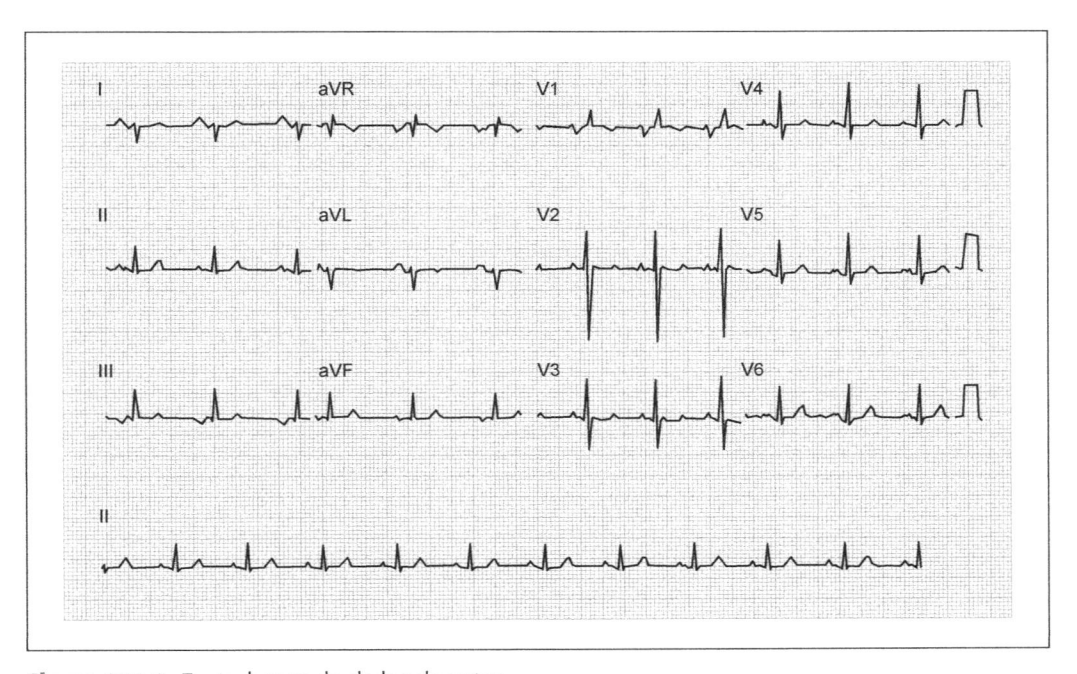

Figura 17.3.2 *Fonte:* banco de dados do autor.

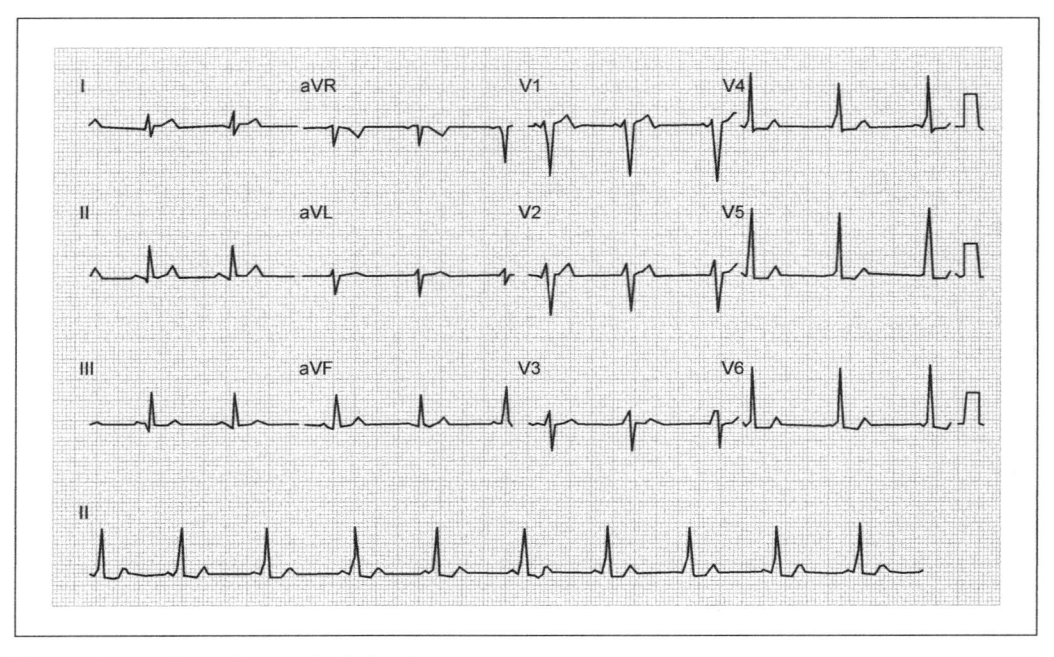

Figura 17.3.3 *Fonte:* banco de dados do autor.

4. Bloqueios

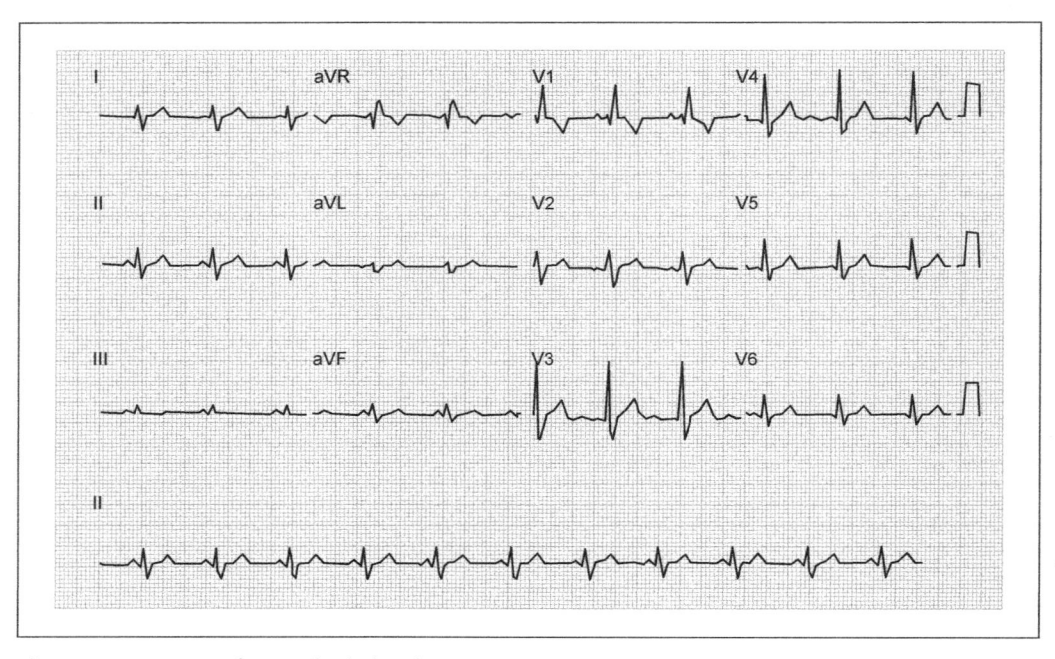

Figura 17.4.1 *Fonte:* banco de dados do autor.

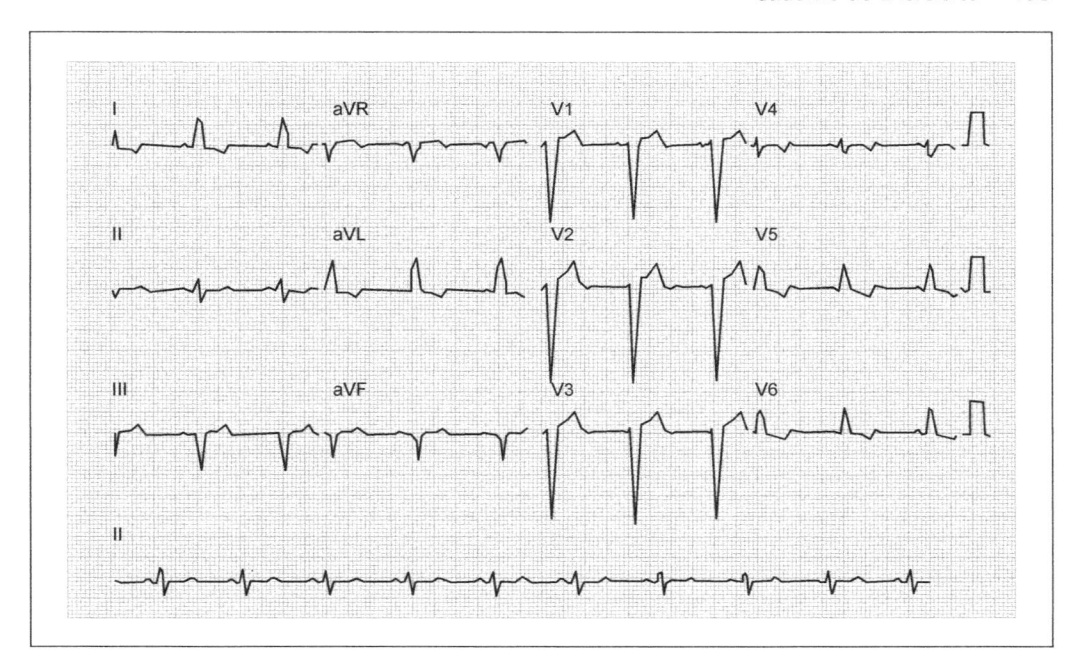

Figura 17.4.2 *Fonte:* banco de dados do autor.

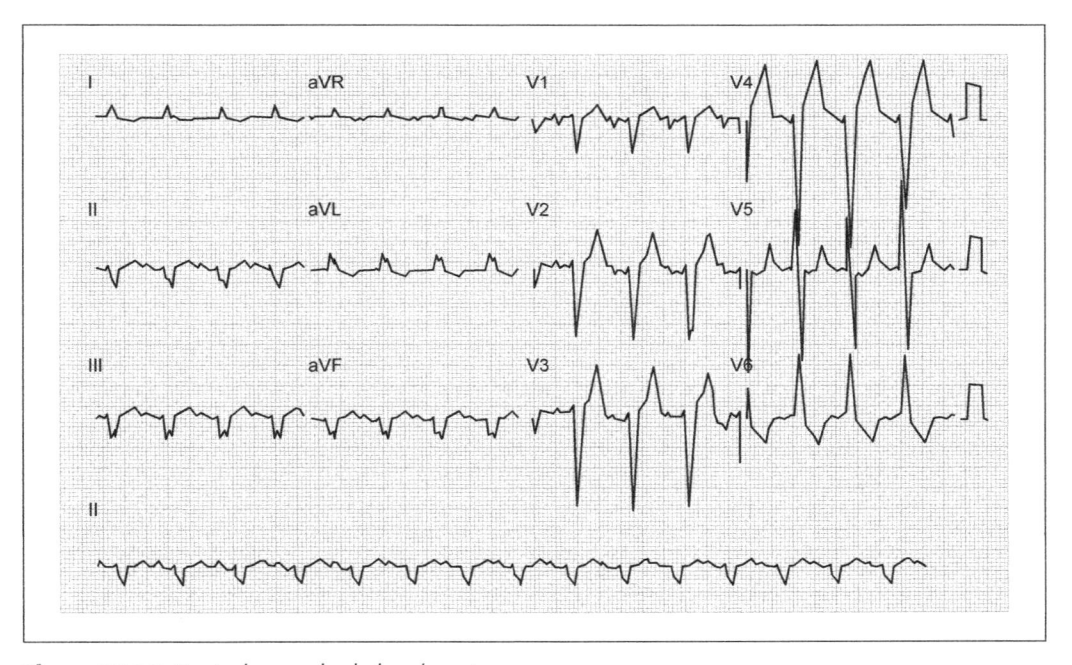

Figura 17.4.3 *Fonte:* banco de dados do autor.

Desafio:

O eixo do QRS está normal?

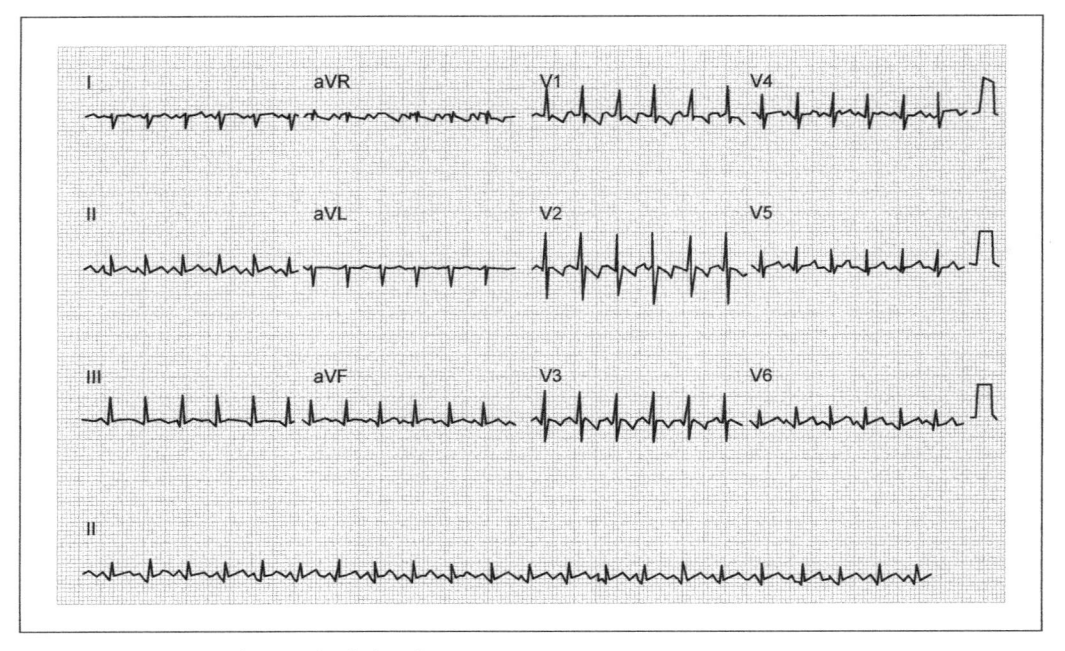

Figura 17.4.4 *Fonte:* banco de dados do autor.

5. Coronariopatias

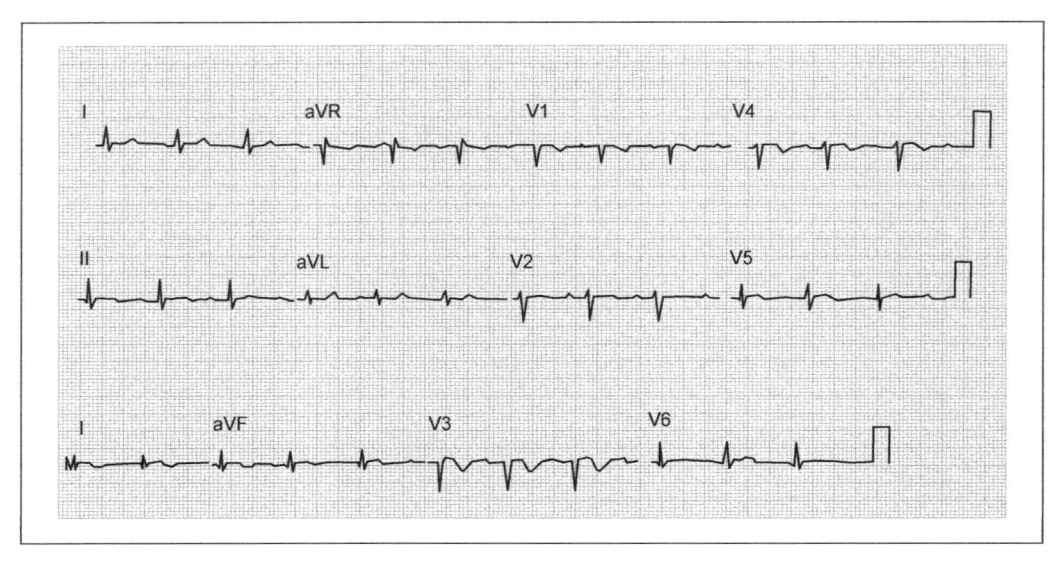

Figura 17.5.1 *Fonte:* banco de dados do autor.

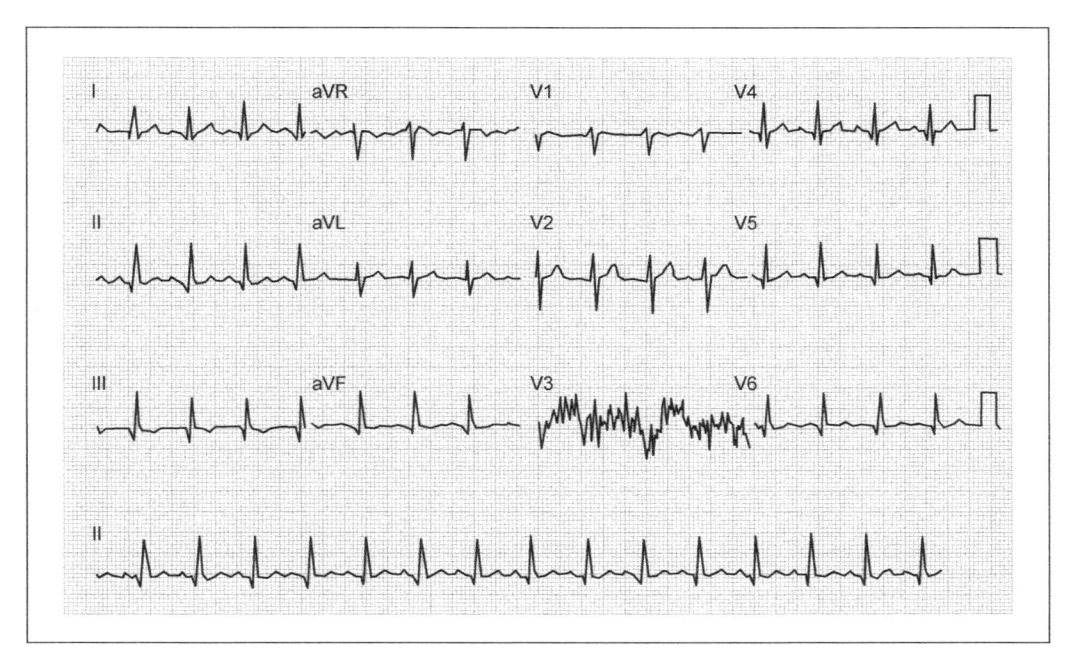

Figura 17.5.2 *Fonte:* banco de dados do autor.

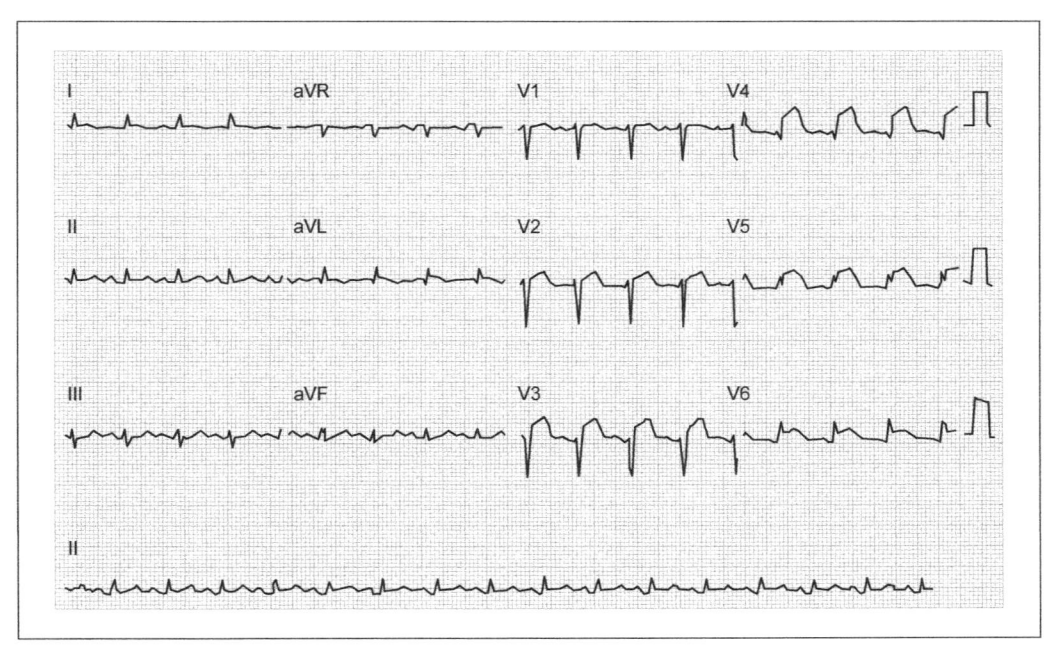

Figura 17.5.3 *Fonte:* banco de dados do autor.

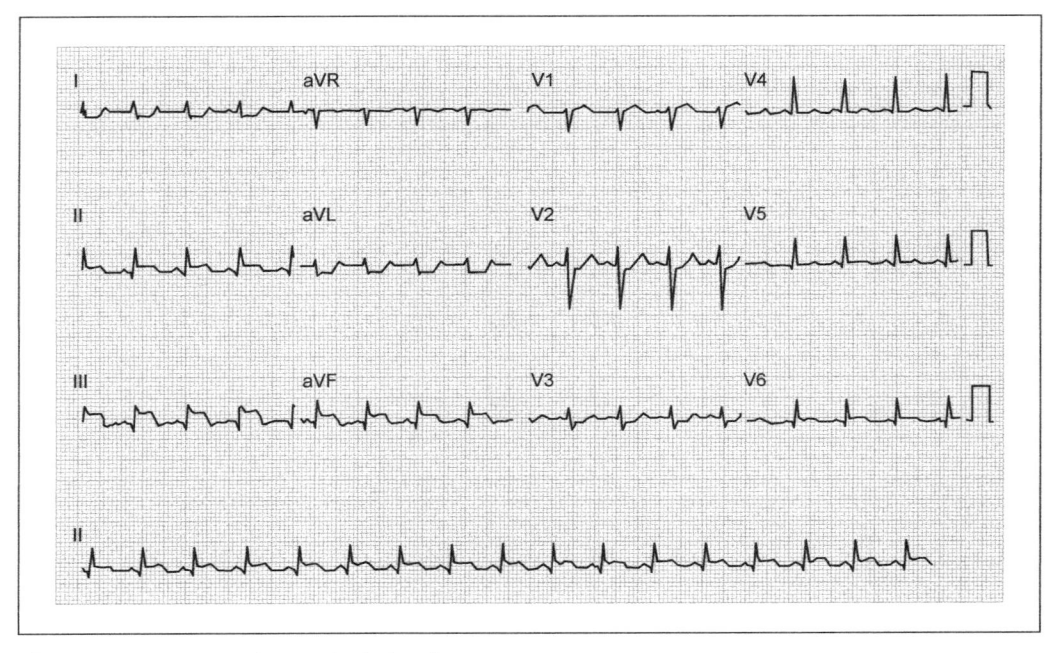

Figura 17.5.4A *Fonte:* banco de dados do autor.

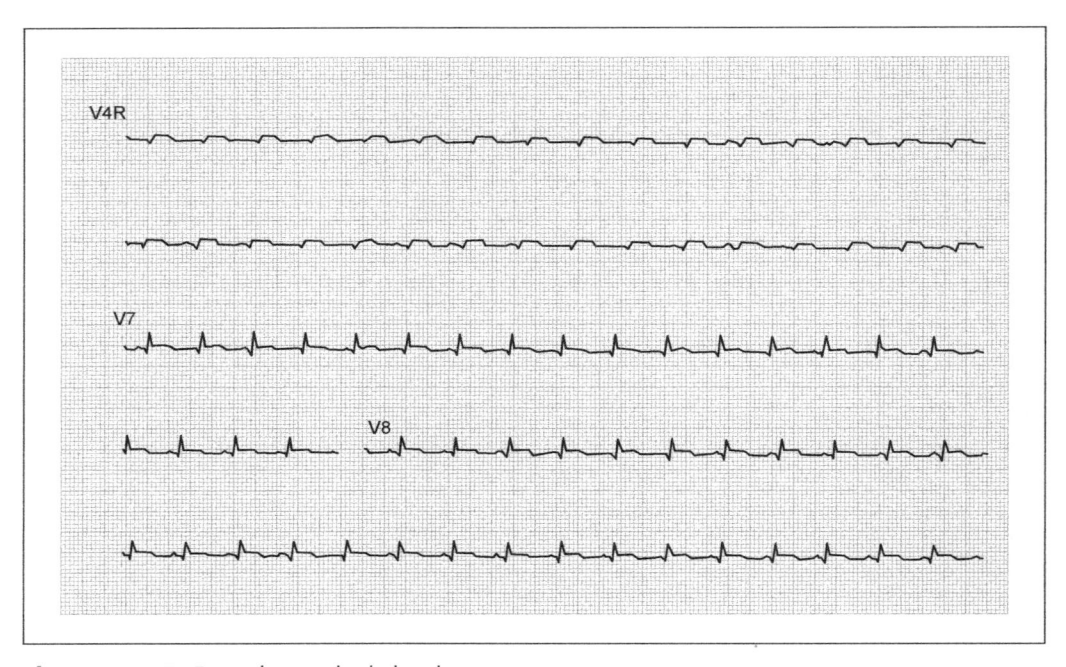

Figura 17.5.4B *Fonte:* banco de dados do autor.

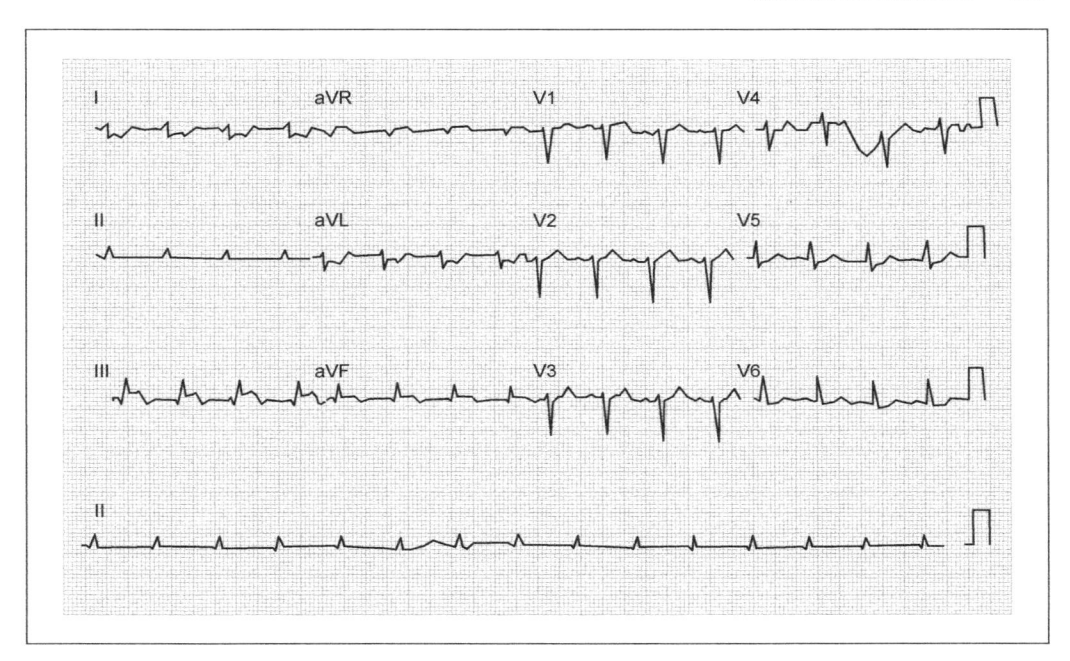

Figura 17.5.5 *Fonte:* banco de dados do autor.

Desafio:

Sugestivo de isquemia de qual parede muscular miocárdica?

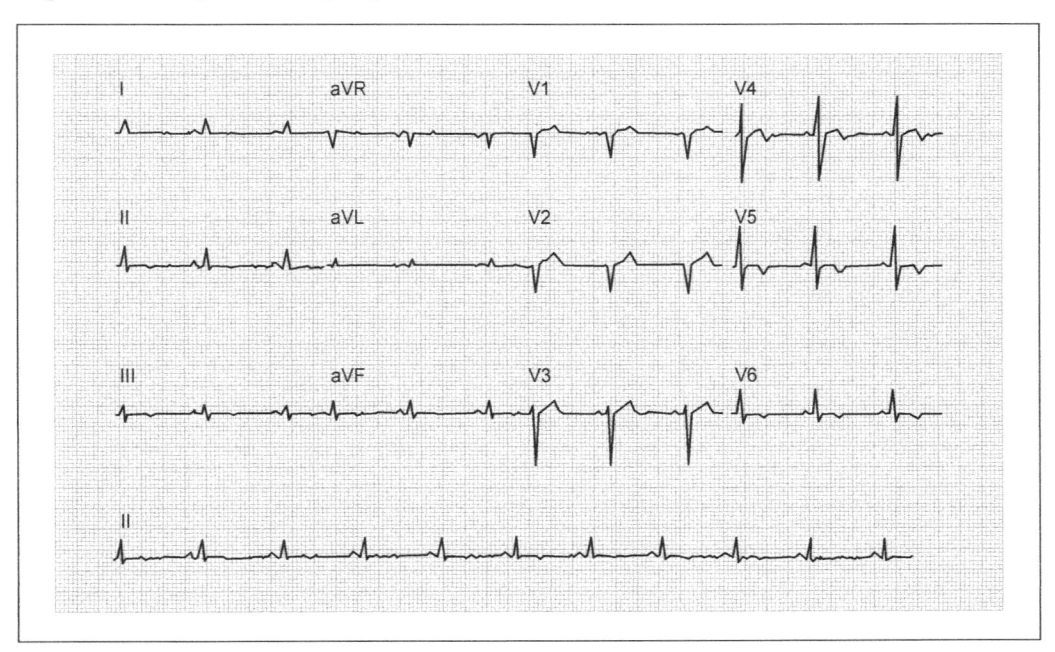

Figura 17.5.6 *Fonte:* banco de dados do autor.

6. Taquiarritmias

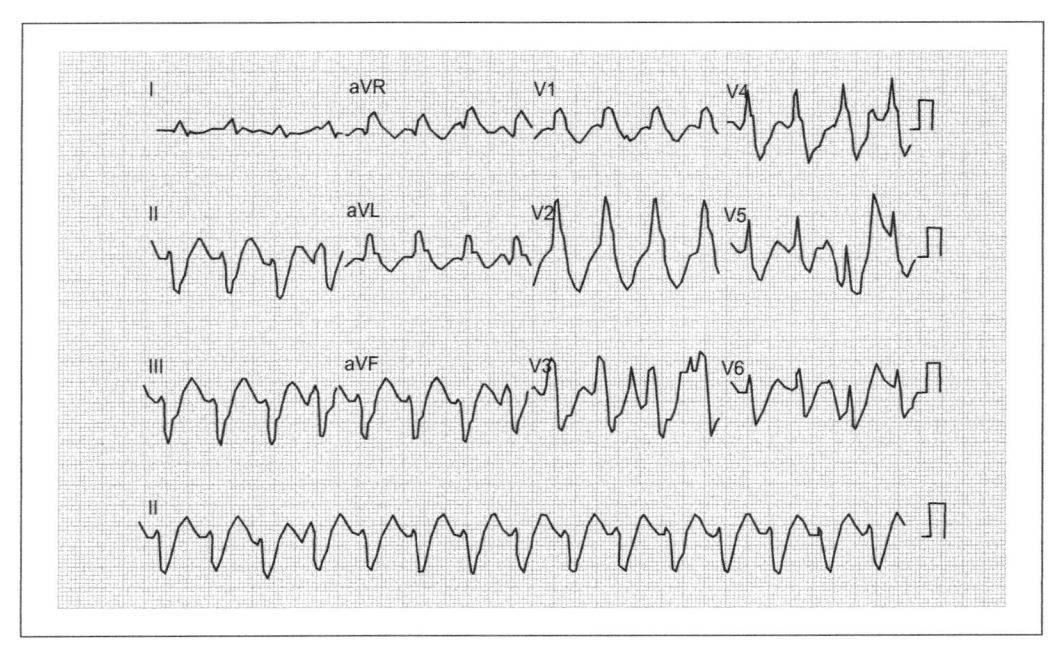

Figura 17.6.1 *Fonte:* banco de dados do autor.

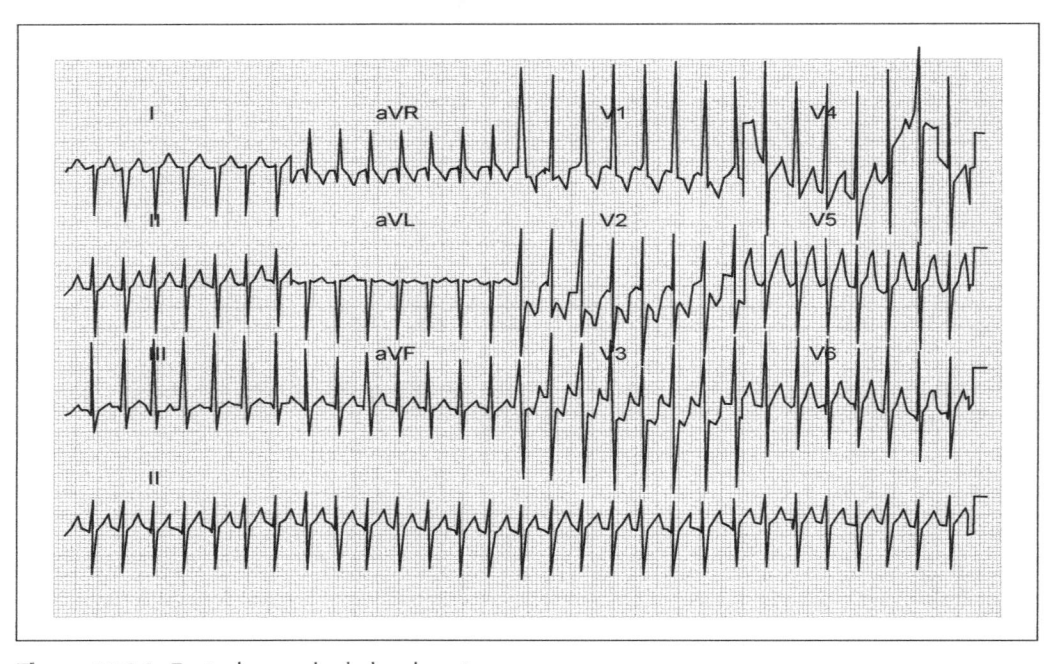

Figura 17.6.2 *Fonte:* banco de dados do autor.

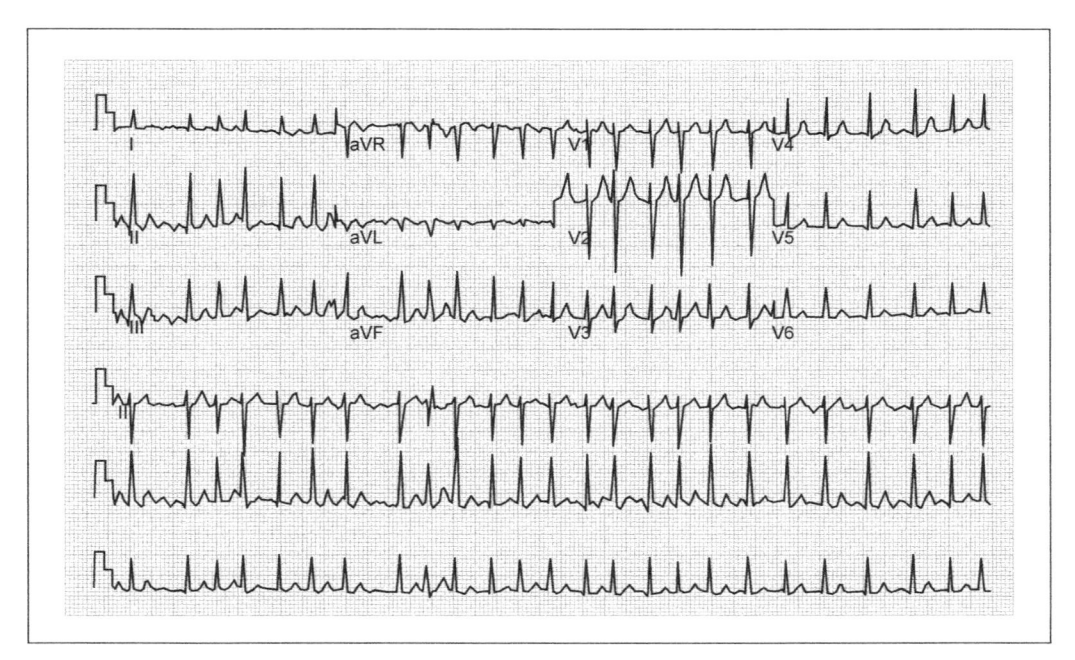

Figura 17.6.3 *Fonte:* banco de dados do autor.

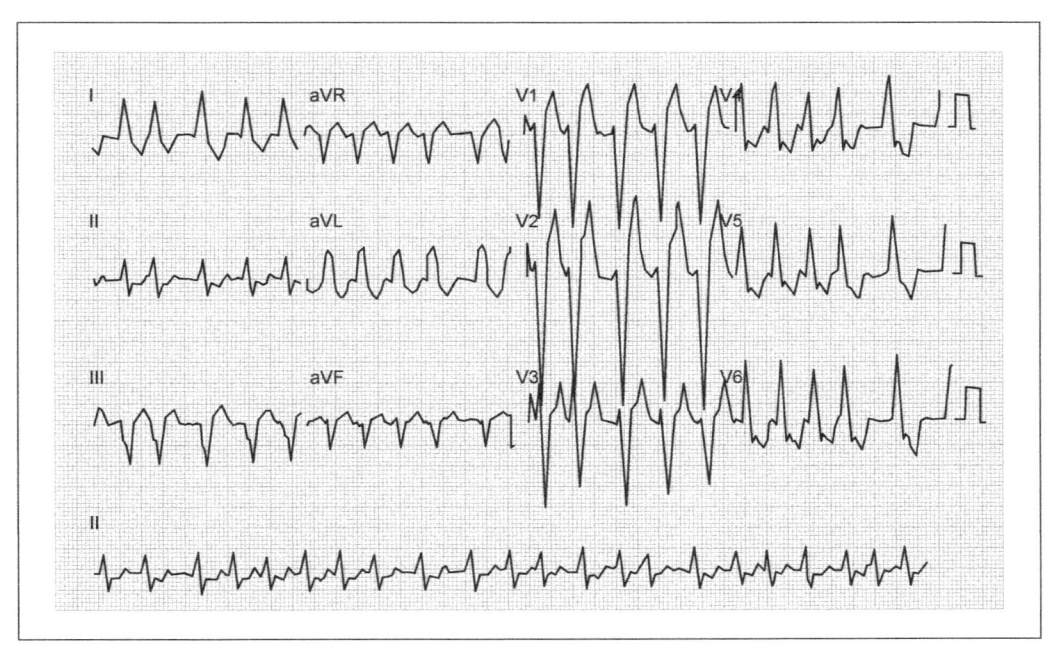

Figura 17.6.4 *Fonte:* banco de dados do autor.

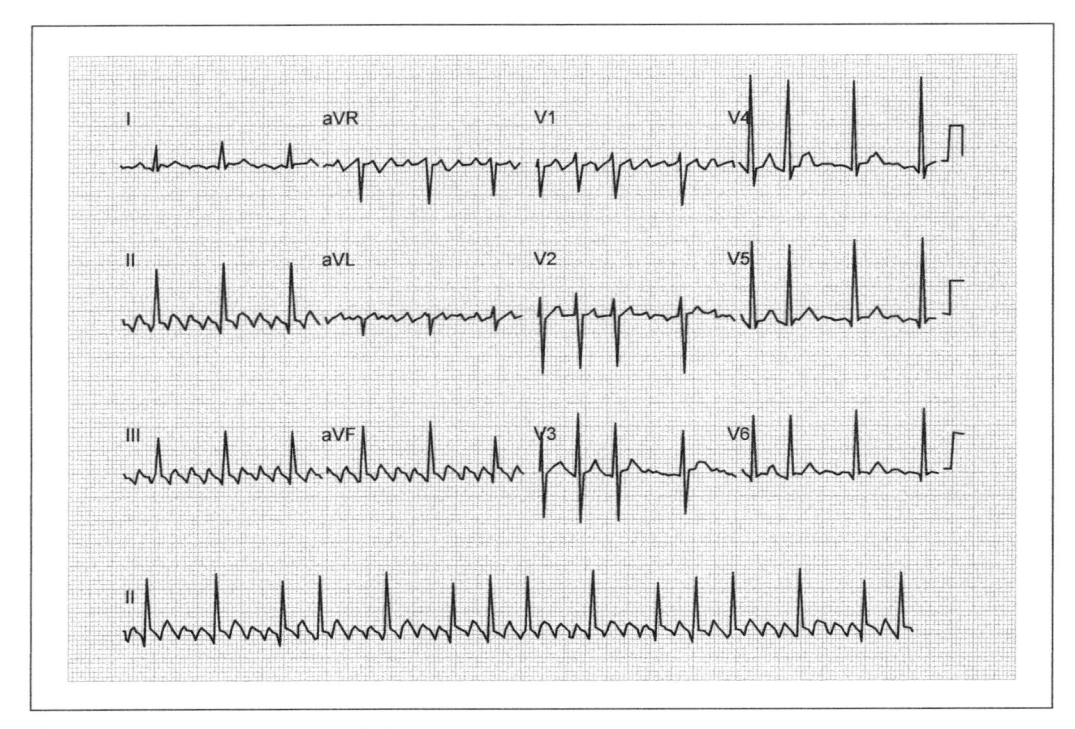

Figura 17.6.5 *Fonte:* banco de dados do autor.

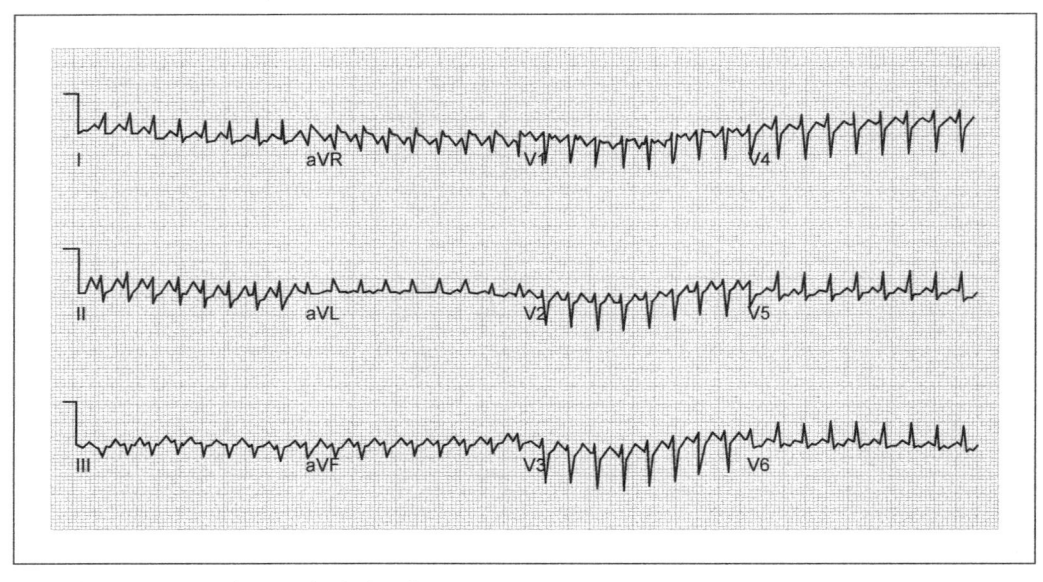

Figura 17.6.6 *Fonte:* banco de dados do autor.

7. Diagnósticos

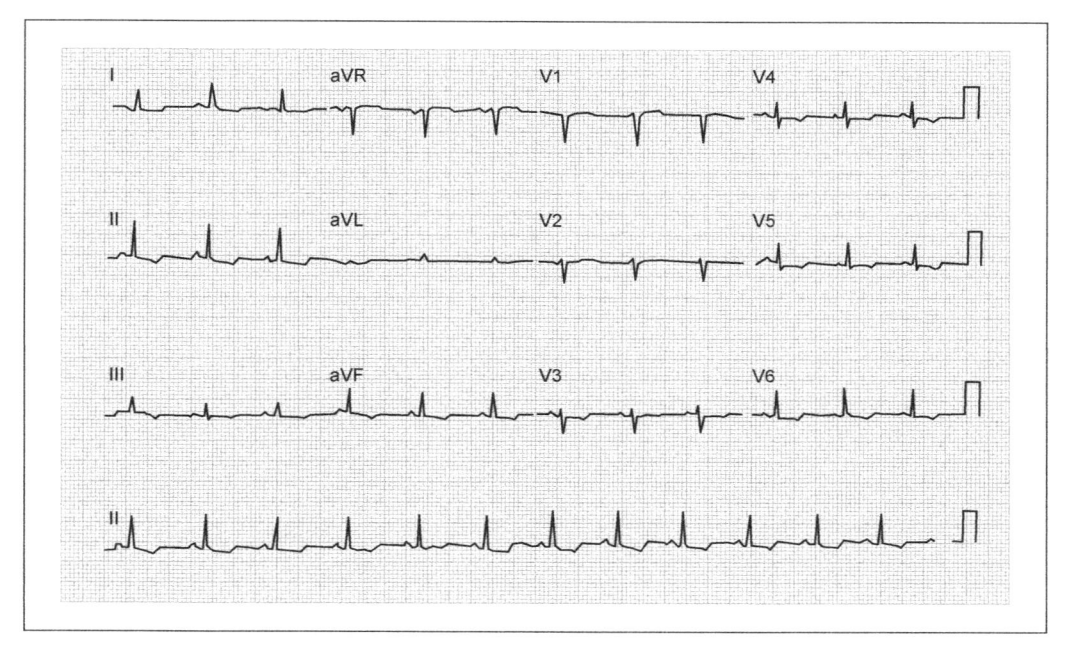

Figura 17.7.1 *Fonte:* banco de dados do autor.

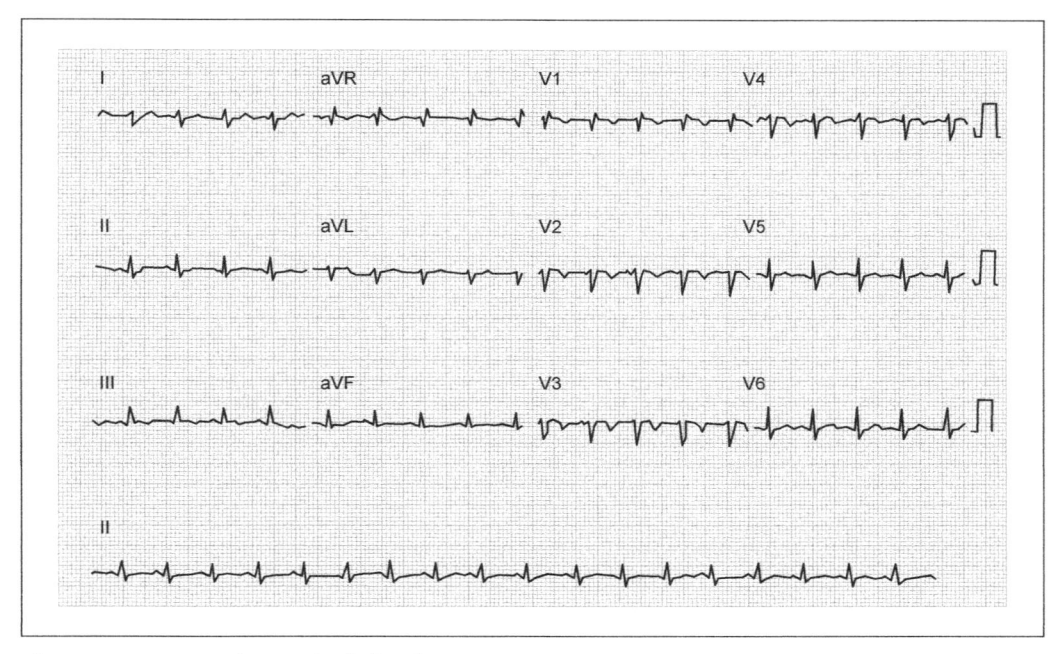

Figura 17.7.2 *Fonte:* banco de dados do autor.

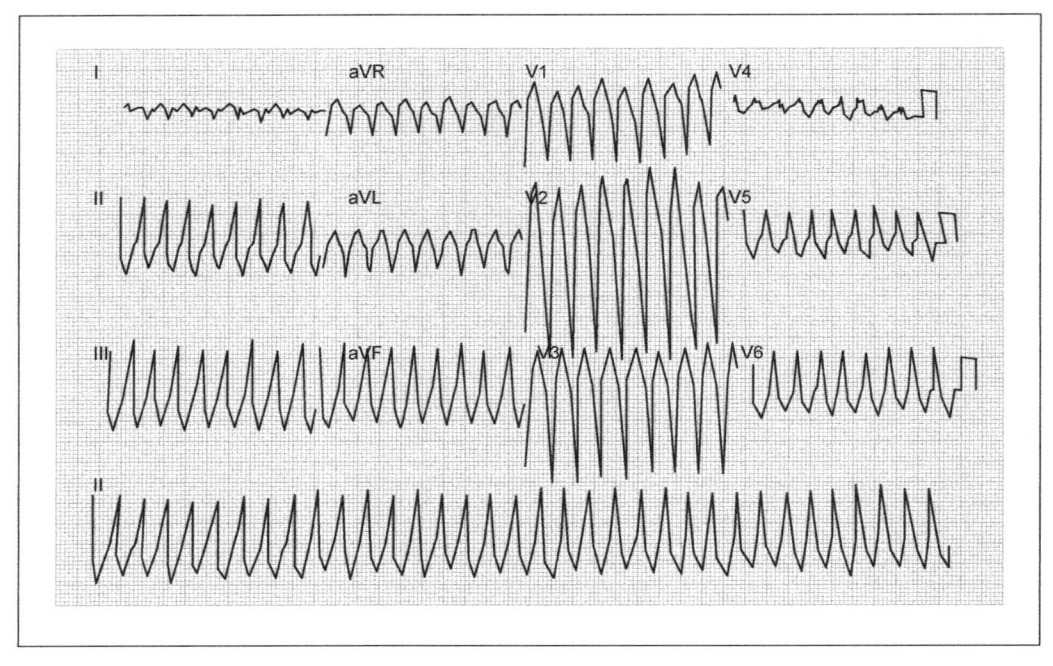

Figura 17.7.3A *Fonte:* banco de dados do autor.

Após cardioversão elétrica

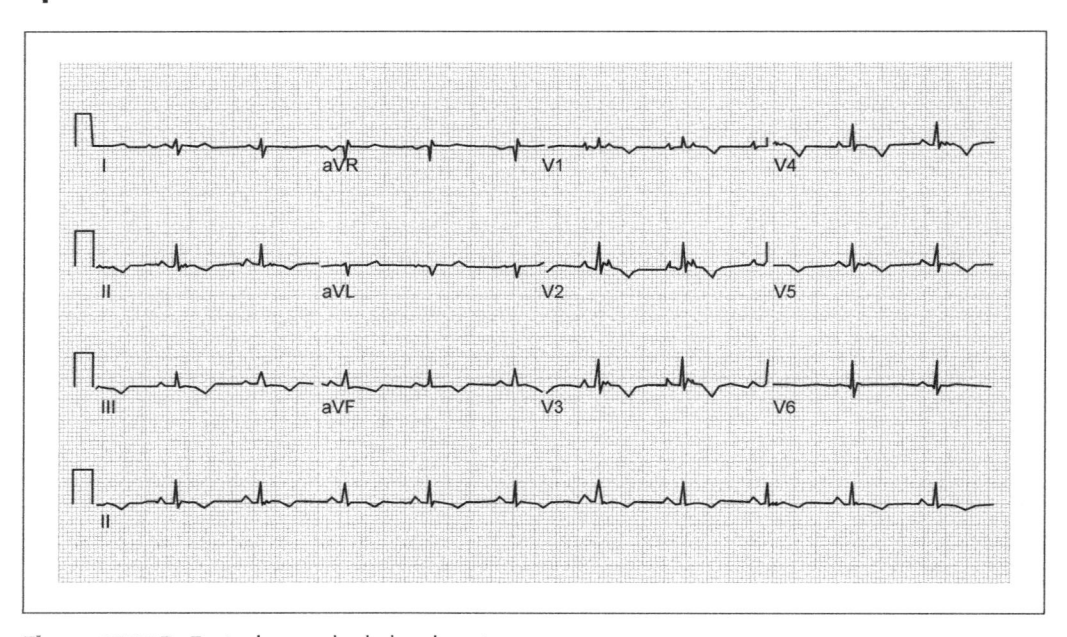

Figura 17.7.3B *Fonte:* banco de dados do autor.

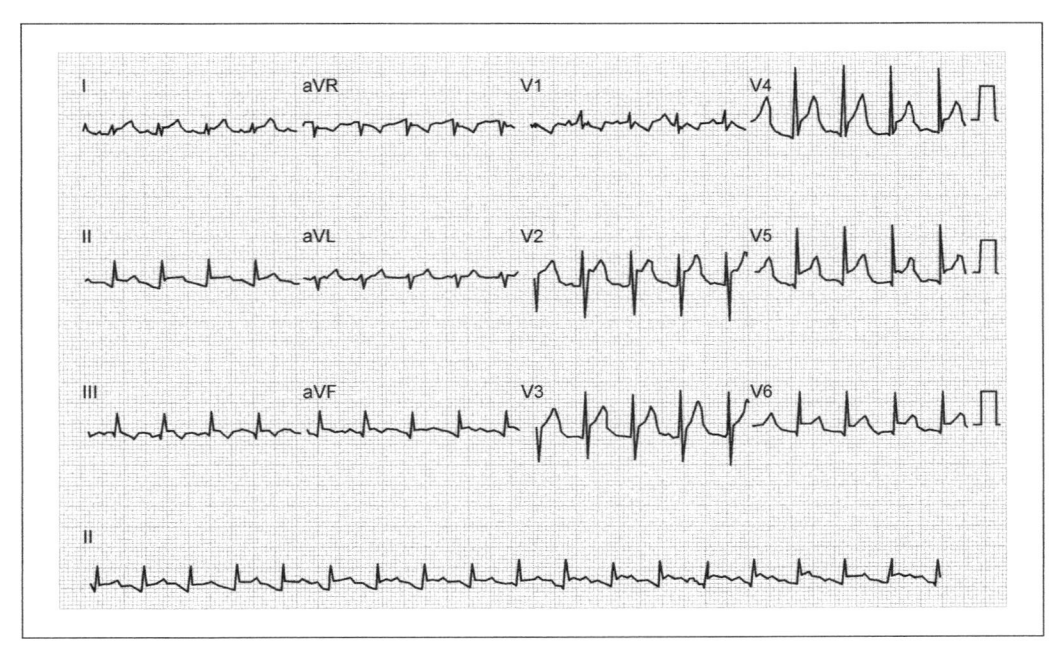

Figura 17.7.4 *Fonte:* banco de dados do autor.

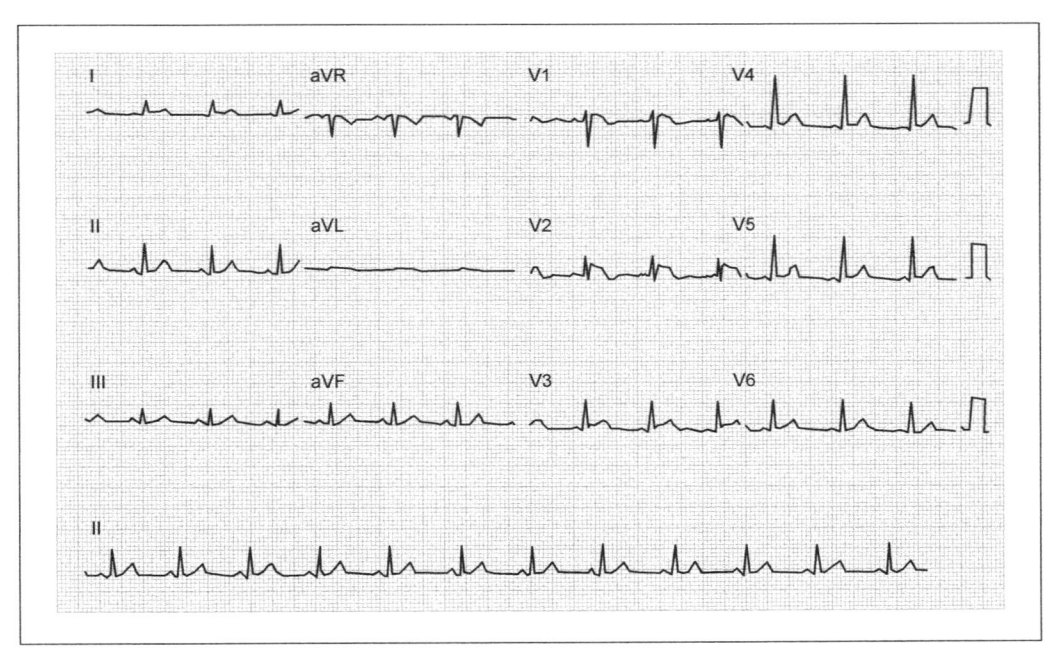

Figura 17.7.5 *Fonte:* banco de dados do autor.

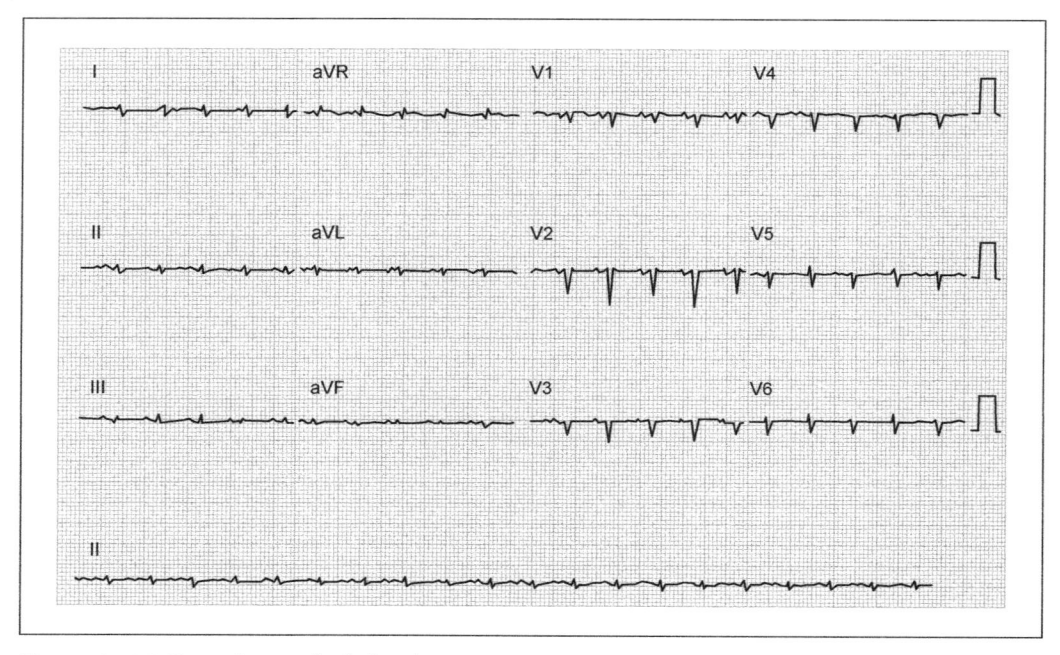

Figura 17.7.6 *Fonte:* banco de dados do autor.

Diagnósticos dos eletrocardiogramas

1. ECG normal

Figura 17.1.1
- Ritmo sinusal.
- Condução AV normal.

Figura 17.1.2
- ECG normal.
- Ritmo sinusal.
- FC = 65 bpm. P = 0,09 s, PR = 0,16 s, QRS 0,8 s e QT 0,38 s.
- Orientações de P, QRS e T próximas de + 70 graus.
- Segmento ST nivelado.
- Ondas T positivas concordantes com QRS.

2. Bradiarritmias

Figura 17.2.1
- Bloqueio AV de 1º grau.
- Intervalo PR muito aumentado (0,480 s) e constante.

Figura 17.2.2
- BAVT.
- Ritmo juncional FC 44 bpm.
- Complexo QRS de baixa voltagem.
- Extrassístoles ventriculares isoladas.

Figura 17.2.3
- Bloqueio atrioventricular total com extrassístoles ventriculares isoladas.

Figura 17.2.4
- Ritmo juncional.
- Condução com padrão BRD.
- Extrassístole ventricular isolada.
- Alterações de repolarização secundária ao BRD.

Figura 17.2.5

- Ritmo sinusal.
- Sobrecarga atrial esquerda.
- Bloqueio atrioventricular de 2º grau, Mobitz 1.

Figura 17.2.6

- BAV de 1º grau.
- BRE
- Extrassístoles ventriculares isoladas.
- Infradesnivelamento do segmento ST, parede inferior.

Figura 17.2.7

- Bloqueio atrioventricular total.

Desafio

Como está o intervalo QT?

Figura 17.2.8

- Bloqueio atrioventricular de 2º grau.
- QT: 440 ms. RR: 1.200 ms. QTC: 404 ms.

3. Átrios

Figura 17.3.1

- Ritmo sinusal.
- Sobrecarga do átrio direito.
- Onda P de amplitude aumentada (0,35 mV em D2 e aVF) e desviadas para a direita (+ 75 graus).

Figura 17.3.2

- Sobrecarga do átrio esquerdo.
- Ondas P com duração aumentada 0,14 s, entalhadas, e fase negativa lenta em V1 > 1 mm^2 (índice de Morris positivo).
- QRS desviado para a direita (+ 110 graus) e para a frente.

Figura 17.3.3

- Síndrome de pré-excitação.
- A partir do registro das derivações precordiais e no D2 longo, o PR encurta (0,12 s) e o QRS alarga (0,13 s) em virtude de aparecimento da onda delta (alargamento da porção inicial do QRS).

4. Bloqueios

Figura 17.4.1

- Bloqueio do ramo direito.
- QRS alargado (0,15 s) e desviado para a frente com morfologia rSR' em V1 e ondas S lentas nas derivações esquerdas.

Figura 17.4.2

- Bloqueio do ramo esquerdo.
- QRS alargado (0,14 s) com morfologia rS em V1.
- Complexos monofásicos com morfologia em torre em D1, aVL, V5 e V6 e QS em D3 e aVF.
- Ondas T negativas opostas ao QRS.

Figura 17.4.3

- Bloqueio do ramo esquerdo + sobrecarga do ventrículo esquerdo (BRE + SVE).
- Desvio do QRS para a esquerda (– 70 graus) Ocasionado por BRE + SVE.
- Sobrecarga atrial esquerda concomitante.

Desafio

O eixo do QRS está normal?

Figura 17.4.4

- No recém-nascido, o eixo de QRS se encontra orientado para a direita (+ 120 graus), em razão do predomínio elétrico do ventrículo direito. FC = 150 bpm.

5. Coronariopatias

Figura 17.5.1

- Ritmo sinusal.
- Onda P de baixa voltagem.
- Bloqueio atrioventricular de 1º grau (intervalo PR de 240 ms)
- Amputação de onda R em V1 e V3 e pequena progressão em V2 e V4 (sugestiva de zona inativa anterosseptal.
- Supradesnivelamneto do segmento ST, complexo de 1 mm V3 e V4 e inversão da onda T sugestivos de corrente de lesão subaguda e isquemia subendocárdica anterosseptal.

Figura 17.5.2

- Artefato da linha de base.
- Ritmo sinusal (FC 94 bpm).
- Condução atrioventricular nos padrões normais.
- Onda Q em D2, D3, AVF, V5 e V6 sugestivos de zona inativa inferolateral e alterações inespecíficas da repolarização ventricular.

Figura 17.5.3

- Infarto agudo anterosseptal.
- Supradesnivelamento do ponto J e do segmento ST de V1 a V4.
- Ausência de ondas Q de V2 a V4.

Figura 17.5.4A

- Infarto agudo inferior.
- Supradesnivelamento do segmento ST em D2, D3 e aVF (parede inferior).
- Infradesnivelamento discreto do segmento ST em V2 e V3 e supradesnivelamento em V1.
- As alterações em V2 e V3 indicam a extensão dorsal do infarto.
- A elevação do segmento ST em D3 é maior do que em D2 (obstrução proximal da artéria coronariana direita).
- É de lembrar que nos Figuras de IAM suprainferior devemos complementar o ECG com as 4 outras derivações: V3, V4R, V7 e V8.

Figura 17.5.4B

- Derivações especiais.
- O supradesnivelamento do segmento ST em V4R comprova o infarto agudo do ventrículo direito, e o supradesnivelamento em V7 e V8, a extensão para a parede dorsal.

Figura 17.5.5

- IAM inferior.
- Ritmo sinusal.
- Condução AV normal.
- Supradesnivelamento do segmento ST em D3 e aVF com imagem em espelho de infradesnivelamento do segmento ST em D1 e aVL.
- Corrente de lesão em parede inferior.

Desafio

Sugestivo de isquemia de qual parede muscular miocárdica?

Figura 17.5.6

- Inversão de onda T de V4 a V6, D2, D3 e aVF.
- Isquemia subendocárdica inferolateral.

6. Taquiarritmias

Figura 17.6.1
- Taquicardia ventricular.
- Critérios de Brugada RS > 100 ms e dissociação atrioventricular.
- Critérios morfológicos com BRD completo, V1 monomorfico e V6 RS (R/S < 1).

Figura 17.6.2
- Taquicardia paroxística supraventricular.

Figura 17.6.3
- Fibrilação atrial.

Figura 17.6.4
- Fibrilação atrial com bloqueio de ramo esquerdo.

Figura 17.6.5
- Flutter atrial com BAV variável.

Figura 17.6.6
- Taquicardia atrioventricular reentrada nodal.

7. Diagnósticos

Figura 17.7.1
- Diagnóstico: intoxicação digitálica (tipo PA de pedreiro).
- Ritmo sinusal.
- Condução atrioventricular dentro do limite inferior da normalidade (120 ms).
- Complexo QRS sem alterações.
- Inversamente assimétrica onda T de V4 a VE e em D2, D3 e aVF, podendo ser sugestiva de sobrecarga sistólica do ventrículo esquerdo ou alteração de repolarização secundária à intoxicação digitálica (clínica do paciente e ECG prévio esclarecem o diagnóstico).

Figura 17.7.2
- Diagnóstico: TEP.
- Taquicardia sinusal.
- QRS desviado para a direita (+ 105 graus).
- Morfologia S1Q3T3.
- Distúrbio de condução do ramo direito (onda R em V1), ondas T negativas em V1 a V4.

Figura 17.7.3A

- Diagnóstico: displasia arritmogênica do ventrículo direito (VD).
- Taquicardia ventricular monomórfica da via de saída de VD.
- (QRS positivo na parede inferior e negativo na derivação V1).

Após cardioversão elétrica

Figura 17.7.3B

- Inversão da onda T de V1 a V3 e onda Epson de V1 e V2.
- Retirado do site: https://ecgepm.wordpress.com/2012/10/21/ecg-20/.

Figura 17.7.4

- Diagnóstico: pericardite.
- Taquicardia sinusal (FC = 120 bpm).
- Supradesnivelamento difuso do segmento ST com predomínio da morfologia de concavidade superior.
- Infradesnivelamento do segmento PR nas derivações inferiores.
- Ausência de onda Q patológica.

Figura 17.7.5

- Diagnóstico: síndrome de Brugada.
- Supradesnivelamento descendente do segmento ST em V1 e V2 com alargamento do QRS, que simula distúrbio do ramo direito.

Figura 17.7.6

- Diagnóstico: derrame pericárdico.
- Alternância elétrica.
- Taquicardia sinusal (FC = 125 bpm) com baixa voltagem generalizada. Nas derivações precordiais, com variação da voltagem do QRS de batimento a batimento.

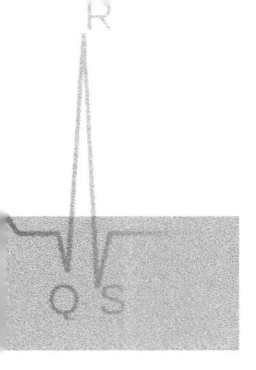

Índice Remissivo